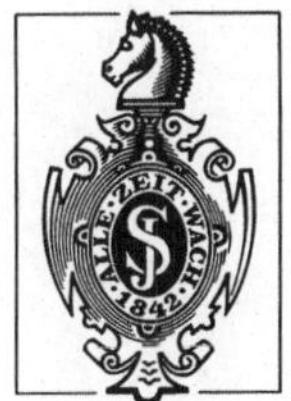

Ronald E. Smith   Robert A. Nozik

Uveitis

Klinik, Diagnose, Therapie
Ein Leitfaden für die Praxis

Aus dem Amerikanischen übersetzt und bearbeitet von
Günther Grabner

Mit 50 Abbildungen

Springer-Verlag
Berlin Heidelberg GmbH

RONALD E. SMITH, M.D.
Professor of Ophthalmology, University of Southern California, Estelle
Doheny Eye Foundation, Los Angeles, California, USA

ROBERT A. NOZIK, M.D.
Clinical Professor of Ophthalmology, University of California, San
Francisco, Pacific Medical Center, San Francisco, Research Ophthal-
mologist, Francis I. Proctor Foundation for Research in Ophthalmology,
San Francisco, California, USA

Univ.-Dozent Dr. med. GÜNTHER GRABNER
Oberarzt der II. Universitäts-Augenklinik (Vorstand: Professor Dr.
H. Slezak), Allgemeines Krankenhaus der Stadt Wien, Alserstraße 4,
A-1090 Wien, Österreich

Titel der amerikanischen Originalausgabe:
Uveitis – A Clinical Approach to Diagnosis and Management
Copyright ©, 1983 Williams & Wilkins
428 East Preston Street, Baltimore, MD 21202, USA

ISBN 978-3-540-15945-2   ISBN 978-3-642-70809-1 (eBook)
DOI 10.1007/ 978-3-642-70809-1

CIP-Kurztitelaufnahme der Deutschen Bibliothek

Smith, Ronald E.:
Uveitis : Klinik, Diagnose, Therapie ; e. Leitf. für d. Praxis / Ronald E. Smith ;
Robert A. Nozik. Aus d. Amerikan. übers. u. bearb. von Günther Grabner. – Berlin ;
Heidelberg ; New York ; Tokyo : Springer, 1986.
    Einheitssacht.: Uveitis ⟨dt.⟩
NE: Nozik, Robert A.:; Grabner, Günther [Bearb.]

Datenkonvertierung, Druck- und Bindearbeiten: Konrad Triltsch, Graphischer Betrieb,
8700 Würzburg
2122/3130-543210

Vorwort

Allzuoft empfindet der Augenarzt angesichts eines neuen Patienten mit Uveitis ein Gefühl der Hilflosigkeit. Aus Unsicherheit über die Ätiologie der Erkrankung ordnet er eine große Zahl von Laboruntersuchungen an (sie sind nicht immer nötig), und beginnt eine Corticosteroidtherapie.

Diese oft inadäquate Versorgung ist einerseits Folge einer gewissen Vernachlässigung dieser Krankheitsgruppe während der Ausbildung zum Facharzt, andererseits durch die Abhängigkeit von Lehrbüchern bedingt, die eine große Anzahl uveitischer Syndrome beschreiben und in alphabetischer Reihenfolge anführen, wobei weniger klinische als vielmehr wissenschaftliche Gesichtspunkte im Vordergrund stehen.

Unglücklicherweise klagen die Patienten in der Praxis des Augenarztes aber nicht über die Behçetsche Erkrankung, die Sarkoidose, oder das Vogt-Koyanagi-Harada-Syndrom. Sie klagen vielmehr über Schmerzen, ein „rotes Auge", Lichtscheu, Verschwommensehen, „Fliegen vor den Augen" und andere Probleme. Das Spektrum der klinischen Zeichen reicht von einem reizfreien Auge mit zystoidem Makulaödem und Zellen im Glaskörper bis zu einem Auge mit knallroter Episklera, großen speckigen Präzipitaten auf der Hornhauthinterfläche, einem Hypopyon, und Exsudaten um die Retinagefäße. Gelegentlich kann man auch nichtophthalmologische klinische Zeichen, wie etwa ein entzündetes Gelenk oder Hautveränderungen zugleich mit der Augenerkrankung beobachten. Es müssen auch zahlreiche andere wichtige Gesichtspunkte in Erwägung gezogen werden, die nicht unmittelbar mit diesen Symptomen zusammenhängen. Zum Beispiel kann die Erkrankung einseitig oder beidseitig auftreten und der Beginn kann beinahe unbemerkt oder sehr plötzlich verlaufen. Der Patient ist immer als Einzelindividuum und nicht als stereotypes Modell eines Krankheitsbildes zu sehen, wobei Geschlecht, Alter, Abstammung, und auch die persönliche Anamnese in Betracht gezogen werden müssen.

Mit Hilfe dieser Daten muß der Augenarzt möglichst rasch zu einer richtigen Diagnose kommen, um dann eine optimale Therapie für seinen Patienten in die Wege leiten zu können.

Wir versuchen in diesem Buch eine praktikable Methode vorzustellen, mit deren Hilfe man anhand der klinischen Daten möglichst rasch zur Diagnose einer intraokularen Entzündung kommen kann.

Oft bringt ja nur eine frühzeitige Behandlung Aussicht auf Erfolg. Da
aber eine wirksame Therapie auf einer richtigen Diagnose basieren
muß, ist die Geschwindigkeit der richtigen Diagnosestellung entschei-
dend.

Zusammengefaßt besteht die Methode, die wir vorschlagen aus
zwei Schritten:

1. einer *beschreibenden „Namensgebung"* des konkreten Falles,
die alle klinisch wichtigen Beobachtungen enthalten soll, und

2. einem möglichst engen *Vergleich („Matching")* dieser Beschreibung mit den klinischen Zeichen eines bekannten uveitischen
Syndroms.

Der erste Schritt bei dieser Vorgangsweise ist, die Hauptlokalisation der Entzündung zu identifizieren. Handelt es sich um eine Iridozyklitis, eine Retinitis oder eine Vitritis? Diese entscheidende Frage
verlangt eine gründliche klinische Untersuchung, wofür die Instru-
mente, die jeder Augenarzt in seiner Ordination zur Verfügung hat,
vollständig ausreichen. Die Biomikroskopie mit dem Kontaktglas ist
besonders dafür geeignet, die genaue Lokalisation der Entzündung
festzustellen.

Ist dieser Schritt und die „Namensgebung" des konkreten Falles
beendet, wird mit Hilfe der Übersichtstabelle (Kapitel 6) versucht,
den Fall mit einer genau definierten klinischen Einheit zur Deckung
zu bringen. Dieser Schritt führt entweder zu einer Sofortdiagnose,
oder zu einer limitierten Anzahl von Differentialdiagnosen. Gibt es
keine exakte Übereinstimmung, so werden die erforderlichen Laboruntersuchungen veranlaßt oder Konsiliarbefunde eingeholt, um die
verschiedenen Differentialdiagnosen zu erhärten oder auszuschließen.

Diese Zweischritt-Methode, welche wir über viele Jahre mit Erfolg in der Praxis verwendet haben, wird im Detail im ersten Abschnitt behandelt. In diesem wird auch die Terminologie und die
Klassifikation der Uveitiden besprochen; weiter geben wir Beispiele
für die Zweischritt-Methode und erklären die Übersichtstabelle.
Auch werden die erforderlichen Laboruntersuchungen und Konsiliarbefunde diskutiert und die Prinzipien der unspezifischen Therapie
erläutert.

Im zweiten Abschnitt besprechen wir aus klinischer Sicht die Probleme, die bei verschiedenen Manifestationen der Uveitiden auftreten
können (Iridozyklitis, Hypopyon, Vaskulitis retinae, usw.), und welche viele Uveitiden differenter Ätiologie gemeinsam ist. In diesem
Abschnitt geben wir auch Hinweise für die Vorgangsweise bei Vorliegen dieser klinischen Zeichen, um den Augenarzt bei der Erstellung
der endgültigen Diagnose zu unterstützen.

Im dritten Abschnitt haben wir die Beschreibung von etwa 20
uveitischen Syndromen nach herkömmlichen Gesichtspunkten (klinisches Bild, Pathologie, Ätiologie, Differentialdiagnose, Laborunter-

suchungen, Therapie und Prognose) zusammengefaßt. Mit wenigen
Ausnahmen behandelt jedes Kapitel ein einziges Syndrom. Am Ende
jedes Kapitels schließen wir einen Abschnitt unter dem Titel
„Spezielle Hinweise" an. Hier erwähnen wir schlagwortartig uns besonders bemerkenswert erscheinende Beobachtungen, in der Hoffnung, daß der Leser den einen oder anderen für ihn neuen Gesichtspunkt entdecken wird.

RONALD E. SMITH, M.D.
ROBERT A. NOZIK, M.D.

Vorbemerkung des Übersetzers

Anläßlich eines einjährigen Forschungs- und Studienaufenthaltes an der Francis I. Proctor Foundation for Research in Ophthalmology (University of California, San Francisco) hatte ich Gelegenheit in der dortigen Uveitis-Spezialambulanz zu arbeiten. Sie wurde von Prof. G. Richard O'Connor, einer international führenden Autorität auf diesem Gebiet, geleitet. Dabei habe ich das Manuskript des Buches und seine Autoren kennengelernt.

Da im deutschen Sprachraum keine zusammenfassende Behandlung dieses Spezialgebietes der Augenheilkunde vorlag, habe ich mich zur Übersetzung entschlossen. Ich hoffe, dadurch diese seit vielen Jahren in den USA mit Erfolg praktizierte schrittweise Methode der Diagnosestellung den praktizierenden Kollegen nahebringen zu können und ihnen dadurch die Betreuung ihrer Patienten zu erleichtern.

Für die Durchsicht des Manuskriptes danke ich Frau Erika Pittioni sehr herzlich, für das Schreiben des Manuskriptes Frau Charlotte Andrä.

GÜNTHER GRABNER

Inhaltsverzeichnis

Allgemeine Grundlagen

Kapitel 1. Uveitis-Terminologie

Die optimale Behandlung eines an Uveitis erkrankten Patienten hängt von der richtigen Diagnose ab; diese wiederum basiert auf dem genauen Vergleich der jeweiligen klinischen Befunde mit jenen, die für ein definiertes uveitisches Syndrom charakteristisch sind. Dieser Vorgang des Vergleichens („Matching") erfordert präzise Begriffe und eine sorgfältige Abwägung bei ihrer Verwendung, nicht nur für die Behandlung des individuellen Patienten, sondern auch, um vergleichbare klinische Studien durchführen zu können, die neue Informationen über intraokulare Entzündungen liefern sollen.

Unglücklicherweise werden allzuoft Begriffe von Augenärzten unkorrekt verwendet, wofür es offensichtlich drei Gründe gibt:

1. Übermäßige Eile. Eine flüchtige Untersuchung reicht nicht aus, um einen Fall mit Uveitis in entsprechender Weise zu beschreiben. Gelegentlich wird es notwendig sein, den Patienten zu einem späteren Zeitpunkt neuerlich zu bestellen, damit eine genaue Untersuchung ohne Eile durchgeführt werden kann.
2. Informationsmangel. Der Arzt kann mit den präzisen Begriffen nur ungenügend vertraut sein oder sie im täglichen Gebrauch falsch verwenden. Die in diesem Kapitel angeführten Begriffe sollten als Empfehlung dienen.
3. Ungenaue Schlußfolgerungen. Stellt man nämlich eine Blickdiagnose (z.B. einer intermediären Uveitis), so kann es leicht geschehen, daß man klinische Zeichen beobachtet (etwa Auflagerungen auf der Pars plana oder Gefäßeinscheidungen), die einer unvoreingenommenen Untersuchung nicht standhalten. Es ist deshalb wichtig, bei der Erhebung der Anamnese den Blick für andere signifikante Symptome und Zeichen nicht zu verlieren, wenn eine „Blickdiagnose" auf der Hand zu liegen scheint.

Terminologie der Uveitiden und ihrer klinischen Zeichen

Die folgende Liste der Begriffe und Definitionen, die von Uveitis-Spezialisten allgemein verwendet werden, ist in alphabetischer Reihenfolge angeordnet, um als Glossar verwendet zu werden.

Akute Uveitis – Eine Form der Uveitis, bei der die Entzündung einige Wochen oder höchstens wenige Monate dauert, um dann, nach ihrem Abklingen, vollständig zu verschwinden.
Alopecia areata – Umschriebener, fleckförmiger Haarausfall am Haupt.
Vordere Uveitis (Iritis, Iridocyclitis, Cyclitis) – Entzündung der Iris, des Ciliarkörpers oder beider Strukturen zugleich.

Bandkeratopathie – Ablagerung von Calcium im Bereich der Basalmembran und der Bowmanschen Membran der Hornhaut, vorwiegend bei chronischer Iridocyclitis in der Kindheit. Die grauweißen Ablagerungen beginnen im Lidspaltenbereich nasal und temporal nahe des Limbus; bei schwerem, lange dauernden Verlauf der Entzündung kann sich das Band schließlich horizontal über die Hornhaut erstrecken und wie eine Hängematte leicht nach unten gebogen sein. Es weist klare, runde emmentalerähnliche Löcher auf und ist häufig schon makroskopisch sichtbar.

Busaccaknötchen – Weiße oder gelbliche Knötchen im Stroma der Iris, jedoch nicht am Pupillarrand. Sie bestehen aus chronischen Entzündungszellen (Lymphozyten, Plasmazellen) und sind verlässliche Indikatoren einer granulomatösen vorderen Uveitis.

Chorioiditis – Entzündung der Chorioidea.

Chorioretinitis – Primäre Entzündung der Chorioidea mit sekundärer Beteiligung der darüberliegenden Netzhaut.

Chronische Uveitis – Uveitis, bei der die Entzündung für lange Zeit (üblicherweise viele Monate oder Jahre) bestehen bleibt ohne zwischen den Schüben völlig zu verschwinden.

Cyclitis – Entzündung des Ciliarkörpers.

Dalen-Fuchssche Knötchen – Sie stellen Proliferationen des Netzhautpigmentepithels auf der Bruchschen Membran dar. Diese Knötchen imponieren ophthalmoskopisch als kleine gelblich-weiße Flecken im Fundus (ähnlich den Drusen). Sie werden charakteristischerweise bei der sympathischen Ophthalmie und dem Vogt-Koyanagi-Harada-Syndrom beobachtet.

Diffuse Chorioiditis – Generalisierte Entzündung der Chorioidea.

Diffuse Uveitis (Panuveitis) – Entzündung aller Anteile der Uvea (Iris, Ciliarkörper, Chorioidea).

Disseminierte Uveitis – Mehrere (einige wenige oder sehr zahlreiche) voneinander abgegrenzte Entzündungsherde in der Chorioidea, der Netzhaut oder in beiden Geweben.

Endogene Uveitis – Jene Form der Uveitis, bei welcher die Erkrankung durch Mikroorganismen, Antigene oder Irritantien, die aus dem Körper selbst – häufig über den Blutstrom – in die Uvea gelangen, hervorgerufen wird.

Exogene Uveitis – Jene Form der Uveitis, die durch eine äußere Verletzung des Bulbus, oder durch Invasion der Uvea durch Mikroorganismen, Antigene oder Irritantien von einer Quelle außerhalb des Körpers, hervorgerufen wird.

Fokale Uveitis – Eine einzige (oder sehr wenige diskrete) entzündliche Läsionen, üblicherweise in der Chorioidea, Netzhaut oder in beiden Geweben.

Granulomatöse Uveitis – Dies ist ein histopathologischer Begriff, der bei einer klinischen Beurteilung der Uveitis häufig verwendet wird, wobei sich jedoch bei individuellen Fällen oft keine eindeutigen pathologischen Befunde feststellen lassen. Eine granulomatöse Uveitis ist durch Irisknötchen (vom Koeppe- oder Busacca-Typ) und „speckige" Hornhautpräzipitate charakterisiert. Die Uveitis vom „nichtgranulomatösen Typ" hat meist keine Tendenz Knötchen oder speckige Präzipitate auszubilden.

Hypopyon – Makroskopisch sichtbare Ansammlung von Leukozyten (üblicherweise polymorphkernige neutrophile Granulozyten) in der Vorderkammer; gele-

Kapitel 2. Klassifikation der Uveitis

Man kann intraokuläre Entzündungen entsprechend ihrem klinischen Erscheinungsbild nach verschiedenen Gesichtspunkten einteilen. Das hat häufig zu Mißverständnissen geführt, da jeder Augenarzt verschiedene Formen einer Einteilung verwendet. Die derzeit gebräuchlichen Klassifikationen sind in Tabelle 2.1 zusammengestellt. So diagnostiziert etwa ein Augenarzt, der die Lokalisation der Entzündung bevorzugt für seine Einteilung heranzieht, einen Fall als „Iridocyclitis", während ein anderer, für den Verlauf und Schweregrad der Krankheit im Vordergrund stehen, denselben Fall als „akute Uveitis" bezeichnet. Ein dritter, mehr an pathologischen Gesichtspunkten orientierter Kollege, würde vielleicht von „plastischer Uveitis" sprechen; auch Alter und Ätiologie (in obigem Beispiel „ein 40jähriger Patient mit Uveitis typisch für Morbus Bechterew") werden für die Beschreibung eines Falles verwendet.

Wie von T. Schlaegel vorgeschlagen, ist die Lösung dieses Problems einfach: jede Uveitis sollte mit so vielen deskriptiven Bezeichnungen, wie sinnvoll erscheinen, belegt werden. Obiger Fall würde also folgendermaßen beschrieben werden: „akute, rezidivierende, plastische Iridocyclitis des rechten Auges, linkes Auge in Remission, bei einem 40jährigen männlichen Patienten mit Schmerzen im Sacroiliacalbereich". Die Beschreibung enthält sicherlich wesentlich mehr nützliche Information als die oben angeführten kurzen Termini, auch steht keine der einzelnen Komponenten mit einer anderen im Widerspruch. Bei den ersten diagnostischen Schritten ist es sicherlich sinnvoll, ätiologische Benennungen zu vermeiden. Erst nach der Erhebung der Anamnese, der klinischen Untersuchung und der Erhärtung der Vermutungsdiagnose durch Laborbefunde sollte ein Fall einer Ätiologie zugeordnet werden. Da Behandlung, Erstellen einer Prognose und gesamtes Verstehen eines Falles auf dieser „Klassifikation" beruhen, sollte sie keinesfalls in Eile erfolgen.

Den größten Nutzen wird der Leser aus dem vorliegenden Buch ziehen können, wenn er versucht, sich die Betrachtungsweise der Autoren bei der Untersuchung eines Patienten mit Uveitis anzueignen. Wir glauben (und der Übersetzer schließt sich dieser Meinung an), daß eine derartige Vorgangssweise bis jetzt noch nicht vorgeschlagen worden ist, obwohl sie von einer Reihe von Uveitisspezialisten in den Vereinigten Staaten verwendet wird. Wir glauben auch, daß mit dieser Methode der Augenarzt zumindest eine Wahrscheinlichkeitsdiagnose bei 75 bis 85% der Patienten mit Uveitis in seiner Praxis stellen kann. Die notwendigen Schritte sind in Kapitel 5 zusammengefaßt, der erste Schritt wird als „Namensgebung" bezeichnet. Kollegen in Ausbildung werden es einfacher haben, sich dieses System zu eigen zu machen, als jene Augenärzte, die bereits viele Jahre in der Praxis tätig sind. Ist jemand bereits in der Lage, ohne Schwierigkeiten 75 bei Sarkoidose) auftreten. Sie kann entweder primär oder sekundär im Gefolge einer hinteren Uveitis (besonders einer Retinitis) beobachtet werden.

Seclusio pupillae – Hintere Synechie über 360 Grad am Pupillarrand.

Subakute Uveitis – Verlaufsform der Uveitis, die zwischen der akuten und chronischen Form (im Hinblick auf die Dauer der Aktivität und Abklingen der Entzündung zwischen den Schüben) einzureihen ist.

Synechie – Bindegewebige Adhäsion der Iris an Strukturen des Kammerwinkels oder der peripheren Hornhaut (periphere vordere Synechie) oder an der Linse (hintere Synechie).

Uveitis – Entzündung der Uvea (Iris, Ciliarkörper, Chorioidea).

Vitiligo – Fleckförmige Depigmentation der Haut.

Vitritis – Entzündungszellen im Glaskörper. Zahlreiche Experten vetreten die Meinung, daß eine primäre Vitritis nicht existiert, sondern daß sie immer sekundär als Folge einer Entzündung der Uvea, der Retina, der Netzhautgefäße oder des Sehnervens auftritt.

Kapitel 2. Klassifikation der Uveitis

Man kann intraokuläre Entzündungen entsprechend ihrem klinischen Erscheinungsbild nach verschiedenen Gesichtspunkten einteilen. Das hat häufig zu Mißverständnissen geführt, da jeder Augenarzt verschiedene Formen einer Einteilung verwendet. Die derzeit gebräuchlichen Klassifikationen sind in Tabelle 2.1 zusammengestellt. So diagnostiziert etwa ein Augenarzt, der die Lokalisation der Entzündung bevorzugt für seine Einteilung heranzieht, einen Fall als „Iridocyclitis", während ein anderer, für den Verlauf und Schweregrad der Krankheit im Vordergrund stehen, denselben Fall als „akute Uveitis" bezeichnet. Ein dritter, mehr an pathologischen Gesichtspunkten orientierter Kollege, würde vielleicht von „plastischer Uveitis" sprechen; auch Alter und Ätiologie (in obigem Beispiel „ein 40jähriger Patient mit Uveitis typisch für Morbus Bechterew") werden für die Beschreibung eines Falles verwendet.

Wie von T. Schlaegel vorgeschlagen, ist die Lösung dieses Problems einfach: jede Uveitis sollte mit so vielen deskriptiven Bezeichnungen, wie sinnvoll erscheinen, belegt werden. Obiger Fall würde also folgendermaßen beschrieben werden: „akute, rezidivierende, plastische Iridocyclitis des rechten Auges, linkes Auge in Remission, bei einem 40jährigen männlichen Patienten mit Schmerzen im Sacroiliacalbereich". Die Beschreibung enthält sicherlich wesentlich mehr nützliche Information als die oben angeführten kurzen Termini, auch steht keine der einzelnen Komponenten mit einer anderen im Widerspruch. Bei den ersten diagnostischen Schritten ist es sicherlich sinnvoll, ätiologische Benennungen zu vermeiden. Erst nach der Erhebung der Anamnese, der klinischen Untersuchung und der Erhärtung der Vermutungsdiagnose durch Laborbefunde sollte ein Fall einer Ätiologie zugeordnet werden. Da Behandlung, Erstellen einer Prognose und gesamtes Verstehen eines Falles auf dieser „Klassifikation" beruhen, sollte sie keinesfalls in Eile erfolgen.

Den größten Nutzen wird der Leser aus dem vorliegenden Buch ziehen können, wenn er versucht, sich die Betrachtungsweise der Autoren bei der Untersuchung eines Patienten mit Uveitis anzueignen. Wir glauben (und der Übersetzer schließt sich dieser Meinung an), daß eine derartige Vorgangssweise bis jetzt noch nicht vorgeschlagen worden ist, obwohl sie von einer Reihe von Uveitisspezialisten in den Vereinigten Staaten verwendet wird. Wir glauben auch, daß mit dieser Methode der Augenarzt zumindest eine Wahrscheinlichkeitsdiagnose bei 75 bis 85% der Patienten mit Uveitis in seiner Praxis stellen kann. Die notwendigen Schritte sind in Kapitel 5 zusammengefaßt, der erste Schritt wird als „Namensgebung" bezeichnet. Kollegen in Ausbildung werden es einfacher haben, sich dieses System zu eigen zu machen, als jene Augenärzte, die bereits viele Jahre in der Praxis tätig sind. Ist jemand bereits in der Lage, ohne Schwierigkeiten 75 bis 85% seiner Patienten mit Uveitis sicher zu diagnostizieren und zu behandeln, so besteht wohl kaum ein Grund, sich an dieses neue System zu gewöhnen. Falls dies aber nicht der Fall ist, erscheint uns ein Studium der neuen Methode und Umlernen sinnvoll.

Ein internationales Kommitee von Uveitis-Spezialisten versucht derzeit eine einheitliche Terminologie und Klassifikation der entzündlichen Erkrankungen der Uvea zu erarbeiten. Eine vorläufige Empfehlung für eine Einteilung ist bereits gegeben worden:

Beginn	Schweregrad	Verlaufsform	Dauer	Ansprechen auf spezifische Therapie
schleichend	mild	einzelne Attacke	kurz (akut)	gut
plötzlich	schwer	schubhaft	lang (chronisch)	schlecht

Erst eine einheitliche Nomenklatur kann es den Klinikern, die in verschiedenen Ländern tätig sind, ermöglichen, ihre Fälle zu diskutieren und zu vergleichen.

Tabelle 2.1. Möglichkeiten der Uveitis-Klassifikation

Lokalisation der primären Entzündung	Schweregrad und Verlauf	Pathologie	Demographische Befunde, Assoziierte Faktoren	Ätiologie	
Vorderer Abschnitt	akut	nichtgranulomatös	Geschlechtsverteilung, Altersverteilung,	bakteriell:	Tuberkulose Syphilis verschiedene Erreger
				viral:	Herpes simplex
Iritis	subakut		Einseitig–Beidseitigkeit,		Herpes zoster Zytomegalie-Virus
Iridicyclitis	chronisch		Ethnische Faktoren,		Vogt-Koyanagi-Harada S. (?)
Cyclitis	rezidivierend	granulomatös	Geographische Faktoren,		Behçet Syndrom (?)
			Assoziierte	mykotisch:	Histoplasmose
Intermediäre Uveitis			Erkrankungen,		Soor (Candida) Coccidioidomykose
			Streßfaktoren,	parasitär:	Toxoplasmose
Hinterer Abschnitt			Persönlichkeitsfaktoren,		Toxocariose Onchocerciasis
			Drogenmißbrauch	Immunologisch:	Phakogene Uveitis Sympathische Ophthalmie
Retinitis			usw.	Systemische Erkrankungen:	Reiter Syndrom
Retinochorioiditis					Sarkoidose Kollagenosen
Chorioretinitis					Multiple Sklerose Gefäßerkrankungen
Chorioiditis				Neoplasien:	Retikulumzell-Sarkom
Diffus				Verschiedenes:	Lymphom Heterochromie-cyclitis Pigmentsyndrome

Kapitel 3. Uveitis-Anamnese

Eine sorgfältig erhobene Anamnese ist bei der Diagnose jedes einzelnen Patienten mit Uveitis von größter Wichtigkeit. Nach einer internationalen Autorität, G.R.O'Connor – und dieser Meinung stimmen die meisten Fachleute zu – ist eine ausführliche Anamnese überhaupt der wichtigste Teil einer Durchuntersuchung. Bei der Anamnese sollten folgende Punkte erhoben werden:

1. Familienanamnese
2. Demographische Anamnese (Alter, Geschlecht, Rasse)
3. Geographische Einflüsse
4. Persönliche Anamnese (Essensgewohnheiten, Haustiere, Sexualanamnese, Rauschgifte)
5. Anamnese von Systemerkrankungen
6. Augenanamnese und
7. die Anamnese der gegenwärtigen Augenerkrankung (vorhergehende Ereignisse, Ein- oder Beidseitigkeit, Verlauf der Erkrankung, frühere und gegenwärtige Behandlung, frühere Untersuchungen, Diagnosen und Symptome).

Dieses Schema stellt eine gewisse Richtlinie dar, die bald geläufig sein wird. Sobald der Untersucher mit den Charakteristika der verschiedenen Uveitisformen (in Tabellenform in Kapitel 6 beschrieben) eingehender vertraut ist, wird es für ihn leicht sein, alle notwendigen Fragen zu stellen. Wenn die wesentlichen Symptome eines Falles erkannt worden sind, sind viele Details der Anamnese unerheblich und können wegfallen.

Wenn auch die Anamnese meist zu Beginn der Untersuchung erhoben wird, so können doch Informationen, die durch die Untersuchung und Labortests gewonnen wurden, neue Fragen aufwerfen. Keineswegs ist es notwendig, die Information zu sammeln, nur um eine Liste zu vervollständigen. Die erhaltene Information sollte zur Diagnose, der Wahl der Behandlung oder der Erstellung einer Prognose, genauso wie die Labortests und Spezialuntersuchungen, beitragen. Unabhängig davon kann eine genauere Anamnese außerordentlich hilfreich sein, ohne übermäßig Zeit zu beanspruchen. Im folgenden werden die verschiedenen Teile der Anamnese, wie oben angeführt besprochen und jene Uveitiden, bei denen sie eine spezielle Bedeutung haben, herausgestrichen.

Familienanamnese

Nur sehr wenige Uveitiden sind erblich bedingt, jedoch spielt die Familienanamnese deswegen eine Rolle, weil in manchen Familien verschiedene Krankheiten

gehäuft vorkommen oder weil eine größere Wahrscheinlichkeit besteht, daß eine
bestimmte Erkrankung durch direkten Kontakt von einem Mitglied des Fami-
lienverbandes erworben werden kann.

Im folgenden einige Beispiele:

Erkrankungen des rheumatischen Formenkreises, Kollagenosen. Wird in einer Familie das HLA-B27 Antigen vererbt, so können die Familienmitglieder genetisch
disponiert verschiedene entzündliche Erkrankungen (zum Beispiel Morbus Bechterew, Reiter Syndrom, eine akute rezidivierende Iridocyclitis, oder einen Morbus
Crohn) sei es einzeln oder in verschiedenen Kombinationen zu entwickeln. Neue
Untersuchungen scheinen darauf hinzuweisen, daß diese Familien eine genetisch
bedingte Empfänglichkeit für Infektionen mit Mikroorganismen wie Klebsiella
pneumoniae, Chlamydia oculogenitalis, und andere besitzen, obwohl nicht geklärt ist, ob alle diese verschiedenen entzündlichen Syndrome auf einer infektiösen Basis beruhen.

Okuläre Toxoplasmose. Die überwiegende Mehrheit der Fälle dürfte, wie heute
angenommen wird, Spätfolge einer intrauterinen Infektion sein. Bei Verdachtsfällen ist eine spezifische Serologie des Patienten – und wenn möglich der Mutter des
Patienten – erforderlich; auch ist die Information, ob die Mutter des Patienten
während der Schwangerschaft an akuter systemischer Toxoplasmose erkrankt
war, sehr hilfreich.

Syphilis. Auch hier spielt die Familienanamnese in jenen Fällen, bei denen eine
kongenitale Syphilis als Ursache der Uveitis angenommen wird, eine Rolle. Anti-
körpertiter und Schwangerschaftsanamnese der Mutter sind hilfreich.

Tuberkulöse Uveitis. Obwohl die Tuberkulose nicht intrauterin übertragen wird,
ist eine positive Familienanamnese sehr aufschlußreich, weil sie auf eine lang
dauernde Exposition des Patienten hinweist und folglich die Wahrscheinlichkeit,
daß eine Uveitis, die mit der Diagnose einer Tuberkulose in Einklang zu bringen
wäre, auch wirklich durch diesen Erreger hervorgerufen wird, stark erhöht.

Zytomegalie-Retinitis. Diese Art der Uveitis kann intrauterin erworben werden,
sodaß ein positiver Infektionsnachweis bei der Mutter zum Zeitpunkt der
Schwangerschaft eine sehr wichtige Information darstellt.

Intermediäre Uveitis (*Pars planitis, chronische Cyclitis*). Obwohl bei dieser Erkrankung eine gewisse Häufung in Familien zu finden ist, ist unklar, ob genetische Faktoren eine Rolle spielen.

Demographische Daten

Diese Information wird meist routinemäßig vor der ersten Untersuchung erhoben. Das Alter des Patienten, sein Geschlecht und die Rasse sind je nach Form
der Uveitis mehr oder weniger wichtig.

Alter

Mit Sicherheit spielt das Alter bei der Diagnose der Uveitis eine wesentliche
Rolle. Manche Uveitiden wie etwa jene Form, die bei juveniler rheumatoider

Arthritis beobachtet wird, beginnen in der Kindheit. Andere, wie etwa die intermediäre Uveitis, die Heterochromiecyclitis Fuchs, und die Toxocara-Uveitis treten bei Kindern und jüngeren Erwachsenen auf, die intraokuläre Entzündung bei Sarkoidose oder Toxoplasmose wird von der Kindheit bis ins mittlere Alter beobachtet. Das Reiter-Syndrom, die Uveitis bei Morbus Bechterew, die akute multifokale hintere plakoide Pigmentepitheliopathie, das Vogt-Koyanagi-Harada-Syndrom, und die Behçetsche Erkrankung treten meist im mittleren Lebensalter zuerst auf. Eine tuberkulöse oder luetische Uveitis wird in jeder Altersgruppe beobachtet. Selten wird eine primäre Uveitis (welchen Ursprungs auch immer) im höheren Lebensalter beobachtet.

Geschlecht

Die Uveitis bei juveniler rheumatoider Arthritis wird viel häufiger bei Mädchen als bei Knaben beobachtet, während die Uveitis bei Morbus Bechterew, beim Reiter-Syndrom und bei der Behçetschen Erkrankung vorwiegend Männer befällt. Auch die sympathische Ophthalmie wird, wohl wegen der größeren Verletzungsgefahr, häufiger bei Männern beobachtet.

Rasse

Europide. Morbus Bechterew und Reiter-Syndrom treten viel häufiger, ebenso wie das HLA-B27 Antigen, in der hellhäutigen Bevölkerung auf.
Die Sarkoidose und die mit ihr assoziierte Uveitis wird wesentlich häufiger in einer *schwarzen Bevölkerung* beobachtet.
Sowohl das Vogt-Koyanagi-Harada-(VKH) als auch das Behçet Syndrom wird häufiger in einer *orientalischen Bevölkerung* als bei anderen Rassen beobachtet. Die meisten Patienten mit dem VKH-Syndrom, die nicht orientalischen oder indianischen Ursprungs sind, berichten über derartige verwandtschaftliche Beziehungen in ihrer Familie.
Philippinos. Die Coccidioidomycose ist bei den Philippinos nicht nur häufiger, sondern zeigt auch einen schwereren Verlauf, verglichen mit anderen Rassen.

Geographische Einflüsse

Die geographische Verteilung verschiedener Augenerkrankungen, unter anderem auch verschiedener uveitischer Syndrome sind im Detail von Ida Mann studiert worden. Bei der Uveitis scheint der Einfluß des Wohnortes und Lebensraumes eine große Rolle zu spielen, im Besonderen, wenn die Diagnose einer *okulären Histoplasmose* in Betracht gezogen wird. Die überwiegende Zahl der in den Vereinigten Staaten diagnostizierten Fälle haben meist einige Zeit im sogenannten „Histoplasmosegürtel", das heißt in den Tälern des Ohio, Missouri und Mississippi gelebt. Auch weltweit ist die Verteilung sehr selektiv.
Sarkoidose. In den Vereinigten Staaten hängt das Auftreten der okulären Sarkoidose eng mit der Rasse zusammen, jedoch dürfte auch die Exposition gegenüber

Kiefernteer eine Rolle spielen. Das könnte die Ursache für die hohe Frequenz der Sarkoidose in einigen skandinavischen Ländern sein.

Behçet Syndrom. Obwohl die Rasse möglicherweise eine größere Rolle als die geographische Verteilung spielen dürfte, so ist diese Krankheit unzweifelhaft in Japan und in den Ländern, die an das östliche Mittelmeer grenzen, wesentlich häufiger als in den Vereinigten Staaten.

Vogt-Koyanagi-Harada Syndrom. Eine weitere Erkrankung, die häufig in Japan, jedoch selten in den Vereinigten Staaten und Europa auftritt.

Die *Uveitis bei Coccidioidomycosis* wird nur bei der Bevölkerung des San Joaquin-Tales in Californien und in einigen wenigen trockenen Gebieten der südwestlichen Vereinigten Staaten, in Mexiko und vereinzelten Gebieten in Südamerika, die eine ähnliche Temperatur und Luftfeuchtigkeit haben, beobachtet. In diesen Gebieten tritt die Krankheit endemisch auf.

Die *lepromatöse Uveitis* und die durch *Pinta* und *Mikrofilarien* hervorgerufenen Uveitiden werden praktisch ausschließlich in den tropischen und subtropischen Gebieten von Afrika sowie Zentral- und Südamerika beobachtet.

Persönliche Anamnese

Hier sollen kurz jene Faktoren besprochen werden, die individuelle Gewohnheiten und Lebensumstände betreffen und die Entwicklung verschiedener Uveitiden beeinflussen können.

Haustiere. Erst vor kurzer Zeit ist die Bedeutung der Zoonosen voll erkannt worden:

Okuläre Toxoplasmose. Die Hauskatze stellt den Hauptwirt für Toxoplasma gondii dar. Nur im Organismus der Katze ist dieser Parasit in der Lage den Lebenszyklus zu vollenden und ausschließlich infizierte Katzen scheiden lebende Oozyten in den Faeces aus. Deshalb sind infizierte Exkremente die Hauptinfektionsquelle für diesen Parasiten. Da die meisten Fälle einer okulären Toxoplasmose auf eine intrauterine Infektion zurückgehen dürften, scheint es geboten, daß während der Schwangerschaft ein Kontakt mit Katzen vermieden wird. Hier wäre noch zu erwähnen, daß Katzen, die in der Wohnung gehalten werden, wesentlich seltener als jene, die frei herumstreifen dürfen, eine Toxoplasma-Infektion erwerben.

Die okuläre Toxocariose ist eine Augeninfektion, die durch die Larve von Toxocara canis oder T. cati hervorgerufen wird. Üblicherweise akquirieren kleine Kinder die Erkrankung von jungen Katzen und Hunden, die nicht entwurmt worden sind. Eine entsprechende Anamnese ist zweifelsohne außerordentlich wichtig.

Toxoplasmose und Toxocariose sind die zwei wichtigsten Zoonosen bei einer Diskussion der Uveitiden, jedoch sind auch andere okuläre Zoonosen in der Literatur beschrieben worden.

Ernährung. In diesem Zusammenhang ist der Verzehr von rohem oder sehr wenig gekochtem Fleisch von Interesse. In Westeuropa, wo der Genuß von rohem Fleisch (Beef tartare) eher häufig ist, ist der serologische Test für Toxoplasmose in 80% der Bevölkerung positiv, in den Vereinigten Staaten – hier ist der Verzehr von rohem Fleisch wesentlich seltener – ist der Test nur in 20 bis 40% positiv.

Sexualanamnese. Falls bei einem Patienten mit Uveitis der Verdacht auf eine venerologische Ätiologie besteht, muß eine sorgfältige Sexualanamnese erhoben werden. Hierbei ist sehr viel ärztliches Einfühlungsvermögen und Taktgefühl erforderlich, um den Patienten vor familiären Schwierigkeiten oder Problemen in seinem Lebenskreis zu bewahren. Die Frage nach früheren venerischen Erkrankungen, derzeit bestehendem Ausfluß oder Schmerzen, der Zahl der Partner und eventueller Homosexualität (die Zahl der venerischen Erkrankungen ist in der homosexuellen Bevölkerung wesentlich höher) ist bei der Abklärung einer möglichen luetischen Uveitis oder eines Reiter Syndroms von diagnostischer Bedeutung.

Drogen. Großes Taktgefühl ist auch erforderlich, wenn der klinische Befund mit dem Bild einer Pilzretinitis bei einem jungen Patienten in Einklang zu bringen ist. Gibt der Patient die intravenöse Applikation von Suchtgiften zu, oder fallen Einstichnarben an den Armen auf, so ist dies für weitere Diagnosestellung und Therapie sehr wichtig.

Exposition gegenüber ansteckenden Erkrankungen. Immer wenn die Tuberkulose als mögliche Uveitisursache in Frage kommt, ist eine entsprechende Anamnese, nämlich ob der Patient mit aktiv Erkrankten einen Kontakt gehabt hat, außerordentlich wichtig.

Allgemeinerkrankungen. Taucht der Verdacht auf, daß die Uveitis im Rahmen einer Allgemeinerkrankung (etwa einer Sarkoidose) aufgetreten ist, ist eine genaue Befragung des Patienten, seiner Familie oder des behandelnden Arztes erforderlich. Durch entsprechende Nachforschung kann einem Patienten oft eine weitere Durchuntersuchungen erspart werden.

Augenanamnese

Ebenfalls wichtig ist es zu wissen, ob der Patient schon früher Augenerkrankungen durchgemacht hat, nicht nur um die Ursache der gegenwärtigen Uveitis feststellen zu können, sondern auch um eine genaue Vorstellung über die Rezidivhäufigkeit, das Alter des Patienten beim Beginn der Erkrankung, und die Ein- oder Beidseitigkeit zu erhalten. Wird zum Beispiel eine sympathische Ophthalmie vermutet, so ist die Anamnese einer perforierenden Verletzung am Partnerauge oder einer bulbuseröffnenden Operation außerordentlich wertvoll.

Anamnese der gegenwärtigen Augenerkrankung

Im allgemeinen kann der Patient über Details des gegenwärtigen Erkrankungs-
schubes am genauesten Auskunft geben. Nur selten muß eine wichtige Information erst erfragt werden. Aus diesem Grund führen wir die verschiedenen Punkte,
die von Bedeutung sind, ohne viel Kommentar an:

Vorausgehende Erkrankungen? Hat ein Patient vor der Uveitis eine grippe-
ähnliche Erkrankung, eine schwere allergische Episode oder eine dermatologische
Erkrankung durchgemacht, so bedeutet dies allein noch keineswegs einen kausa-
len Zusammenhang. Die Information sollte jedoch Teil der Anamnese sein und im
Auge behalten werden.

Ist die Erkrankung ein- oder beidseitig?

Verlauf? Zeigt sich für den Patienten seit Beginn der Erkrankung eine Besserung, eine Verschlechterung oder ist sie im wesentlichen unverändert geblieben?

Behandlung? Um zu einer bestmöglichen Therapie zu gelangen ist es außerordentlich wichtig, frühere Behandlungen im Detail zu erfragen. Zum Beispiel:
welche Präparate wurden verwendet? Wie oft am Tag und für wie lange Zeit?
Wurde die Dosis im Verlauf der Erkrankung reduziert oder die Behandlung
unterbrochen? Wenn eine Suspension von lokalen Corticosteroiden verwendet
wird, wurde sie vor dem Eintropfen geschüttelt?

Wichtig ist es auch, einen Eindruck über die Kooperation des Patienten zu
bekommen. Ist die Mitarbeit („Compliance") schlecht, so kann dies der Grund
für ein Therapieversagen darstellen und Therapieformen notwendig machen, bei
denen weniger Mitarbeit des Patienten erforderlich ist.

Frühere augenärztliche Untersuchungen und Diagnosen. Schon früher kon-
sultierte Augenärzte können sehr wesentliche Informationen wie etwa Blut- oder
Röntgenbefunde in ihrem Besitz haben, sodaß eine telefonische Rückfrage dem
Patienten viel Zeit und Mühe ersparen kann.

Symptome der Uveitis

In diesem Abschnitt beschreiben wir die Symptome nach anatomischen, chrono-
logischen und pathologischen Gesichtspunkten. Sie sind deshalb im wesentlichen
unabhängig von der Ursache der Erkrankung und anderen Variablen wie Alter,
Rasse und Geschlecht.

1. *Akute Iridocyclitis.* Ihre Symptome sind: schwere Schmerzen, Photophobie und
gemischte Injektion des Bulbus. Der Schmerz ist oft so schwer, daß der Patient
seiner Arbeit nicht nachgehen kann. In der Regel ist die Photophobie mehr als
eine bloße Lichtempfindlichkeit sondern ein echter Schmerz bei Lichtexposition.
Obwohl die nichtgranulomatöse Iridocyclitis im allgemeinen etwas schwerere
Symptome als die granulomatöse akute Iridocyclitis hervorrufen kann, so sind die
im wesentlichen gleich. Gelegentlich tritt ein Schleiersehen auf, das jedoch meist
nicht im Vordergrund steht.

2. *Chronische Iridocyclitis*. Schmerz, Rötung und Photophobie sind wesentlich weniger apparent als bei einer akuten Iridocyclitis, oft fehlen diese Symptome völlig. Andererseits ist die Reduktion des Sehvermögens für den Patienten wesentlich auffälliger als bei einer akuten Iridocyclitis, auch wenn sonstige Symptome völlig fehlen. Die Symptome der granulomatösen und nichtgranulomatösen chronischen Iridocyclitis sind dieselben.

3. *Cyclitis*. Schmerzen, Rötung und Photophobie treten bei der Cyclitis nicht auf, jedoch klagt der Patient über Schleiersehen und Mouches volantes. Ein dumpfer Schmerz wird gelegentlich bei akutem Beginn beobachtet, auch kann eine Myopie durch einen Ciliarspasmus induziert werden. Auch hier sind die Symptome der granulomatösen und nichtgranulomatösen Cyclitis ident.

4. *Retinitis und Retinochorioiditis*. Sind die Läsionen nicht in der Makula, so kann dennoch durch Infiltration des Vitreus mit Entzündungszellen, ausgehend von einer peripheren Retinitis, eine Sehverschlechterung hervorgerufen werden. Ist die Makula betroffen, kann nicht nur eine Metamorphopsie, sondern auch eine deutliche Verschlechterung des zentralen Sehens die Folge sein. Schmerzen, Rötung und Photophobie fehlen, außer es liegt auch eine Begleit-Iridocyclitis vor.

5. *Chorioiditis und Chorioretinitis*. Wenn die Entzündungsherde die Makula nicht betreffen, sind sie meistens völlig asymptomatisch. Gelegentlich bemerkt der Patient, wenn die Retinitis zu einer Infiltration des Glaskörpers geführt hat, ein Schleiersehen. Ist die Makula betroffen, kann es ebenfalls zu Metamorphopsie und schwerem Visusverlust kommen. Die Symptome der granulomatösen und nichtgranulomatösen hinteren Uveitis sind dieselben, meist zeigt sie jedoch eine granulomatöse Verlaufsform.

Kapitel 4. Klinische Zeichen der Uveitis

Für viele Leser wird dies der angenehmste Teil des Buches sein, da kein Wissen erforderlich ist, das der Augenarzt nicht bereits besitzt. Alle besprochenen Details hängen eng mit anderen Aspekten der Augenheilkunde zusammen und basieren außerdem auf der Untersuchung des Patienten, die der Augenarzt selbst durchführt.

Untersuchungstechniken

Alle in diesem Kapitel beschriebene Techniken gehören zu den augenärztlichen Routineuntersuchungen. Die benötigten Geräte sind folgende: Stablampe, Spaltlampe mit Hrubylinse, Applanationstonometer, Dreispiegelkontaktglas nach Goldmann und direktes, sowie indirektes Ophthalmoskop. Ziel der Untersuchungen ist:

1. möglichst genau die entzündlich veränderten Anteile der Uvea und, falls möglich, auch das Gebiet der primären Entzündung zu lokalisieren und
2. das Ausmaß der Entzündung derart zu quantifizieren, daß die Wirksamkeit einer Therapie mit größtmöglicher Genauigkeit bestimmt werden kann.

Untersuchung des vorderen Augenabschnittes

Diese ist besonders bei Patienten mit vorderer Uveitis sehr wichtig. Die klassische ciliare Injektion, die für eine Iritis charakteristisch ist, muß von der conjunctivalen Injektion einer einfachen Conjunctivitis unterschieden werden. Sie kann schon mit der Stablampe erkannt werden: die perilimbale Injektion umgibt die Hornhaut (zirkulär über 360 Grad) und ihre Intensität nimmt zum Limbus hin zu. Bei der Conjunctivitis ist der Befund umgekehrt: die stärkste Rötung ist in einiger Entfernung vom Limbus zu finden. Obwohl bei der vorderen Uveitis die Bindehaut ebenfalls entzündet sein kann, liegt der Hauptort der Entzündung tiefer, er betrifft die Tenonsche Kapsel und das Skleragewebe. Die Injektion ist deshalb dünkler, hat mehr einen bläulichen Stich und erscheint eher als diffuser Ring denn als einfache Erweiterung von kleinen und größeren Blutgefäßen. Obwohl ein Tropfen Phenylephrin (Neosynephrin) die Conjunctivalgefäße verengt ohne die tieferliegenden Gefäße der Episklera und Sklera zu beeinflussen, hat dieser Test nur geringe praktische Bedeutung. Das charakteristische Aussehen und eine Spaltlampenuntersuchung der Vorderkammer ermöglicht eine sofortige Differenzierung zwischen Iritis und Conjunctivitis. Schwieriger ist es hingegen, die Iritis von einer primären Skleritis, Episkleritis, Keratitis und Pingueculitis zu differenzieren. Die sichersten Hinweise sind in der Verteilung der Entzündung zu finden. Meistens sind Skleritis und Episkleritis auf einen Sektor beschränkt oder betreffen zumindest nicht den gesamten Limbus. Eine Keratitis kann durch den Hornhautbefund, eine Pingueculitis durch die Lokalisation um das auslösende Pinguecula von einer Iritis differenziert werden. Obwohl Episkleritis, Skleritis und Keratitis eine entzündliche Reaktion in der Vorderkammer hervorrufen können, ist ihr Ausmaß immer geringer als dann, wenn die ciliare Injektion als Folge einer Iritis auftritt.

Eine Miosis ist ein weiteres Zeichen der Iritis und Iridocyclitis. Sie wird auch bei einer Keratitis und Skleritis beobachtet, ist bei einer Episkleritis und Pingueculitis selten und bei der Conjunctivitis nie zu finden. Eine sekundäre Ptose mit eng gehaltener Lidspalte stellt einen Schutzmechanismus des schmerzhaften, lichtempfindlichen Auges dar. Dieser Befund ist jedoch auch bei einer Keratitis und gelegentlich bei einer Skleritis zu beobachten.

Intraokularer Druck

Bei den meisten Fällen einer akuten vorderen Uveitis ist der intraokulare Druck im Vergleich zum gesunden Partnerauge etwas erniedrigt. Dies dürfte dadurch bedingt sein, daß der entzündete Ciliarkörper nicht die normale Menge Kammerwasser produziert. Als Folge tritt eine geringe Hypotension auf, wobei eine chronische oder sehr schwer verlaufende Entzündung letztlich auch in einer Phthisis bulbi resultieren kann. Gelegentlich führt jedoch die akute Iridocyclitis auch zu einem Ansteigen des intraokularen Druckes. Dies kann einerseits Folge eines Ödems des Trabeculum corneosclerale sein, andererseits durch verlegte Abflußwege (Entzündungszellen, Fibrin und Detritus) hervorgerufen werden.

Bei der chronischen vorderen Uveitis gibt es mehrere Pathomechanismen, die zu einem Sekundärglaukom führen können:

1. bei Seclusio oder Occlusio pupillae ist der Abfluß des Kammerwassers von der Hinterkammer in die Vorderkammer des Auges behindert,
2. ein chronisches Einströmen von Entzündungszellen und Fibrin in das Trabekelwerk kann in einem sekundären Winkelblockglaukom mit gonioskopisch offenem Winkel resultieren,
3. der Kammerwinkel kann durch entzündlich bedingte, periphere vordere Synechien verschlossen sein,
4. der Kammerwinkel kann durch Blutgefäße und ihre bindegewebigen Membranen verschlossen werden, was einer Form eines haemorrhagischen Sekundärglaukoms entspricht, und
5. ein sekundäres Pigmentglaukom kann als Folge des Verlustes von Irispigment bei einigen uveitischen Syndromen auftreten.

Gelegentlich kann durch extrem breite hintere Synechien eines der klassischen klinischen Zeichen eines Sekundärglaukoms, nämlich die Iris bombé nicht zu beobachten sein.

Gonioskopie

Die Gonioskopie ist zum Beispiel bei der Diagnose der Heterochromiecyclitis
Fuchs nützlich, da bei dieser Erkrankung feine Blutgefäße den Kammerwinkel
überziehen können, auch wenn ein Glaukom noch nicht aufgetreten ist.

Der Untersucher sollte mit dem von ihm verwendeten Untersuchungslas
(Goldmann Dreispiegelkontaktglas, Zeissches Gonioskop, Goniolinse nach
Koeppe) möglichst gut vertraut sein.

Spaltlampenuntersuchung

Dieses Gerät ist ohne Zweifel bei der Untersuchung eines Patienten mit Uveitis
unentbehrlich. Um die besten Ergebnisse zu erzielen, muß der Untersucher sowohl für die Routine- als auch für Spezialuntersuchungen an diesem Gerät möglichst gut ausgebildet sein. Viele Augenärzte werden diese Bemerkung entweder
als unnötig oder beleidigend empfinden. Fünfzehn Jahre der Ausbildung von
Fachärzten und Uveitis-Spezialisten haben uns jedoch gezeigt, daß oft noch Un-
klarheiten bei der Verwendung dieses Gerätes bestehen. Die meisten Hinweise in
den folgenden Abschnitten beziehen sich auf eine Haag-Streit-Spaltlampe. Jede
andere gute Spaltlampe kann jedoch genauso verwendet werden. Weiters sind die
folgende Abschnitte nicht als Kurs über die Verwendung einer Spaltlampe gedacht, sondern sollen den Leser nur in ihre Handhabung bei der Untersuchung
eines Patienten mit Uveitis einführen.

Spaltlampenuntersuchung der Hornhaut. Für oberflächliche Veränderungen der
Hornhaut bewährt sich die direkte Beleuchtung mit einem breiten Spalt und
einem Winkel von 30 bis 45 Grad zwischen dem Mikroskop und der Lichtquelle
am besten. Veränderungen im Stroma können mit indirekter Beleuchtung (etwa
zur Untersuchung eines diffusen Oedems), durch Untersuchung im regredienten
Licht, oder mittels direkter Beleuchtung analysiert werden. Die Tiefe einer Veränderung im Stroma läßt sich am besten abschätzen, wenn der Winkel zwischen dem
Spaltlampenmikroskop und der Lichtquelle etwa 90 Grad beträgt.

Ebenso wie das Endothel an der Spaltlampe direkt untersucht werden kann,
ist es auch möglich, die Größe, Verteilung, Zahl und das Alter von Hornhautpräzipitaten (HP) zu bestimmen. Kleine bis mittelgroße, weiße HP werden als Zeichen einer nichtgranulomatösen Entzündung aufgefaßt. Frische HP sind weiß
und erscheinen „sukkulent" oder dreidimensional. Alte HP sind oft pigmentiert
und haben ein „dehydriertes", flaches, geschrumpftes Aussehen. Die HP einer
granulomatösen Entzündung sind immer größer als die vorher erwähnten und
haben im allgemeinen ein „speckiges" oder granuläres Aussehen. Sie sind üblicherweise oval oder länglich und häufig konfluent; im Gegensatz dazu sind die
HP einer nichtgranulomatösen Entzündung praktisch nie konfluent.

Obwohl alte HP in der Regel Pigment anlagern, zeigen alte granulomatöse
HP, besonders der speckige (amerikanisch: „mutton-fat")Typ eine „ölige" Veränderung des angrenzenden Endothels, sodaß sie von einem durchsichtigen Ring
umgeben zu sein scheinen. Schwerkraft und normaler Strömungsverlauf des

Kammerwassers führen zu einer Anlagerung der HP in Dreiecksform in den unteren Abschnitten der Hornhauthinterfläche, wobei die Spitze des Dreieckes zum Hornhautzentrum und die Basis zur Hornhautperipherie zeigt („Arltsches Dreieck"). Sind die HP nicht in diesem Dreieck konzentriert, sondern eher gleichmäßig über das Endothel verteilt, so hat auch dieses Zeichen diagnostische Bedeutung. Diese Verteilung wird häufig bei einer Herpes simplex Virus-Keratouveitis und der Heterochromiecyclitis Fuchs beobachtet.

Spaltlampenuntersuchung der Vorderkammer. Unter normalen Verhältnissen ist das Kammerwasser in der Vorderkammer optisch klar. Bei vorderer Uveitis steigt der Proteingehalt des Kammerwassers, wodurch ein sogenannter Tyndall-Effekt entsteht. Ähnlich wie in einem verdunkelten, mit Zigarettenrauch erfüllten Raum, durch den das Licht eines Diaprojektors fällt, tritt hier eine Streuung des Lichtes an kleinsten Teilchen auf. Die Dichte dieses Tyndall-Effektes kann je nach dem Proteingehalt im Kammerwasser mittels einer Skala von 0 bis 4 + (Tabelle 4.1) bewertet werden. Auch Leukozyten und Erythrozyten (oder auch Pigmentzellen) können in der Vorderkammer mittels der gleichen Untersuchungstechnik gezählt und semiquantitativ erfaßt werden (Tabelle 4.2).

Um diese Untersuchung in entsprechender Form durchführen zu können, sollte der Untersuchungsraum dunkel sein. Der Winkel zwischen der Lichtquelle und dem Spaltlampenmikroskop sollte etwa 45 bis 65 Grad betragen, der Lichtspalt möglichst schmal sein. Die Stärke des Tyndallphänomens und die Zellzahl sollten für die gesamte Tiefe der Vorderkammer bestimmt werden. Ist die Trübung des Kammerwassers besonders ausgeprägt, dann kann es schwierig sein, die Zellen zu sehen. In diesem Fall ist es günstig, die obere Hälfte der Vorderkammer

Tabelle 4.1. Bewertung des Tyndallphänomens

0	= keine Trübung des Kammerwassers
1 +	= kaum sichtbares Tyndallphänomen
2 +	= mäßiges Tyndallphänomen (Iris- und Linsendetails klar sichtbar)
3 +	= deutliches Tyndallphänomen (Iris- und Linsendetails verwaschen)
4 +	= massives Tyndallphänomen (Fibrinausschwemmung in der Vorderkammer, Koagel)

Nachdruck aus: Kimura, S.J., Thygeson, P., und Hogan, M.J.: Signs and symptoms of uveitis. I. Anterior uveitis. Am. J. Ophthalmol. 47:155–170, 1959. Copyright Ophthalmic Publishing Company.

Tabelle 4.2. Bewertung der Zellzahl in der Vorderkammer

0	= keine Zellen
1 +	= 5 bis 10 Zellen pro Feld
2 +	= 10 bis 20 Zellen pro Feld
3 +	= 20 bis 50 Zellen pro Feld
4 +	= 50 Zellen und mehr pro Feld

(Untersuchung mit langem, engen Spalt)

Nachdruck aus: Kimura, S.J., Thygeson, P., und Hogan, M.J.: Signs and symptoms of uveitis. I. Anterior uveitis. Am. J. Ophthalmol. 47:155–170, 1959. Copyright Ophthalmic Publishing Company.

sorgfältig zu untersuchen, da an dieser Stelle die Zellen leichter zu beobachten sind als in anderen Abschnitten. Anderenfalls ist es am besten, die zentralen Abschnitte der Vorderkammer (mit der Pupille als Hintergrund) zu untersuchen. Weiter ist es leichter die Zellen in der Vorderkammer zu erkennen, wenn die Lichtquelle um etwa 5 bis 10 Grad aus der normalen senkrechten Position nach vorne gekippt wird. Diese kleinen Hinweise können bei Patienten, bei denen ein Abschätzen der Zellzahl und des Tyndallphänomens schwierig ist, eine wesentliche Erleichterung bedeuten.

Man sollte auch immer auf die Zirkulation der Zellen in der Vorderkammer achten. Die Iris ist aufgrund ihrer Blutversorgung wärmer als die Hornhaut, wodurch ein Aufsteigen des Kammerwassers nahe der Irisvorderfläche hervorgerufen wird; es sinkt dann wieder entlang der Rückfläche der kühleren Hornhaut auf den Boden der Vorderkammer. Dieser Bewegung folgen die Zellen im Kammerwasser. Ist der Fibringehalt des Kammerwassers jedoch hoch, so verbleiben die Zellen relativ stationär, wie fixiert, stehen. Gelegentlich weist das Kammerwasser einen so hohen Gehalt an Fibrin auf, daß diese Form der nichtgranulomatösen Iritis oder Iridocyclitis „Iritis plastica" genannt wird.

Spaltlampenuntersuchung der Iris. Eine sorgfältige Untersuchung der Iris kann sehr wertvolle ätiologische Informationen erbringen. Obwohl eine granulomatöse Iritis gelegentlich klinisch wie eine nichtgranulomatöse imponieren kann, kommt der umgekehrte Fall nur selten vor. Obwohl auch unter Fachleuten fallweise behauptet wird, daß es nicht notwendig ist, eine granulomatöse von einer nichtgranulomatösen vorderen Uveitis zu differenzieren, so entspricht das nicht unseren Erfahrungen, weil eine eindeutig granulomatöse Läsion bei vorderer Uveitis ätiologisch viele Hinweise gibt. Neben den granulomatösen HP sind Knötchen der Iris, die in den drei folgenden Formen auftreten können, die häufigsten Zeichen einer granulomatösen Iritis.

Koeppe-Knötchen sind runde oder ovale, klare Zellaggregate am Pupillarrand. Sie sind nicht einfach Auflagerungen auf der Oberfläche (wie Glaukomflekken), sondern finden sich im Irisstroma selbst. Besteht ein Koeppe-Knötchen für einige Zeit, dann kann sich auf seiner Oberfläche Pigment ausbreiten; bei oberflächlicher Betrachtung kann es irrtümlich für eine Zyste oder ein lokalisiertes Ectropium uveae des Pupillarrandes gehalten werden. Eine sorgfältige Untersuchung wird jedoch die wahre Natur dieses Knötchens offenbaren. Oft ist das Koeppe-Knötchen so klein, daß es leicht übersehen wird, wenn der Untersucher nicht nach ihm sucht. Da sich außerdem oft an dieser Stelle eine hintere Synechie bildet, ist seine Entdeckung besonders wichtig.

Busacca-Knötchen finden sich ebenfalls im Irisstroma, jedoch in einiger Entfernung vom Pupillarrand. Sowohl Koeppe- als auch Busacca-Knötchen sind klar, weiß oder gelegentlich cremefarben. Sie können eine sehr verschiedene Größe zeigen, obwohl die Busaccaknötchen im allgemeinen etwas größer als Koeppeknötchen sind. Da letztere auch gelegentlich bei nichtgranulomatöser Iritis auftreten, sind sie diagnostisch weniger hilfreich als Busaccaknötchen, die das praktisch niemals tun.

Granulome der Iris sind wesentlich seltener als Koeppe- oder Busacca-Knötchen. Sie sind wesentlich größer als die anderen zwei Typen und treten meist

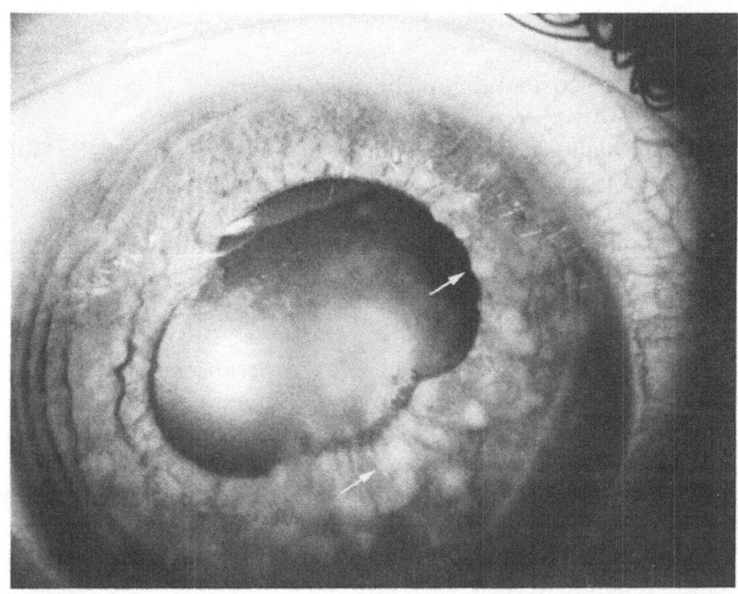

Abb. 4.1. Granulomatöse Iridocyclitis mit hinteren Synechien, Koeppe- und Busacca-Knötchen (Pfeile)

einzeln an der Oberfläche der Iris oder am Pupillarsaum auf. Das Irisgranulom ist rosafarben, vaskularisiert und pathognomonisch für eine granulomatöse Entzündung, im besonderen für die Sarkoidose.

Es ist wichtig, sich mit der normalen Struktur des Irispigmentepithels und des Irisstromas vertraut zu machen, da die normalen Krypten als Folge einer Stromaverdickung bei verschiedenen Typen der chronischen granulomatösen vorderen Uveitis (im besonderen bei der Sarkoidose, bei der die Iris ein besonders „sukkulentes" Aussehen annimmt) verstrichen sein können. Dieses Zeichen kann gelegentlich so diskret sein, daß es von einem unaufmerksamen Beobachter übersehen wird. Eine besonders sorgfältige Untersuchung erfordert auch eine Atrophie des Irisstromas oder -pigmentepithels (im regredienten Licht), wobei der Raum so dunkel wie möglich und der Arzt für einige Minuten dunkeladaptiert sein sollte. Mit einem kurzen, breiten Lichtspalt (etwa in der Größe der Pupille, die natürlich nicht erweitert sein darf) und bei geringer Vergrößerung sollte die gesamte Iris auf einmal überblickt werden. Der Winkel zwischen dem Mikroskop und der Lichtquelle sollte soweit reduziert werden, daß möglichst viel Licht durch die Pupille reflektiert wird. Wird nun auf die Irisebene fokusiert, so kann eine fleckige Pigmentepithelatrophie leicht diagnostiziert werden. Tritt eine derartige Irisatrophie nahe des Pupillarrandes auf, so ist sie nur von geringerer diagnostischer Bedeutung, da sie auch oft in gesunden Augen beobachtet wird.

Spaltlampenuntersuchung der Linse. Pigmentklumpen auf der Linsenvorderfläche im Bereich der Pupille deuten auf eine frühere hintere Synechie hin. Auch sollte die Linse auf die Cataracta secundaria der Uveitis, nämlich die typischen hinteren, subkapsulären Trübungen untersucht werden. Gegenwärtig kann man diese Art der Linsentrübung klinisch von der Cataract nach langdauernder Applikation von Corticosteroiden nicht differenzieren.

Spaltlampenuntersuchung des Glaskörpers. Ohne zusätzliche Hilfsmittel kann nur der vordere Glaskörperabschnitt untersucht werden. Entzündungszellen – sie verteilen sich normalerweise entlang der Glaskörperlamellen – sind sehr leicht zu sehen, und häufig kommt es als Folge der Entzündung zu einer membranartigen Verdickung dieser Lamellen. Bei starker Vergrößerung können die Leukozyten der Uveitis und die kleineren, pigmentierten Erythrozyten nach einer Glaskörperblutung differenziert werden.

Die mittleren und hinteren Glaskörperabschnitte können mit der Hruby-Linse, dem Goldmann-Dreispiegelkontaktglas und ähnlichen Hilfsmitteln untersucht werden. Eine sorgfältige Analyse der verschiedenen Formen der Glaskörpertrübung kann bei der Diagnosestellung sehr nützlich sein und wird an anderer Stelle in diesem Band beschrieben. Ist die hintere Glaskörpergrenzschicht abgehoben, wie es bei verschiedenen Entzündungen der Retina vorkommen kann, beobachtet man auf ihr gelegentlich runde Ablagerungen, welche „hintere Präzipitate" genannt werden.

Spaltlampenuntersuchung des Fundus. Die Spaltlampenuntersuchung der Netzhaut und Chorioidea ist besonders wichtig, wenn entschieden werden muß, ob eine hintere Uveitis eher einer Retinitis oder einer Chorioiditis entspricht. Für diese Untersuchung muß der Winkel zwischen Beobachtungs- und Beleuchtungsstrahlengang so groß wie möglich sein. Leider ist dieser Winkel auf Grund des Durchmessers einer auch maximal erweiterten Pupille auf wenige Grade beschränkt. Zusätzlich machen die geringe Dicke der Netzhaut und Chorioidea, ebenso wie Linsen- und Glaskörpertrübungen, Hornhautnarben, hintere Synechien und die unerläßliche ruhige Fixation des Patienten diese Untersuchung gelegentlich außerordentlich schwierig. Obwohl die Hruby-Linse leicht zu handhaben ist, ist der Einblick durch getrübte Medien und die Genauigkeit mit der eine Läsion lokalisiert werden kann, nicht so gut wie mit Kontaktgläsern. Ist im Verlauf der Untersuchung jedoch noch eine Fluoreszeinangiographie oder eine Fundusphotographie vorgesehen, so soll sie, da sie die Hornhaut nicht berührt, vorgezogen werden.

Es ist wichtig, diese Untersuchung binokulär durchzuführen, wobei an der Haag-Streit-Spaltlampe der lange Spiegel durch einen kurzen ersetzt werden sollte, da die Spitze des langen Spiegels ein Okular abdecken könnte. In diesem Fall muß die Lichtquelle gering nach vorne geneigt werden, um das Licht auf den kürzeren Spiegeln zu zentrieren, wodurch auch die störenden Reflexe von der Oberfläche der Hruby-Linse oder des Dreispiegelkontaktglases reduziert werden. Für das Goldmann-Dreispiegelkontaktglas sind verschiedene Impressionstrichter entwickelt worden, die es erlauben durch Eindellung der Sklera an der Spaltlampe die Pars plana zu untersuchen.

Ophthalmoskopie

Zur Beurteilung der Glaskörpertrübungen ist das direkte Ophthalmoskop am besten geeignet (Tabelle 4.3). Zu diesem Zweck wird die Pupille des Patienten, wenn möglich, maximal erweitert und am Ophthalmoskop eine +3 bis +6-Dioptrien starke Linse vorgeschaltet. Der Untersucher richtet dann das Licht durch die Pupille in Richtung der Papille und bewegt sich ungefähr 15 cm vom Patientenauge weg. Die Glaskörpertrübungen sind dann als schwarze Punkte, Klumpen oder Fäden vor dem roten Fundusreflex oder, im günstigsten Fall vor dem blassen Reflex der Papille zu sehen. Sie können dann entsprechend der Tabelle 4.3. klassifiziert werden. Man darf jedoch nicht vergessen, daß mit dieser Technik die gesamte Glaskörpertiefe untersucht wird.

Aufgrund der Vergrößerung ist das direkte Ophthalmoskop auch sehr geeignet um

1. entzündliche Veränderungen der Makula, der Papille und am hinteren Pol und

2. schneeballähnliche Trübungen („snowballs"), wie sie zum Beispiel bei der intermediären Uveitis vorkommen, zu untersuchen. Die Technik für diesen zweiten Punkt ist sehr einfach: der Untersucher bittet den Patienten nach unten und links zu blicken. Er legt dann das Ophthalmoskop (mit einer +3 bis +6-Dioptrien starken Linse) an der Braue des Patienten an und richtet das Licht durch die Pupille, und zwar unter einem solchen Winkel, daß wegen der Hornhaut- und Linsenreflexe der Fundus nicht gesehen werden kann. Unter Beibehaltung dieser Position und bei gleichzeitigem Blick durch das Ophthalmoskop schwenkt der Untersucher den Lichtstrahl, wobei gleichzeitig das Ophthalmoskop nach hinten rotiert und etwas nach unten bewegt wird. Bei dieser Untersuchung läßt man den Patienten zuerst nach unten und links, dann geradeaus hinunter und dann nach unten und rechts blicken. Auch kleine Glaskörpertrübungen („Schneebälle"), wie sie zum Beispiel bei der Heterochromiecyclitis Fuchs gelegentlich beobachtet werden, fallen dann als gut sichtbare weiße Korpuskeln auf, die sich in das Beobachtungsfeld hinein- und hinausbewegen.

Auch das indirekte Ophthalmoskop ist bei der Untersuchung eines Uveitispatienten unerlässlich. Wegen des guten Überblickes mit einer Linse von 20 Dioptrien (und einem noch größeren Feld bei Verwendung der 28- oder 33-Dioptrien-Linsen), können auch kleine Läsionen im Bereich des Äquators oder der weiteren Peripherie leicht erkannt werden, ebenso wie pigmentierte Veränderungen der tiefen Netzhaut- oder Aderhautschichten, die mit dem direkten Oph-

Tabelle 4.3. Bewertung von Glaskörpertrübungen

0 =	keine
1 + =	wenige, verteilte, feine und gröbere Trübungen. Fundus klar erkennbar
2 + =	verteilte, feine und gröbere Trübungen, jedoch Fundusdetails zum Teil verdeckt
3 + =	viele Trübungen, die den Einblick auf den Fundus deutlich reduzieren
4 + =	dichte Trübungen, die den Einblick auf den Fundus verhindern.

Nachdruck aus: Kimura, S.J., Thygeson, P., and Hogan, M.J.: Signs and symptoms of uveitis. II. Classification of the posterior manifestation of uveitis. Am. J. Ophthalmol. 47:171–176, 1959. Copyright Ophthalmic Publishing Company.

thalmoskop nicht zu sehen sind. Bei gleichzeitiger Indentation ist auch eine genaue Untersuchung der Pars plana des Ciliarkörpers möglich.

Die direkte und indirekte Ophthalmoskopie ergänzen einander und beide sollten verwendet werden.

Die Vorteile des direkten Ophthalmoskops sind folgende:

1. auf Grund der starken Vergrößerung erlaubt es eine detaillierte Untersuchung kleiner Veränderungen,
2. der Patient ist durch die geringere Lichtintensität während der Untersuchung weniger behindert,
3. die Interpretation des Bildes ist einfacher, da es nicht seitenverkehrt ist,
4. die Untersuchung erlaubt, die Trübung des Glaskörpers genau abzuschätzen, und
5. es erlaubt auch bei relativ enger Pupille einen guten Einblick auf den Fundus.

Die Nachteile sind:

1. wegen des kleinen Beobachtungsfeldes können kleinere Läsionen übersehen werden,
2. auf Grund der geringeren Lichtstärke ist der Einblick auf den Fundus durch Glaskörper-, Linsen- und Hornhauttrübungen oft sehr stark eingeschränkt,
3. die Fundusperipherie kann nur in einem beschränkten Ausmaß untersucht werden, und
4. tiefliegende pigmentierte Veränderungen der Netzhaut und Aderhaut können leicht übersehen werden.

Die Vorteile der indirekten Ophthalmoskopie sind:

1. durch den guten Überblick sind kleine periphere Läsionen leichter zu finden,
2. wegen der hohen Lichtintensität ist der Fundus trotz Trübungen des Glaskörpers, der Linse oder der Hornhaut oft noch zu erkennen,
3. der periphere Fundus und die Pars plana, sowie
4. pigmentierte Veränderungen der Netzhaut und Aderhaut können leicht untersucht werden.

Ihre Nachteile sind:

1. Auf Grund der geringen Vergrößerung können kleine Läsionen (zum Beispiel Mikroaneurysmen) übersehen werden,
2. die hohe Lichtintensität stellt für den Patienten eine Belastung dar,
3. das umgekehrte Bild ist schwieriger zu interpretieren und Fundusveränderungen sind schlechter zu lokalisieren, und
4. der Einblick auf den Fundus wird durch enge Pupillen sehr erschwert.

Werden beide Geräte verwendet, so können die Vorteile verdoppelt und die Nachteile eliminiert werden.

Charakteristische Zeichen der Uveitis

In diesem Abschnitt wollen wir die typischen Zeichen einer Uveitis, entsprechend der Lokalisation der Entzündung (vorderer, intermediärer oder hinterer Abschnitt der Uvea mit akutem oder chronischem Verlauf) besprechen. Ätiologische Schlußfolgerungen können aus diesem Kapitel nicht gezogen werden, da viele uveitische Syndrome sowohl die vordere als auch hintere Uvea betreffen können. Jedoch soll dieser Abschnitt wenigstens einen Teil jener Information liefern den man braucht, um die intraokulare Entzündung in eine entsprechende Kategorie einordnen zu können. Der aufmerksame Leser wird bemerken, daß wir, trotz unserer Ermahnung, die Fachausdrücke ihrer genauen Bedeutung entsprechend zu verwenden, in diesem Abschnitt die Termini „Iritis", „Iridocyclitis", und „vordere Uveitis" synonym gebrauchen. Diese Ungenauigkeit ist darin begründet, daß dieser Abschnitt sehr allgemein gehalten wurde. Da Iritis und Iridocyclitis dadurch unterschieden werden, daß bei ersterer keine Zellen im Glaskörper zu finden sind (jedoch bei der Iridocyclitis sehr wohl), und da nach unserer Erfahrung eine schwere Iritis nach einigen Tagen der Aktivität immer in eine Iridocyclitis übergeht, ermöglicht das Auftreten von Glaskörperzellen bei der Iritis sicher gewisse prognostische Rückschlüsse.

Vordere Uveitis

Akute vordere Uveitis (Iritis und Iridocyclitis). Obwohl die folgende Diskussion nur auf die klinischen Zeichen dieser Uveitisform beschränkt sein sollte, ist es unmöglich, die klinischen Zeichen von den Symptomen völlig zu trennen. Zusätzlich sind, wie schon in Kapitel 3 bemerkt, die klassischen Symptome der akuten vorderen Uveitis – Schmerzen, Rötung und Photophobie – so schwer und dramatisch, daß sie in dieser Kombination praktisch für eine akute Iridocyclitis pathognomonisch sind (schon der Schweregrad der Symptome hilft, eine nichtgranulomatöse von einer granulomatösen Erkrankung zu unterscheiden, wobei die milderen Symptome sofort an eine granulomatöse Erkrankung denken lassen).

Bei der akuten Iritis und Iridocyclitis enthält das Kammerwasser viele Entzündungszellen (2 + oder mehr) und zeigt ein starkes (2 + oder mehr) Tyndallphänomen. Präzipitate sind in den frühen Stadien gewöhnlich selten zu finden, da einige Zeit für ihre Bildung erforderlich ist. Gelegentlich beobachtet man jedoch kleine, punktförmige Trübungen oder Fibrinablagerungen auf dem Hornhautendothel.

Bei einer sehr schweren Verlaufsform der akuten, nichtgranulomatösen Iridocyclitis, der plastischen Iridocyclitis, findet sich eine sehr hohe Konzentration von Fibrin in der Vorderkammer. In diesem Fall zirkulieren die Zellen nur sehr langsam, wenn überhaupt, und das Fibrin kann so dicht sein, daß ein Fibrinball häufig schon fälschlicherweise als Linsenluxation diagnostiziert worden ist.

Eine andere, schwere Form der akuten, nichtgranulomatösen Iridocyclitis ist eine Hypopyon-Iritis. Bei dieser Erkrankung treten die Leukozyten (polymorphkernige neutrophile Granulozyten) so rasch in das Kammerwasser über, daß sie sich am Boden der Vorderkammer absetzen und sich ein Spiegel bildet. Erst nach einigen Tagen der Aktivität zeigen die meisten Fälle der akuten granulomatösen Iridocyclitis ihren granulomatösen Charakter: das heißt Irisknötchen (vom Koeppe-, Busacca- oder beiden Typen) und speckige Präzipitate beginnen sich zu

bilden. Trotzdem ist es klinisch meist leichter, die granulomatöse von der nichtgranulomatösen Iridocyclitis bei chronischem Verlauf zu unterscheiden. Beide
Formen können sehr rasch, manchmal innerhalb von Stunden, hintere Synechien
entwickeln. In diesem Stadium können die Synechien meist noch durch die Behandlung gesprengt werden, weil die Adhärenz noch schwach ausgebildet ist.
Obwohl meist bei akuter Iridocyclitis der intraokulare Druck etwas erniedrigt ist,
kann er auch gelegentlich im Normbereich liegen oder sogar erhöht sein. Die
Pupille ist praktisch immer eng.

Chronische vordere Uveitis. Bei der chronischen vorderen Uveitis sind die drama-
tischen Symptome des Schmerzes, der Rötung und Photophobie nur gering ausgeprägt oder können auch in vielen Fällen völlig fehlen. Obwohl die Zahl der
Entzündungszellen in der Vorderkammer meist deutlich geringer ist als beim
akuten Verlauf, kann das Tyndallphänomen sehr ausgeprägt sein, auch bei Patienten, die sich in Remission befinden. Die Ursache dafür liegt in einer irreversiblen Schädigung der Irisblutgefäße, wobei vermehrt proteinhältiges Kammerwasser durch die strukturell veränderten Gefäßwände austritt und als persistierendes
Tyndallphänomen zu beobachten ist.

Präzipitate sind sowohl bei der granulomatösen als auch der nichtgranulomatösen chronischen Iridocyclitis häufig. Das Aussehen der frischen Hornhautpräzipitate ist schon in einem früheren Abschnitt beschrieben worden. Alte Präzipitate akkumulieren Pigment und beginnen während der Phasen geringerer
uveitischer Aktivität zu schrumpfen und können völlig verschwinden. Die Präzipitate der nichtgranulomatösen Iridocyclitis akkumulieren nicht nur Pigment
während ihres Älterwerdens, sondern werden auch flacher und brechen in kleinere Teilchen auseinander. Diese verschwinden schließlich, und lassen während
längerer Remissionsphasen keinerlei Zeichen zurück. Die Präzipitate der granulomatösen Iridocyclitis pigmentieren sich ebenfalls mit zunehmendem Alter, werden flacher und verlieren etwas ihr dreidimensionales Erscheinungsbild. Obwohl
ihre Ausdehnung abnimmt, verschwinden sie meist nicht vollständig. Meist führen diese speckigen Präzipitate auch zu Veränderungen des darunterliegenden
Endothels sodaß, auch wenn sie schrumpfen, schließlich ein heller Ring auf dem
Endothel zurückbleibt, der den maximalen Durchmesser des Präzipitates anzeigt.
Diese Veränderung ist sehr charakteristisch und deutet mit Sicherheit, auch wenn
die Uveitis nicht mehr aktiv ist, auf einen granulomatösen Prozeß hin. Bei chronischer, nichtgranulomatöser Iridocyclitis ist das Irisstroma selbst meist nicht deutlich verändert, jedoch treten bei der granulomatösen Form Koeppe- und Busaccaknötchen oder auch Irisgranulome auf. Als weiteres hilfreiches Zeichen findet
man bei letzterer (besonders bei der Sarkoidose) einen Verlust der normalen
Iriskrypten. Die Iris nimmt in diesen Fällen ein charakteristisches, samtartiges,
„sukkulentes" Aussehen an. Dieser Befund kann jedoch leicht übersehen werden,
wenn man nicht an die normale Irisstruktur denkt. Andererseits kann die Iris bei
einer Heterochromiecyclitis Fuchs auch eine Atrophie sowohl des Irisstromas als
auch des -pigmentblattes zeigen.

Bei einer chronischen Iridocyclitis entwickeln sich häufig hintere Synechien
mit oder ohne Verziehung der Pupille. Der Pupillarsaum kann verzogen sein ,
auch können sich periphere vordere Synechien, die mittels der Gonioskopie dia-

gnostiziert werden, bilden. Häufig findet man eine Cataracta secundaria (d.h. hintere subkapsuläre Trübungen) und strangförmige Trübungen im vorderen Vitreus.

Intermediäre Uveitis

Entzündungszellen im vorderen Vitreus sind das auffälligste klinische Zeichen der intermediären Uveitis. Bei chronischen Fällen können sich die Zellen in großen Klumpen ansammeln, die dann, der Schwerkraft folgend, in die unteren Glaskörperabschnitte über der Pars plana des Ciliarkörpers als „schneeballähnliche Trübungen" („snowballs") absinken. Sie können sich auch direkt auf der Pars plana ablagern und geben ihr ein weißes, oft irreguläres Aussehen, das nur mittels Skleraimpression gesehen werden kann und als „Schneebank" („snowbanking") beschrieben wird.

Hintere Uveitis (Retinitis, Retinochorioiditis, Chorioretinitis und Chorioiditis). Die verschiedenen Untersuchungsmethoden für den Glaskörper und den Fundus sind im ersten Abschnitt dieses Kapitels besprochen worden. Die Läsionen der hinteren Uveitis können entweder diffus oder lokalisiert sein, wobei eine diffuse Läsion unscharfe Grenzen zeigt und die Netzhaut, die Aderhaut oder beide zusammen betreffen kann. Eine scharfe Grenze zwischen normalem und abnormalem Gewebe ist oft nur schwer festzustellen. Sind die Läsionen umschrieben, dann können die betroffenen Gebiete leicht vom danebenliegenden normalen Gewebe differenziert und abgegrenzt werden. Die Läsionen können groß oder klein sein, einzeln (fokal), zu mehreren (multifokal) oder sehr zahlreich (disseminiert) auftreten.

Frische Läsionen haben unscharfe Grenzen und erscheinen dreidimensional. Neben ihnen können gelegentlich Blutungen, Gefäßerweiterungen oder entzündliche Gefäßeinscheidungen gesehen werden. Eine aktive Retinitis oder Retinochorioiditis zeigt meist eine unmittelbar angrenzende, lokalisierte, durch ausgetretene Entzündungszellen bedingte Glaskörpertrübung. Ältere, inaktive Läsionen sind meist scharf begrenzt, zeigen oft pigmentierte Grenzen und erscheinen flach. Oft ist das darüber- oder darunterliegende Retina- oder Aderhautgewebe verdünnt.

Die meisten Fundusläsionen beginnen als unkomplizierte Retinitis oder Chorioiditis. Zu einem späteren Zeitpunkt, wenn es zu einem Fortschreiten der Entzündung kommt, kann die unter einer primären Retinitis gelegene Chorioidea sekundär betroffen sein, man spricht dann von einer Retinochorioiditis. In ähnlicher Weise kann eine primär die Aderhaut betreffende Läsion sekundär zu einer Beteiligung der darüberliegenden Retina führen, welche als Chorioretinitis bezeichnet wird.

Bei den meisten Entzündungen kann im Frühstadium die primär erkrankte Struktur dadurch ermittelt werden, daß man versucht festzustellen, welches Gewebe (Retina oder Chorioidea) in einem größeren Ausmaß betroffen ist. Bei alten, inaktiven Läsionen jedoch, bei denen sowohl Retina als auch Chorioidea zerstört sind und eine Narbe entstanden ist, kann es unter Umständen unmöglich sein zu entscheiden, welches Gewebe zuerst betroffen war.

Kapitel 5. Ziele der Uveitisbehandlung

Drei Schritte sind nach unserer Meinung erforderlich, um der bestmöglichen Uveitisbehandlung nahe zu kommen:

Der behandelnde Augenarzt muß
1. eine genaue Diagnose, basierend auf der präzisen Identifikation der Entzündung und ihrer möglichen Ursachen, erarbeiten, er muß
2. die wahrscheinliche Prognose erstellen, und er muß
3. die optimale Therapie für den individuellen Patienten festlegen.

Nur wenn er diese drei Schritte erfolgreich hinter sich gebracht hat, wird er sein Ziel erreichen, seinen Patienten optimal zu behandeln.

In diesem Kapitel möchten wir eine Vorgangsweise erläutern, von der wir hoffen, daß sie dem Augenarzt helfen kann, diese drei Schritte rasch und erfolgreich zu bewältigen.

Diagnose

Der erste und wichtigste Schritt ist es, die Uveitis des Patienten so genau wie möglich zu identifizieren. Dies ist deswegen so wichtig, weil der klinische Verlauf, der Therapieerfolg, und die möglichen Komplikationen der verschiedenen Uveitiden zum größten Teil bekannt und vorhersehbar sind. Sobald die Diagnose also feststeht, sind die Entscheidungen, welche die Prognose und die Behandlung betreffen, beinahe automatisch zu fällen.

Die Anzahl der *häufigen* Uveitisformen ist außerordentlich gering. Eine Liste wird in Kapitel 6 vorgelegt und umfaßt etwa 20 bis 30 klinische Einheiten. Natürlich würde eine Liste aller möglichen Formen mehrere 100 umfassen. Glücklicherweise kann man diese lange Liste in der Regel ignorieren, da unsere kürzere etwa 90% oder mehr aller jener Uveitisfälle beinhaltet, die in einer Augenpraxis beobachtet werden. Diese Aufzählung ist nicht nur verhältnismäßig kurz, sondern es sind auch die meisten der Uveitiden auf der Liste voneinander verschieden genug (in ihren klinischen Zeichen und Symptomen, dem ein- oder beidseitigen Auftreten, den Ergebnisse der Laboruntersuchungen, und der Prädilektion im Hinblick auf Alter, Geschlecht, Rasse usw.), um eine Differentialdiagnose verhältnismäßig einfach zu machen.

Diagnostische Methoden

Um einen Fall mit Uveitis in die richtige „Uveitis-Kategorie" einordnen zu können, müssen die folgenden drei Schritte unternommen werden:

1. **Die „Namensgebung".** Wie schon in Kapitel 2 diskutiert, sollten alle deskriptiven Termini, die sich auf Anamnese und klinische Befunde stützen, in einem detaillierten „Arbeitsnamen" für die Uveitis des Patienten kombiniert werden. Wenn diese Art der Namensgebung auch am Anfang umständlich erscheinen mag, so ist sie doch auf Dauer in Wirklichkeit die einfachste und effektivste Betrachtungsweise.

Hier einige Beispiele einer solchen detaillierten Namensgebung:

Beispiel 1: chronische, beidseitige, nichtgranulomatöse Iridocyclitis mit Bandkeratopathie bei einem 10jährigen Mädchen mit Arthritis im rechten Kniegelenk.

Beispiel 2: chronische, einseitige, nichtgranulomatöse Iridocyclitis mit Cataracta secundaria, Offenwinkelglaukom und Heterochromie bei einer 30jährigen europiden Patientin.

Beispiel 3: chronische, beidseitige, diffuse, granulomatöse Uveitis mit sekundärer Vasculitis retinae bei einer 40jährigen Patientin negrider Abstammung.

Beispiel 4: chronische, beidseitige, diffuse, granulomatöse Uveitis und seröse Netzhautabhebung bei einem 22jährigen Patienten orientaler Abstammung mit Tinnitus und Alopezie.

Die in der „Namensgebung" dieser 4 Patienten enthaltenen Details machen die Diagnose außerordentlich einfach. Dennoch können die Anamnese und die klinischen Befunde in den oben beschriebenen Fällen sehr verwirrend erscheinen, wenn sie nicht durch diesen Prozeß der Namensgebung vereinfacht werden.

2. **Das „Aussieben".** Der Prozeß der Namensgebung schafft eine Art Profil eines betreffenden klinischen Falles. Je mehr Details bekannt sind, desto feiner gezeichnet erscheint das Profil. Da jede der 21 klinischen Einheiten auf der oben erwähnten Liste ebenfalls ein derartiges Profil besitzt, das auf den klinischen Befunden basiert, besteht der Trick nun darin, das Profil des Patienten so eng wie möglich mit einem oder mehreren der bekannten Krankheitsprofile in Übereinstimmung zu bringen (zu „matchen"). Diesen Prozeß nennen wir „Aussieben". Paßt das Profil der Befunde des Patienten sehr gut zu einem Profil einer Uveitiseinheit, so setzen wir diese auf die Liste der diagnostischen Möglichkeiten; ist die Übereinstimmung schlecht, so nehmen wir sie in dieser Liste nicht auf. Glücklicherweise unterscheiden sich die einzelnen Profile beträchtlich voneinander, sodaß nur selten diese Listen mehr als 3 oder 4 verschiedene Einheiten enthalten müssen. Eine vorläufige Reihung auf der kurzen Liste nach der Wahrscheinlichkeit kann dadurch erreicht werden, daß jene Diagnose, die am besten paßt, an erste Stelle gesetzt wird, jene die mit dem klinischen Bild am geringsten übereinstimmt, nach hinten gereiht wird.

Wenden wir diese Namensgebung und „Aussiebung" auf die vier obigen Beispiele an, so wären die diagnostischen Möglichkeiten in der Reihenfolge der Wahrscheinlichkeit wie folgt:

Beispiel 1:

1. Uveitis assoziiert mit juveniler rheumatoider Arthritis.
2. Uveitis bei Sarkoidose – weniger wahrscheinlich.

Beispiel 2:

1. Heterochromiecyclitis Fuchs.
2. Akute, rezidivierende, nichtgranulomatöse Iridocyclitis, die chronisch geworden ist – weniger wahrscheinlich.
3. Posner-Schlossman Syndrom (Glaukomatocyclitische Krise) und
4. schwere posttraumatische Iridocyclitis.

Beispiel 3:

1. Uveitis bei Sarkoidose. Weniger wahrscheinlich:
2. Syphilis,
3. Tuberkulose,
4. Vogt-Koyanagi-Harada Syndrom und
5. Behçet Syndrom.

Beispiel 4:

1. Vogt-Koyanagi-Harada Syndrom. Weniger wahrscheinliche Möglichkeiten:
2. Uveitis bei Sarkoidose und
3. Tuberkulose.

Zum gegenwärtigen Zeitpunkt ist der Schritt der „Siebung" weitgehend intuitiv, jedoch sollte es möglich sein, in der nächsten Zukunft dafür Computerprogramme zu erstellen.

3. **Die Feststellung der endgültigen Diagnose.** Unter Verwendung jener kurzen Liste möglicher Diagnosen, die auf Grund der Namensgebung und Aussiebung entstanden ist, können wir die Routinelaboruntersuchungen und speziellen Untersuchungen anordnen und dem Patienten die notwendigen Konsultationen empfehlen, die erforderlich sind, um unsere Verdachtsdiagnose zu bestätigen. An

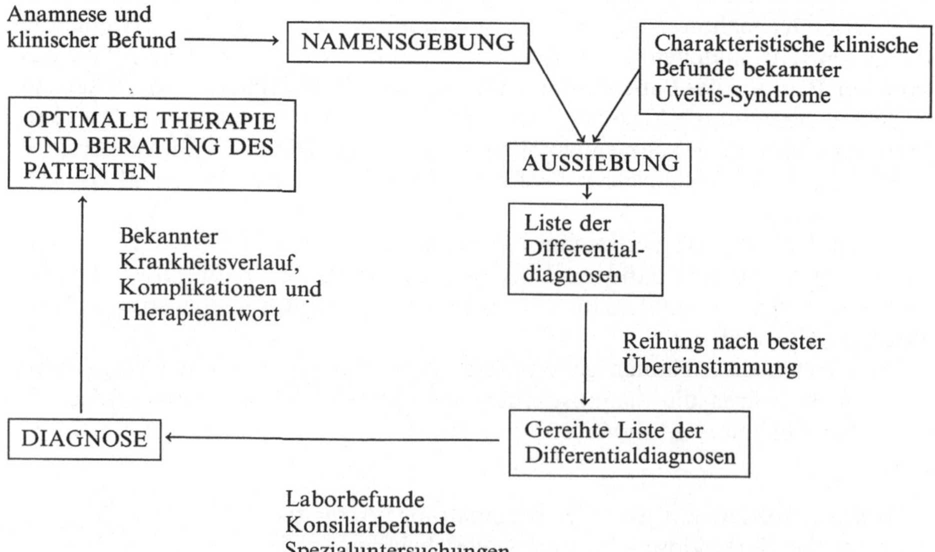

diesem Punkt ist es sehr wichtig festzustellen, daß nur **nach** den Schritten der Namensgebung und Aussiebung diese Untersuchungen angeordnet werden sollten. Alle Tests und Konsultationen sollten ausschließlich jenen Zweck haben, spezifische diagnostische Fragen zu beantworten. Dies ermöglicht es nicht nur den Prozeß der Diagnosestellung zu beschleunigen, sondern auch die Kosten zu senken. Die Standardlaboruntersuchungen und speziellen Tests, ebenso wie die Konsiliaruntersuchungen, die angeordnet werden sollten, werden in Kapitel 7, 8 und 9 beschrieben. Abbildung 5.1 zeigt die wesentlichen Schritte des „Namensgebung-Aussiebungs"-Systems.

Die Grenzen des „Namensgebung-Aussiebungs"-Systems

Verwendet man die oben im Detail beschriebene Methode und die empfohlenen Laboruntersuchungen, so sollte man bei 75 bis 85 % der Uveitispatienten in einer Allgemeinpraxis die richtige Diagnose stellen können. Dies bedeutet jedoch, daß sich ungefähr 15 bis 25% der Fälle einer Einordnung in das Schema widersetzen, oder im Hinblick auf Therapieerfolg und Komplikationen spezielle Probleme aufwerfen. Diese Problemefälle sind durch die Vorgangsweise, die hier vorgestellt wird, nicht suffizient zu versorgen. Schließlich gibt es 100 verschiedene Spielarten der Uveitis und in diesem Buch werden nur die 20 bis 30 häufigsten im Detail behandelt. Seltene Uveitisformen stellen den Augenarzt fast immer vor diagnostische Probleme. Weiters reagiert lebendes Gewebe gelegentlich unvorhergesehen auf Mikroorganismen und Antigene einerseits und auf die angewandte Therapie andererseits. Deshalb scheint es uns außerordentlich wichtig zu sein, nicht nur die Vorteile sondern auch die Grenzen dieser Betrachtungsweise zu erkennen. Wenn eine klare Diagnose nicht erarbeitet werden kann, die Erkrankung nicht den erwarteten Verlauf nimmt oder wenn der Therapieerfolg nicht den Erwartungen entspricht, sollte unser Schema verlassen werden. In diesem Fall sollte man an die seltenen Uveitisformen und die Möglichkeit einer Pseudouveitis („Maskerade-Syndrome") denken und der Patient sollte, im besonderen bei therapieresistenten Verlaufsformen an ein Zentrum, welches sich besonders mit Uveitis beschäftigt, überwiesen werden.

Prognose

Eine rationell begründete Prognosestellung basiert auf dem Wissen um den normalen klinischen Verlauf der vorliegenden Erkrankung. Die Prognose der wichtigsten Uveitisformen, basierend auf ihrem natürlichen Verlauf, wird in abgekürzter Form in Kapitel 6 und im Detail im Abschnitt 3 behandelt. Da jede Uveitistherapie Nebenwirkungen aufweist, ist es außerordentlich wichtig, daß eine Behandlung nur dann verordnet wird, wenn die Erkrankung selbst einen schwerwiegenden Schaden am Auge hervorruft. Die Entscheidung, ob behandelt werden muß oder nicht und welche Therapie und Nachbeobachtung erforderlich ist, setzt die genaue Kenntnis des natürlichen Krankheitsverlaufes voraus. Werden Mydriatica verwendet, so sollte aus dem üblichen klinischen Verlauf bekannt sein, daß hintere Synechien auftreten können. Werden Steroide verordnet, so sollte feststehen, daß die Entzündung keinen benignen Verlauf hat und daß sie unbehandelt Schaden anrichten wird.

Therapie

Jede Therapie hat folgende Ziele:

1. das zentrale Sehvermögen und die Gesichtsfelder zu bewahren,
2. Schmerzen und Morbidität zu verhindern (darunter verstehen wir signifikante Veränderung der normalen Augenstrukturen: Cataract, Sekundärglaukom, periphere vordere und hintere Synechien, Phthisis bulbi, Glaskörpertrübungen, Netzhautabhebung, Narben der Retina, Chorioidea, Veränderungen des Sehnerven und der Gefäße), und
3. schwere visusgefährdende Komplikationen und iatrogene Schäden hintanzuhalten.

Um diese therapeutischen Ziele zu erreichen, müssen Diagnose und natürlicher Verlauf bekannt sein, sodaß die visusbedrohenden und auch die Strukturen des Auges gefährdenden Zeichen rechtzeitig erkannt werden können.

Die unspezifische Therapie der Uveitis wird im Detail in Kapitel 10 behandelt, die Details einer spezifischen Therapie werden im Abschnitt 3, der sich mit den individuellen Uveitiseinheiten beschäftigt, abgehandelt.

Keine Diskussion der Therapie der Uveitis sollte abgeschlossen werden, ohne den wahrscheinlich wichtigsten Therapiefaktor zu erwähnen: es ist der Patient selbst. Ein besser motivierter Mitarbeiter und Beobachter als er kann wohl nur selten gefunden werden. Wird er darin geschult, täglich auf Veränderungen der Sehschärfe, Metamorphopsien, Photophobie, Rötung des Auges, Durchmesser der Pupille usw. zu achten, so geschieht dies nur in seinem eigenen Interesse. Gewinnt man ihn als aktiven Mitarbeiter bei der Beobachtung und Behandlung seiner eigenen Erkrankung, so kann es häufig vorkommen, daß ein Patient mit akuter, rezidivierender, vorderer Uveitis in der Lage ist, geringste Symptome, die einen akuten Schub signalisieren, schon frühzeitig zu erkennen. Setzt dann bereits eine Therapie ein, kann häufig ein sonst schweres, therapieresistentes Rezidiv verhindert werden. Auch sehr diskrete Schübe einer chronischen Uveitis können vom Patienten entdeckt werden, sodaß möglicherweise weitere Schäden verhindert werden können. Obwohl der Patient sicherlich den Arzt nicht ersetzen kann, können durch eine derartige Zusammenarbeit beide Seiten sehr viel profitieren. Selbstverständlich muß der Patient seinen behandelnden Augenarzt so rasch wie möglich aufsuchen, damit seine Beobachtungen bestätigt werden und um sicher zu gehen, daß kein zweites Leiden aufgetreten ist (z.B. eine bakterielle Keratoconjunctivitis oder eine Keratitis herpetica), das durch eine selbst begonnene Therapie verschlechtert werden könnte. Hat man den Eindruck, daß ein Patient zu einer derartigen Mitarbeit gewonnen werden kann, so sollten im Rahmen der Ordination mit dem Patienten alle Details besprochen werden.

Zusammenfassung

Für den aufmerksamen Leser ist es nun sicherlich klar, daß die drei Ziele (Diagnose, Erstellung einer Prognose und Therapie) sehr eng miteinander zusammenhängen. Es ist unmöglich, eines dieser Ziele zu erreichen, ohne von den beiden anderen Kenntnis zu haben.

Es sollte auch auf der Hand liegen, daß ein Patient selten von seiner Uveitis „geheilt" wird. Bei der überwiegenden Mehrzahl der Fälle kann man bestenfalls erhoffen, die Komplikationen so gering wie möglich zu halten, die Entzündung zu unterdrücken und den Patienten in eine Remission zu bringen, um dann im weiteren Verlauf auf eine endgültige Heilung der Krankheit zu hoffen.

Kapitel 6. Übersichtstabelle für Diagnose und Therapie der Uveitis

Dieses Kapitel enthält eine Tabelle, in welcher die häufigeren Uveitisformen angeführt sind. Sie umfaßt: die wesentlichen klinischen Zeichen, die erforderlichen Labor- und Spezialuntersuchungen, empfehlenswerte Konsiliarbefunde und allgemeine Informationen über Behandlung, Komplikationen und Prognose. Diese Tabelle sollte gemeinsam mit dem „Namensgebungs-Aussiebungs"-System, welches in Kapitel 5 beschrieben worden ist, zur Diagnosestellung verwendet werden. Es ist selbstverständlich, daß diese Tabelle kontinuierlich ergänzt werden muß, da die klinische Forschung rasch fortschreitet, laufend neue Krankheitsbilder abgegrenzt und moderne Untersuchungstechniken entwickelt werden. Die einzelnen Uveitiseinheiten sind in dieser Liste entsprechend ihrer Lokalisation angeordnet. Auf die verschiedenen Entzündungen der vorderen Uvea, die an erster Stelle stehen, folgen die Formen der hinteren Uveitis und schließlich die Panuveitiden.

Übersichtstabelle zur Uveitisdiagnose und -therapie

Uveitistyp	primäre Lokalisation[a]	Verlauf[b]	granulomatös (G) nichtgranulomatös (NG)[c]	bevorzugtes Geschlecht M, W	einseitig (E) beidseitig (B)	Laboruntersuchungen, Spezialbefunde, Konsiliarbefunde[d]
1 Virale Uveitis, unspezifische Uveitis, traumatische Uveitis	I	A	NG	M, W?	E	Diagnose basiert zur Gänze auf der Anamnese
2 Uveitis bei Spondylarthritis ankylopoetica, Uveitis bei Spondylitis psoriatica	I-Cy	A-R	NG	M	B	BSG, HLA-B27, S-I-Rö, Rheum.
3 Reiter Syndrom	I-Cy	A-R	NG	M	B	BSG, HLA-B27, S-I-Rö,Int., CF + Kultur (Chlam.)
4 „Immunogene" Uveitis als Folge veränderter Irispermeabilität, eines Fokalgeschehens	I-Cy	A-R C	NG	M, W?	E	Suche nach systemischem Fokus, BSG, Int.
5 Uveitis bei juveniler rheumatoider Arthrithis, „Uveitis der jungen Mädchen"	I-Cy	C	NG	W	B	BSG, ANA, Ped.
6 Heterochromiecyclitis Fuchs	Cy, I-Cy	C	NG	M, W?	E	keine

a Primäre Lokalisation:
   I = Iritis, I-Cy = Iridocyclitis, Cy = Cyclitis, R = Retinitis, Ch = Chorioiditis, R-Ch = Retinochorioiditis, Ch-R = Chorioretinitis, End = Endophthalmitis, VR = Vasculitis retinae, RPE = Entzündung des retinalen Pigmentepithels.
b Verlauf:
   A = akut, A-R = akut-rezidivierend, C = chronisch
c weniger wichtig, wenn klein gedruckt
d Abkürzungen
   ACE = Angiotensin-konvertierendes Enzym, ANA = Antinukleäre Antikörper, BB = Blutbild, BSG = Senkung, Ca = Calcium, CF = Complement-Fixations-Test, ELISA = Enzyme-Linked-Immunosorbent-Assay, EOS = Eosinophile, FLA = Fluoreszeinangiographie, FTA-ABS = Fluorescent treponemal antibody absorbed-Test, HLA = Humane Leukozyten Antigene, Locus A, IF = Immunfluoreszenz-Test, LP = Lumbalpunktion, Int. = Internist, Päd. = Pädiater, PO4 = Phosphor, Rheum. = Rheumatologe, S-I-Rö = Röntgen des Sacroiliacalgelenkes, VDRL = Venereal disease research laboratory-Test.

Behandlung	Komplikationen	Prognose
Abhängig vom Schweregrad: nur Beobachtung, nur Mydriatika-Zykloplegika, selten lokale Steroide	Im allgemeinen keine	Gut, selten Rezidiv
Intensive lokale Corticosteroide, mindestens alle 2 Stunden während des Schubes; u. U. auch periokulare oder kurzzeitig systemische Steroide während des Schubes erforderlich. Keine Behandlung während der Remission, außer die Entzündung ist wegen inadäquater Behandlung des akuten Schubes chronisch geworden; dann Behandlung wie bei chron. nichtgranulomatöser Iridocyclitis (siehe Punkt 5)	Können ausbleiben, wenn die Schübe sofort und massiv behandelt werden. Cataract, hintere Synechien, Glaukom, selten Phthisis	Gut, wenn die Schübe sofort und ausreichend behandelt werden. Schlecht, wenn der Verlauf chronisch wird (Siehe Punkt 5)
Wie bei Punkt 2	Wie bei Punkt 2	Wie bei Punkt 2
Wie bei Punkt 2, jedoch größeres Risiko, daß eine chronische, nichtgranulomatöse Iridocyclitis entsteht (siehe Punkt 5)	Wie bei Punkt 2	Wie bei Punkt 2, falls chronisch, siehe Punkt 5
Mydriatika-Zykloplegika mittlerer Stärke zumindest bei Nacht, auch während der Remission. Intensive Steroide (mindestens alle 2 h) und häufigere Mydriatika während des Schubes, u. U. periokuläre oder syst. Steroide erforderlich. Bei einigen Patienten niedrig dosierte syst. Steroide erfolgreich.	Hintere Synechien, Seclusio pupillae, Winkelblockglaukom, Sekundärglaukom, Cataract, Band-Keratopathie, Gefahr der Phthisis bulbi	Sehr schlecht, selbst bei engmaschiger Kontrolle, besonders bei der pauciartikuläre Verlaufsform. Intraokulare Chirurgie: schlechte Prognose; wenn möglich Vermeidung drucksenkender Eingriffe wegen der extremen Gefahr der Phtisis bulbi
Bei der überwiegenden Mehrzahl der Patienten keine Behandlung erforderlich. Kurz wirkende Mydriatika-Zykloplegika nur bei Vorliegen von Koeppe-Knötchen. Periokulare Steroide, falls Ödem am hinteren Pol (sehr selten)	Cataract, Glaukom	Gut ohne Behandlung, Cataractchirurgie erfolgreich

Übersichtstabelle zur Uveitisdiagnose und -therapie (Fortsetzung)

Uveitistyp	primäre Lokali-sation[a]	Verlauf[b]	granulo-matös (G) nichtgranulo-matös (NG)[c]	bevorzugtes Geschlecht M, W	einseitig (E) beidseitig (B)	Laboruntersuchungen, Spezialbefunde, Konsiliarbefunde[d]
7 Intermediäre Uveitis, chronische Cyclitis, periphere Uveitis, Pars planitis	Cy	C	NG	M, W?	B	FLA
8 Toxocariose	Cy, End, Makula	C	G/ng	M, W?	E	ELISA für Toxocara, BSG, BB, EOS (Glas-körperpunktat, Kammerwasser), Echo-graphie, Röntgen (Verkalkung?)
9 Toxoplasmose	R, R-Ch	A-R	G	M, W?	E, B	Sabin-Feldmann-Test, IF-Test, ELISA-Test
10 Zytomegalie-Virus-Erkrankung	R, R-Ch	A-R	G	M, W?	B	Virus-Nachweis im Harn, Serum (Tränen), CF-Test, Ped.
11 Vitiliginöse („bird-shot") Chorioido-pathie	R-Ch, RPE, VR I-Cy	C	NG	M, W?	B	FLA, HLA-B29
12 Akute multifokale plakoide Pigment-epitheliopathie (AMPPE)	RPE, I-Cy	A	NG	M, W?	B	FLA, Syst. Virus-Inf.?
13 Chorioiditis geogra-phica, Serpiginöse Chorioidopathie	Ch, RPE, I-Cy	A-R	NG	M, W?	B	FLA
14 Histoplasmose	Ch	A-R	G	M, W	B	Histoplasmin Hauttest, Thorax-Rö, HLA-B7

Behandlung	Komplikationen	Prognose
Periokuläre (hintere sub-Tenonsche) Depotsteroide bei zystoidem Makulaödem oder Papillenödem. Gelegentlich kurzzeitig systemische Steroide oder Immunsuppressiva bei Schüben und Zyklokryotherapie bei therapieresistenten Fällen	Zystoides Makulaödem, Cataract, Steroidglaukom	Gut, falls zystoides Makulaödem suffizient behandelt, Cataractchirurgie erfolgreich
Periokuläre oder syst. Steroide, u. U. beides, während der aktiven Phase	Cataract, Narbe in der Makula, Glaukom, Ablatio	Schlecht, wenn die Makula betroffen ist, oder sich eine Endophthalmitis entwickelt. Gut, wenn Läsion peripher und Entzündungsschübe behandelt werden. Sobald Entzündung für längere Periode abgeklungen ist, werden intraokuläre Eingriffe gut toleriert.
Massive Behandlung für Läsionen der Makula, des papillomakulären Bündels, des Sehnerven, bei Endophthalmitis, Makulaödem aufgrund einer Läsion oberhalb der Makula, Standardtherapie: Clindamycin, Tetracykline, Daraprim und Sulfonamide. Gleichzeitige Gabe von Steroiden kann indiziert sein. Periokuläre und systemische Steroide ohne Antibiotika sollten vermieden werden.	Sekundäre vordere Uveitis mit hinteren Synechien, Sekundärglaukom, Cataract, Netzhautnarben, Ablatio	Gut, wenn die aktive Läsion(en) von Makula und Sehnerv entfernt sind. Mäßig bis schlecht, wenn die Läsion in oder nahe der Makula liegt. Rezidive sind häufig und Läsionen, welche die Makula gefährden, können immer wieder auftreten
Wie bei Punkt 9, jedoch sind keine wirksamen Virustatika bekannt, sodaß systemische Corticosteroide bei jenen Veränderungen indiziert sind, die die Makula bedrohen. Hohe Dosen von Steroiden oder Immunsuppressiva sind kontraindiziert und können Rezidive verursachen. Transfer Faktor und Adenine Arabinoside wirksam?	Wie bei Punkt 9.	Wie bei Punkt 9
Systemische oder periokuläre Corticosteroide, Ergebnisse oft enttäuschend	Zystoides Makulaödem, Narben	Wie bei Punkt 9
keine	Pigmentverschiebungen und Narben in der Makula	Im allgemeinen gut
keine	Narben in der Makula	Mäßig bis gut (Gut, wenn die Makula ausgespart ist)
Für kurze Zeit hohe Dosen von syst. Steroiden bei Auftreten von Metamorphopsien. Photokoagulation von Makula-nahen Veränderungen.	Narben in der Makula	Gut, wenn die Narbenbildung die Makula ausspart. Mäßig bis schlecht, wenn sich im Bereich der Makula eine Veränderung findet, da es nach Rezidiven zu einer subretinalen Neovaskularisation kommt

Übersichtstabelle zur Uveitisdiagnose und -therapie (Fortsetzung)

Uveitistyp	primäre Lokalisation[a]	Verlauf[b]	granulomatös (G) nichtgranulomatös (NG)[c]	bevorzugtes Geschlecht M, W	einseitig (E) beidseitig (B)	Laboruntersuchungen, Spezialbefunde, Konsiliarbefunde[d]
15 Tuberkulose	I-Cy Cy, Ch, VR	C, A-R	G	M, W	B	Hauttest, Thorax-Rö, BSG Serum-Lysozym, Int.
16 Sarkoidose	I-Cy, Cy, VR	C-R	G/ng	M, W	B	Thorax-Rö, Hauttest (Kveim), Anergie (Mumps, Tbc), Bindehautbiopsie, Schirmer-Test, Int., BSG, ACE, Serum-Lysozym, Serum-Proteine, Ca, P04, Gallium-Scan
17 Behçet Syndrom	I-Cy, R-Ch, VR	A-R, C	NG/G	M	B	FLA, Derm., Hauttest, HLA-B5
18 Vogt-Koyanagi-Harada-Syndrom	I-Cy, Ch-R, Ch,	A-R, C	NG/G	M, W	B	Lumbalpunktion während des Schubes, FLA, Int., Haut- und Haarfollikelbiopsie, HLA-Bw22J, HLA-10Wa
19 Sympathische Ophthalmie	I-Cy, Ch,	C	NG/G	M	B	Keine
20 Syphilis	versch. Lokalis.	A-R, C	G/ng	M, W	B	VDRL, FTA-ABS, Int., LP
21 Pilz-Endophthalmitis	End., R	A, A-R	G/ng	M	E, B	Biopsie (Vitreus)

Behandlung	Komplikationen	Prognose
Akute rez. Iridocyclitis wie unter Punkt 2, chronischer Verlauf wie unter Punkt 5. Aktive Chorioiditis mit systemischen Steroiden unter Abschirmung mit Tuberkulostatika, INH	Cataract, Glaukom, Narben in der Makula und am Nervus opticus, Phthisis bulbi	Variabel, vom individuellen Fall und der Chronizität der Entzündung abhängig. Cataract-Chirurgie bei Augen in langdauernder Remission erfolgreich, bei chronischer Entzündung schlecht toleriert
Wie unter Punkt 15, jedoch keine Tuberkulostatika erforderlich	Wie unter Punkt 15	Wie unter Punkt 15
Intensive lokale und syst. Corticosteroidbehandlung, ev. auch periokuläre Steroide beim akuten Schub. U. Umständen Langzeittherapie mit niedriger Dosis erforderlich. Immunsuppressiva (Chlorambucil, Cyclosporin A) bei schwierigen Fällen oft erfolgreich.	Wie unter Punkt 9	Wie unter Punkt 9
Wie unter Punkt 17	Wie unter Punkt 17	Wie unter Punkt 9
Wie unter Punkt 17	Wie unter Punkt 17	Wie unter Punkt 9
Wie unter Punkt 15, außer daß statt Tuberkulostatika Antiluetika verabreicht werden.	Wie unter Punkt 15	Wie unter Punkt 15
Amphotericin B (syst. oder intravitreal), Fluorcytosin, Vitrektomie	Persistierende Uveitis, Ablatio, Phthisis bulbi	Mit wenigen Ausnahmen im allgemeinen schlecht

Kapitel 7. Laboruntersuchungen

Allgemeine Überlegungen

Über die Nützlichkeit von Laboruntersuchungen bei der Diagnose der Uveitis herrscht unter den Experten Uneinigkeit. Manche von ihnen befürworten eine ganze Reihe von Standardlaboruntersuchungen bei jedem Uveitispatienten, andere hingegen glauben, daß diese für die Behandlung der Uveitis keinerlei Nutzen besitzen.

Wir schlagen einen Mittelweg vor, nicht als Kompromiß zwischen zwei gegensätzlichen Meinungen, sondern weil uns dies der beste Weg zu sein scheint, um die in Kapitel 5 diskutierten Ziele zu erreichen. Die folgende Besprechung ist deshalb nicht nur von akademischem Interesse, da ein wesentlicher Schritt auf dem Weg zu einer optimalen Patientenbehandlung besprochen wird.

Aber bevor wir überhaupt darüber nachzudenken beginnen, welche Information eine Laboruntersuchung beitragen könnte, müssen Anamnese und klinische Untersuchung des Patienten abgeschlossen sein. Die daraus gewonnene Information ist unerlässlich und in jedem Fall wichtiger als jede Laboruntersuchung. Sind beide Schritte abgeschlossen, sollte der Arzt die in Kapitel 5 beschriebene Technik der „Namensgebung und Aussiebung" anwenden, um eine Liste möglicher klinischer Diagnosen zu erstellen. Dann sollte gefragt werden: „Ist die vorliegende Uveitis bedrohlich oder nicht?"

„Harmlose" Uveitis

Zur Einengung möglicher Differentialdiagnosen, sollte die Frage der „Bedrohlichkeit" beantwortet sein. Hat die Uveitis einen bedrohlichen Charakter, sollte die Durchuntersuchung fortgeführt werden. Erscheint sie harmlos, so ist in der Regel keine weitere Untersuchung indiziert, da keine Gefahr für das Sehvermögen oder für eine bleibende Morbidität nach Ablauf der vorliegenden Entzündung besteht. Auch Fälle, die einer Behandlung bedürfen, können als harmlos angesehen werden, wenn man annehmen kann, daß sie prompt und vollständig auf die Therapie ansprechen werden und nicht zu Rezidiven neigen. In der Regel halten wir eine Uveitis für harmlos, wenn sie als akute, milde bis mittelschwere, einseitige, nicht-granulomatöse Iritis auftritt. Oft geht dieser Form der Uveitis eine eindeutige auslösende Ursache voraus (zum Beispiel ein stumpfes Trauma, ein allergisches Geschehen, wie etwa Heufieber, eine grippeartige Virusentzündung, oder, vor allem bei Kindern, Masern, Mumps, Windpocken oder Röteln).

Wenn man diese wichtige Entscheidung trifft, muß sorgfältig zwischen Iritis und Iridocyclitis unterschieden werden. Wie in Kapitel 4 beschrieben, beruht die

Differentialdiagnose sehr einfach auf der Beobachtung von Zellen im vorderen Glaskörperabschnitt. Es ist außerordentlich selten, daß eine bedrohliche vordere Uveitis nicht zumindest geringe Entzündungszeichen im Glaskörper zeigt, wohingegen eine „harmlose" vordere Uveitis in der Regel eine reine Iritis ist. Selbst wenn man zur Entscheidung kommt, daß ein bestimmter Fall „nicht bedrohlich" ist und keiner weiteren Laboruntersuchungen bedarf, kann eine Lokaltherapie indiziert sein. Selbstverständlich ist jeder Fall einer hinteren Uveitis als „bedrohlich" einzustufen. Manche Formen der intermediären Uveitis können, auch wenn sie chronisch sind, so mild verlaufen, daß man sie als harmlos betrachten kann. Für wiederum andere Formen einer chronischen Uveitis (als Beispiel die Heterochromiecyclitis Fuchs) gibt es keine Laboruntersuchungen.

„Bedrohliche" Uveitis und darauf zugeschnittene Laboruntersuchungen

Hat man bei einem Patienten eine bedrohliche Uveitis diagnostiziert, sollte eine auf diesen individuellen Fall zugeschnittene Laboruntersuchung durchgeführt werden. Die im vorher angeführten System der „Namensgebung-Aussiebung" erarbeiteten Differentialdiagnosen, nach ihrer Wahrscheinlichkeit angeordnet, erleichtern die Auswahl der erforderlichen Laboruntersuchungen. Sie können dann, wenn man dieser Liste entsprechend vorgeht, rationell geplant werden. Aus Zeit- und Kostengründen, oder wenn die Untersuchungen nur beschränkt durchgeführt werden können, kann man zuerst seine Aufmerksamkeit der wahrscheinlichsten Diagnose widmen. Welche Untersuchungen nun angeordnet werden sollten, kann man der entsprechenden Spalte in Kapitel 6 oder dem Abschnitt 3, welcher die einzelnen klinischen Syndrome behandelt, entnehmen. Von Zeit zu Zeit muß man allerdings diese Liste durch neue eingeführte Tests ergänzen oder überflüssige Untersuchungen wegstreichen, jedoch bleibt das Prinzip dasselbe.

Was sind nun die Vorteile dieser auf den Patienten zugeschnittenen Laboruntersuchung im Gegensatz zu jener Methode, bei der die gesamte Palette der Tests bei allen Uveitispatienten angewandt wird?

1. Die Kosten für unsere Vorgangsweise variieren mit dem vorliegenden klinischen Bild, das heißt mit Anzahl und Kosten der erforderlichen Untersuchungen. Da wir jedoch versuchen, die Zahl der Untersuchungen so gering wie möglich zu halten, bleiben auch die Kosten immer die kleinstmöglichen. Für die gesamte Palette sind sie andererseits immer höher.
2. Schulung des klinischen Wissens. Die auf den Patienten zugeschnittene Vorgangsweise verlangt eine genaue Anamnese und eine sorgfältige klinische Untersuchung, damit der Kliniker mit Hilfe des „Namensgebung-Aussiebungs"-Systems eine Liste der Wahrscheinlichkeitsdiagnosen erstellen kann. Dadurch, daß er bei jedem Fall die klinischen Befunde mit den Charakteristika jeder Uveitisform auf der Liste bei der Suche nach der größtmöglichen Übereinstimmung, vergleichen muß, wird er auch gezwungen laufend sein klinisches Wissen auf dem neuesten Stand zu halten.

Wird der andere Weg, nämlich möglichst viele Laboruntersuchungen anzuordnen, gewählt, so ist der Arzt kaum gezwungen, eine sorgfältige Anamnese zu erheben oder den Patienten genauestens zu untersuchen, da er dann eher geneigt ist, sich auf zufällige positive Laborbefunde zu stützen, um zu seiner Diagnose zu gelangen; es wird sozusagen das Pferd von hinten aufgezäumt.

Jener Augenarzt, der Laborbefunde nur zur Untermauerung seiner klinischen Diagnose heranzieht, wird voll Zuversicht sein, daß er nicht von diesen Laboruntersuchungen abhängt, um Diagnose, Prognose und Therapie zu erarbeiten. Sollten nämlich diese Laboruntersuchungen keine brauchbaren Ergebnisse liefern, so kann er sich noch immer auf die bereits von ihm erstellten Wahrscheinlichkeitsdiagnosen stützen und die Behandlung rationell auf sein Wissen über den natürlichen Verlauf, die mögliche Komplikationen der verschiedenen Uveitisformen auf seiner Liste und die erforderliche Therapie stützen. Diese Vorgangsweise gibt sowohl Patient als Arzt ein Gefühl der Sicherheit, daß alles Menschenmögliche getan wird.

Verläßt sich der Arzt jedoch nur auf Laborbefunde, um seine Diagnose, Therapie und Prognosestellung zu leiten, so kommt häufig sowohl beim Patienten als auch beim Arzt ein Gefühl der Hilflosigkeit, ja sogar der Panik auf. Wird der Patient dann verspätet zu einem Uveitisspezialisten oder an eine Klinik mit Spezialambulanz gewiesen, und erfährt der behandelnde Augenarzt, daß eine sehr häufige Uveitisform vorliegt, so können Selbstvertrauen und Vertrauensverhältnis zwischen Patienten und Augenarzt schwer gestört werden.

Laboruntersuchungen

Im Rest dieses Kapitels werden die in unseren Augen für die Diagnose der verschiedenen Uveitisformen nützlichen Laboruntersuchungen in alphabetischer Reihenfolge angeführt. Eine kurze Beschreibung der Art und der Brauchbarkeit der Tests ist eingeschlossen. Obwohl diese Liste nicht vollständig sein kann, enthält sie doch die meisten der Untersuchungen, die gegenwärtig dem Augenarzt helfen können, seine Diagnose zu sichern. Kapitel 6 und Abschnitt 3 helfen bei der Entscheidung, welche Kombination von Untersuchungen angeordnet werden sollten.

Angiotensin-konvertierendes Enzym (ACE)

Dieses Enzym wird von einer Vielzahl von Zellen, unter anderem von Kapillarendothelzellen und Monozyten/Makrophagen produziert. Der ACE-Serumspiegel dürfte wahrscheinlich mit der Gesamtmenge von Granulationsgewebe im Körper korrelieren und ist in den meisten Fällen einer systemisch aktiven Sarkoidose erhöht (es gibt jedoch falsch positive Werte auch bei Lepra, Carcinomatose, Tuberkulose, Lymphomen, granulomatösen Erkrankungen und immunoblastischem Sarkom), auch sind negative Ergebnisse bei Patienten mit Sarkoidose in Remission häufig. Dieser Test, kombiniert mit einem Gallium-Scan, ist gegenwärtig die empfindlichste Nachweismethode für die Sarkoidose. Die Bestimmung von ACE im Kammerwasser könnte unter Umständen für diesen Zweck noch sensitiver sein. Die Normalwerte liegen bei 12 bis 35 nmol/min/ml bei Männern und 11 bis 29 nmol/min/ml bei Frauen.

Antinukleäre Antikörper (Serum-ANA)

Antinukleäre Antikörper (ANA) werden bei Lupus erythematodes disseminatus, chronischer Hepatitis, Periarteriitis nodosa, Dermatomyositis, Sklerodermie, atypischer Pneumonie, Tuberkulose, anaplastischem Carcinom oder Lymphom, bei der Raynaudschen Erkrankung und beim Sjögren-Syndrom beobachtet. Der allgemein verwendete Immunfluoreszenztest für ANA ist ein unspezifischer Assay für verschiedene antinukleäre Antikörper; eine Reihe anderer Untersuchungsmethoden vermag zwischen spezifischen ANA zu unterscheiden.

Bis zu 80% der Patienten mit chronischer nichtgranulomatöser Iridocyclitis im Rahmen einer juvenilen rheumatoiden Arthritis haben im Verlauf ihrer Erkrankung signifikante ANA-Titer. Liegen die Titer über 1:10 oder 1:20, so wird der Test als positiv bewertet.

Blutbild

Das Standardblutbild unterscheidet sich von Labor zu Labor, jedoch umfaßt es meist rotes Blutbild, weißes Blutbild und ein Differentialblutbild. Da die Angaben von Labor zu Labor variieren, werden meist Normalwerte vom jeweiligen Labor angegeben.

Ein komplettes Blutbild wird gewöhnlich als Teil einer Durchuntersuchung angeordnet und nicht zur Diagnosestellung der Uveitis verwendet.

Gelegentlich kann die Zahl der Eosinophilen im Differentialblutbild eine Hilfe darstellen, wenn eine allergische oder parasitäre Uveitis vermutet wird. Steigt die Gesamtzahl der Eosinophilen über 500 Zellen pro mm^3, oder über 5% im Differentialblutbild, so ist dies als diagnostischer Hinweis zu werten.

Eine Eosinophilie wird auch bei Morbus Addison, Karzinom der Lunge und des Knochens, chronischen Hauterkrankungen (Psoriasis, Pemphigus, Scabies), myeloischer Leukämie, Morbus Hodgkin, Polycythämia vera, Periarteriitis nodosa, verschiedenen Tumoren, familiärer Eosinophilie (selten) und bei Patienten unter systemischer Steroidtherapie beobachtet.

Blutsenkung (BS)

Diese unspezifische Untersuchung gibt dem Augenarzt einen Hinweis auf eine systemische entzündliche Erkrankung. Die Senkung steigt bei Kollagenosen, Infektionserkrankungen (besonders bei Pneumonie und Syphilis), Carcinom, akuter Schwermetallvergiftung, Arteriitis temporalis und einer Reihe anderer Erkrankungen an. Auch Abkühlung des Blutes, Verwendung von oralen Kontrazeptiva, Theophyllin und Vitamin A erhöhen die Sedimentationsrate. Vermindert wird die Senkung durch erhöhten Blutzucker, erhöhten Serum-Albuminspiegel und erhöhte Phospholipidreduktase, ebenso wie durch Gabe von

Salizylaten und anderer Medikamente, die eine Erhöhung des Blutzuckerspiegels bewirken können (zum Beispiel ACTH und Corticosteroide).

„Enzyme-linked Immunosorbent Assay" (ELISA)

Mit Hilfe dieser Technik können Antikörper gegen Toxoplasma Gondii, Toxocara canis, und Herpes simplex-Viren nachgewiesen werden. Sie ist hoch empfindlich und spezifisch, wobei mit Hilfe von Mikrotechniken auch Kammerwasser und Glaskörperproben untersucht werden können. Bei dieser Methode binden sich Antikörper an einen Überschuß von Antigen, wobei letzteres fest mit einer „soliden" Phase, etwa einem Plastikröhrchen verbunden ist. Sind Antikörper in der Probe vorhanden, so werden sie mit einem zweiten enzym-markierten Antikörper reagieren. Nach mehreren Reinigungsschritten korreliert die gemessene Enzymaktivität mit der Konzentration der spezifischen Antikörper.

Hautteste

Nach intradermaler Injektion von 0,1 ml eines löslichen Antigens eines Mikroorganismus kann eine Überempfindlichkeit vom Typ IV nachgewiesen werden. Tritt eine Rötung und Induration an der Injektionsstelle nach 24, 48 oder 72 Stunden auf, so ist der Test als positiv zu bewerten und es kann geschlossen werden, daß der Patient mit dem betreffenden Erreger in Kontakt gekommen ist, jedoch stellt dies keinen Beweis für eine akute Erkrankung dar. Die durch Tuberkulose, Histoplasmose und Coccidioidomycose hervorgerufenen Uveitiden können im allgemeinen durch Hautteste diagnostiziert werden. Patienten mit Sarkoidose reagieren oft anerg gegenüber den üblichen Testsubstanzen, was eine allgemeine Schwächung der Überempfindlichkeit vom verzögerten Typ (Typ IV) anzeigt. Im allgemeinen werden Mumps-, Trichophyton- und Candida-Antigene für diese Untersuchungen verwendet, da ein Großteil der Bevölkerung mit diesen Mikroorganismen in Kontakt war.

Ungefähr 80% der Patienten mit Sarkoidose reagieren im Hauttest mit dem Kveim-Antigen positiv. Es wird aus einem Sarkoidgranulom hergestellt, ist schwer zu erhalten und außerdem ist der Test nicht absolut spezifisch. Er kann erst nach einigen Monaten abgelesen werden und erfordert eine Biopsie der Injektionsstelle mit histologischer Verifikation.

Hauttest für Morbus Behçet

Patienten mit aktivem systemischen Morbus Behçet zeigen eine erhöhte Empfindlichkeit der Haut auf Verletzung mit einem Nadelstich. Wird einem solchen Patienten 0,1 ml einer sterilen Kochsalzlösung intradermal injiziert, so kann sich innerhalb von 18 bis 24 Stunden eine Pustel entwickeln. Die Ergebnisse sind jedoch variabel und nur selten positiv, wenn die Krankheit nicht systemisch aktiv ist.

Histoplasmin-Hauttest

Dies ist die wichtigste Untersuchung zur Diagnose einer okulären Histoplasmose. Obwohl falsch negative Befunde, besonders bei älteren Personen und Frauen beobachtet werden, zeigen über 80% der Patienten mit dem „okulären Histoplasmose-Syndrom" einen positiven Hauttest. Der Komplementfixationstest ist nur während der akuten systemischen Erkrankung positiv und deshalb bei der Diagnose der Augenerkrankungen nicht hilfreich.

Histokompatibilitäts-Antigene (HLA-Antigene)

Sie sind auf allen kernhältigen Körperzellen nachweisbar, wobei die Genorte für die HLA-A, -B, -C, -D oder -DR Antigene beim Menschen am Chromosom 6 liegen.

Das Wissen um die Assoziation von HLA-Antigenen mit verschiedenen Erkrankungen hat sich in den letzten Jahren rapide gewandelt. Es folgt eine kurze Liste verschiedener HLA-Antigene, die mit uveitischen Syndromen vergesellschaftet sind. Wenn nicht anders angegeben, beziehen sich die Prozentzahlen auf eine europide Bevölkerung.

HLA-B27: Positiv bei 5 bis 8% einer gesunden Kontrollbevölkerung.
Positiv bei: ungefähr 85% der Patienten mit Spondylarthritis ankylopoetica,
75 bis 80% der Patienten mit Reiter Syndrom,
ungefähr 75% der Fälle mit Spondylitis psoriatica,
etwa 40 bis 45% der Fälle mit **akuter Iridocyclitis ohne rheumatischer Erkrankung,**
juveniler rheumatoider Arthritis, hauptsächlich bei Knaben mit atypischer Iridocyclitis.

HLA-B5: Positiv bei 30% der normalen japanischen Kontrollbevölkerung.
Positiv bei 70% japanischer Patienten mit dem Behçet Syndrom (dieses Antigen ist auch vermehrt bei französischen, britischen, israelischen, türkischen, griechischen und chinesischen Patienten mit diesem Syndrom beobachtet worden).

HLA-Bw22j: Positiv bei 13% der gesunden japanischen Kontrollbevölkerung.
Positiv bei 45% der japanischen Patienten mit dem Vogt-Koyanagi-Harada (VKH)-Syndrom.

LDWa: Positiv bei 16% der japanischen Kontrollbevölkerung.
Positiv bei 65% der japanischen Patienten mit dem VKH-Syndrom.

HLA-B7: Positiv bei 20% der Kontrollbevölkerung.
Positiv bei ungefähr 55% der Patienten mit makulärer Verlaufsform der Histoplasmose.

HLA-A29: Positiv bei 7% der normalen Kontrollbevölkerung.
Positiv bei 80% der Patienten mit vitiliginöser („birdshot") Chorioidopathie.

Komplementfixationstest für Chlamydien

Dieser Test wird ungefähr 1 Monat nach Infektion mit einem Erreger der Chlamydiengruppe positiv und bleibt so für viele Jahre. Wird eine akute Infektion vermutet, so sollte Serum im akuten und im Heilungsstadium gewonnen werden, um einen Titeranstieg nachweisen zu können.

Ein Erreger der Chlamydiengruppe kann auch auslösendes Agens des Reiter Syndroms sein. Bedauerlicherweise erfaßt dieser Komplementfixationstest ein Gruppenantigen, das auch mit Antigenen der Psittakose kreuzreagiert.

Rheumafaktor (RF)

Die meisten Patienten mit primär chronischer Polyarthritis, Lupus erythematodes disseminatus, Sjögren-Syndrom und chronisch aktiver Hepatitis sowie manche Patienten mit anderen Kollagenosen und chronischen Infektionen haben einen positiven Rheumafaktor. Andererseits können Patienten mit juveniler rheumatoider Arthritis, Arthritis psoriatica, Arthritis mit Colitis ulcerosa, Reiter Syndrom und Spondylarthritis ankylopoetica einen negativen Befund aufweisen.

Serum-Calcium

Eine Hypercalcämie tritt bei ungefähr 25% der Patienten mit systemischer Sarkoidose auf, jedoch ist diese Untersuchung nur selten bei Patienten mit okulärer Sarkoidose in Remission positiv.

Serum-Proteine

Die Serum-Proteine können mit Hilfe der Elektrophorese in mindestens 4 große Fraktionen (in Abhängigkeit von ihrer elektrischen Ladung, ihres Molekulargewichtes und ihrer Form) aufgetrennt werden: Albumin, Alpha-Globulin, Beta-Globulin und Gamma-Globulin. Die einzelnen Fraktionen können mit Hilfe verschiedenster immunologischer und chemischer Techniken weiter aufgetrennt werden. Praktisch alle Serumantikörper werden in der Gamma-Globulin-Fraktion gefunden. Bei verschiedenen Kollagenosen, chronischen Infektionserkrankungen, akuten Lebererkrankungen, multiplen Myelom, Sarkoidose und verschiedenen malignen Tumoren wird ein reduziertes Albumin-Globulin-Verhältnis beobachtet.

Syphilis-Serologie, FTA-ABS- und VDRL-Test

Der FTA-ABS (Fluorescent Treponemal Antibody Absorption)-Test ist ein hoch empfindlicher und spezifischer Nachweis für eine vorliegende oder abgelaufene systemische Infektion mit Treponema pallidum. Es ist ein indirekter Immunfluoreszenz-Test, bei welchem die Organismen auf einem Objektträger fixiert sind und mit dem Patientenserum überschichtet werden. Sind Antikörper im Serum vorhanden, reagieren sie mit den Organismen und können mit fluoreszein-markiertem Antihuman-Gammaglobulin nachgewiesen werden. Da keine Titration durchgeführt werden kann, werden die Ergebnisse als reaktiv, schwach reaktiv oder nicht reaktiv angegeben. Ein falsch positiver Test kann bei Patienten mit Lupus erythematodes auftreten, wobei die Fluoreszenz jedoch ein atypisches, körniges Aussehen annimmt. Sobald dieser Test positiv wird, bleibt er es im allgemeinen während des ganzen Lebens. Aus diesem Grund sagt ein positives Ergebnis nichts über die Aktivität der Erkrankung, über den Infektionszeitpunkt oder einen Therapierfolg aus. Obwohl der VDRL (Venereal Disease Research Laboratory)-Test auch nicht annähernd so empfindlich oder spezifisch wie der FTA-ABS-Test ist, kann eine Titration durchgeführt werden, sodaß eine Aussage über die Krankheitsaktivität und die Behandlungserfolge gemacht werden kann. Es ist also am besten, beide Untersuchungen durchführen zu lassen, um einen verläßlichen Befund über den Zustand des Patienten zu erhalten.

Interpretationen bei Vorliegen beider serologischer Untersuchungen:

1. VDRL (+), FTA-ABS (−):
   a) VDRL-Test falsch positiv: keine Syphilis
   b) Laborfehler beim FTA-ABS-Test. Wiederholen des Testes.
2. VDRL (−), FTA-ABS (+):
   a) Aktive Lues. Bei primärer und späterer Lues ist der FTA-ABS-Test empfindlicher als der VDRL-Test.
   b) Keine aktive Lues. Diese Kombination kann auch bei ausreichend behandelter Syphilis auftreten. Der VDRL-Test wird nach 6 bis 18 Monaten im allgemeinen negativ, der FTA-ABS-Test bleibt meist für das gesamte Leben positiv.
3. VDRL mehrmals (+) und positiver FTA-ABS-Test: unbehandelt oder ungenugend behandelter Patient, und eine kleine Anzahl von ausreichend behandelten Patienten.
   Wiederholung des Testes erforderlich, bei einem Titeranstieg auf über das Doppelte kann eine Reinfektion erfolgt sein. Ein VDRL-positiver-Patient mit negativem FTA-ABS-Test weist auf ein biologisch falsch positives Ergebnis hin.
4. FTA-ABS-Test grenzwertig oder schwach reaktiv: nochmalige Untersuchung. Mit großer Wahrscheinlichkeit keine Syphilis, bleibt der Test grenzwertig, ist die Bedeutung dieses Befundes unbekannt.
5. VDRL-Test im Liquor cerebrospinalis: Diese Untersuchung sollte bei
   a) Patienten mit latenter Syphilis, die mehr als 2 Jahre gedauert hat,
   b) jedem Patienten mit ungeklärten neurologischen Befunden, welcher die frühen Stadien der Syphilis hinter sich hat, und
   c) jedem Patienten, der innerhalb des letzten Jahres an Syphilis erkrankt und nicht mit Penicillin behandelt worden ist, durchgeführt werden.

Toxoplasmose-Tests: Sabin-Feldmann-Test, Immunfluoreszenztest, ELISA

Der Sabin-Feldmann-Test ist noch immer der Standardtest in der Serodiagnostik der Toxoplasmose. Da zu seiner Durchführung lebende Toxoplasmen verwendet werden, ist er nur in wenigen Labors eingeführt. Er ist hoch spezifisch und empfindlich, ein positiver Befund bedeutet, daß der Patient im Laufe seines Lebens mit diesem Parasiten in Kontakt gekommen ist. Sehr hohe Titer weisen auf eine aktive systemische Infektion hin, jedoch reicht bei toxoplasmotischer Retinochorioiditis bereits ein positiver Befund in unverdünntem (!) Serum, um die Diagnose zu untermauern. Die indirekte Immunfluoreszenz, die Hämagglutination, und der oben besprochene ELISA-Test sind ähnlich empfindlich und spezifisch und werden in zunehmendem Maße in den klinischen Labors, meist mit einer Standardverdünnung des Patientenserums durchgeführt. Zeigt sich bei dieser Verdünnung keine Reaktion, dann wird dies als negativer Test gewertet. Obwohl diese Vorgangsweise zur Diagnose einer aktiven systemischen Infektion geeignet ist, ist sie für die Diagnose einer *okulären* Toxoplasmose ungenügend. Eine nachgewiesene aktive okuläre Toxoplasmose ist auch bei Patienten beobachtet worden, die einen positiven Sabin Feldmann-Test nur in *unverdünntem* Serum aufwiesen.

Zytomegalie-Virus-Komplement-Fixations (ZMV-KF)-Test, ZMV-IgM-Antikörper-Test und ZMV-Kultur im Harn

Der ZMV-KF-Test hilft bei der Diagnosestellung einer abgelaufenen ZMV-Infektion. Da die meisten Patienten während ihres Lebens mit dem Virus in Kontakt gekommen sind, hilft im Besonderen ein negativ ausgefallener Test die Diagnose einer ZMV-Infektion aus der Liste der Differentialdiagnosen zu eliminieren. Wird eine akute Infektion vermutet, so muß ein zweiter Test nach einer gewissen Zeit einen ansteigenden Titer zeigen.

Der ZMV-IgM Test ist zur raschen Bestätigung einer akuten ZMV-Infektion gut geeignet. Obwohl früher angenommen wurde, daß IgM-Antikörper nur für eine kurze Zeit nach einer akuten Infektion nachweisbar sind, ist nun bekannt, daß über 20% der Patienten für sehr lange Zeit spezifische IgM-Antikörper bilden können, was darauf hindeutet, daß sie Virus-Träger sind.

Das Zytomegalievirus ist bei 100% der Patienten mit akuter Infektion im Harn nachweisbar, auch kann es in 50 bis 60% der Rachenabstriche nachgewiesen werden. In beiden Fällen müssen die Proben während der akuten Erkrankungsphase gewonnen werden.

Kapitel 8. Spezielle Untersuchungen

Allgemeine Überlegungen

Dieselben allgemeinen Prinzipien, die uns bei der Auswahl der erforderlichen Laboruntersuchungen geleitet haben, sollten für die Anordnung der nachfolgend beschriebenen Spezialuntersuchungen gelten. Da jedoch die meisten von ihnen wesentlich mehr Unannehmlichkeiten bedeuten als eine Blutabnahme und das Risiko sekundärer Komplikationen in sich bergen, muß das Verhältnis von Nutzen zu Risiko wesentlich genauer abgewogen werden. Wie bei der Erhebung der Laborbefunde sollten diese Spezialuntersuchungen nur nach Abschluß jenes Schrittes, welchen wir als „Namensgebung-Aussiebung" bezeichnet haben, und nachdem die Liste der diagnostischen Möglichkeiten in entsprechender Reihenfolge erstellt worden ist, in Betracht gezogen werden. Es ist auch empfehlenswert auf die Ergebnisse der Routinelaboruntersuchungen zu warten, bevor man sich entscheidet, ob eine bestimmte Spezialuntersuchung erforderlich ist. Die erwartete Aussage sollte die für die Diagnosestellung unbedingt erforderlichen Informationen liefern können oder einen praktischen Wert zur Erstellung der Prognose und Therapie besitzen. Die in Kapitel 7 diskutierten Überlegungen gelten auch für die nun besprochenen Spezialuntersuchungen; Konsiliaruntersuchungen bei Ärzten anderer Fachrichtungen werden in Kapitel 9 noch gesondert besprochen.

Die Spezialuntersuchungen werden in alphabetischer Reihenfolge besprochen, bei einigen auch in Kürze technische Details diskutiert. Diese Liste ist nicht absolut vollständig, jedoch enthält sie Maßnahmen, die eine größere klinische Bedeutung erlangt haben. An dieser Stelle sollte der Leser auf das Kapitel 6 und den Abschnitt 3, in dem die einzelnen Uveitisformen im Detail besprochen werden, zurückgreifen, um zu entscheiden, welche Spezialuntersuchung bei der Diagnosestellung hilfreich sein kann.

Biopsie

Die Biopsie ist zweifelsohne eine der besten Möglichkeiten, die Diagnose einer Uveitis zu bestätigen. Auf jeden Fall sollte, falls eine Cataractoperation bei einem Patienten mit vorderer Uveitis geplant ist, eine Irisbiopsie gemeinsam mit den wesentlichen Informationen aus der Anamnese an ein Speziallabor eingesandt werden.

Biopsie der Netzhaut und Aderhaut. Gegenwärtig ist die chorioretinale Biopsie über den Zustand des Versuchsstadiums noch nicht hinausgekommen. Eine geringe Zahl menschlicher Augen, bei denen eine Enucleation geplant war, ist erfolgreich biopsiert worden, doch fehlen Langzeitbeobachtungen. Diese Patienten sind mit intravenöser Gabe von Mannit (zur Reduktion des Glaskörperdrukkes) vorbehandelt worden, weiters wird mit hypotensiv wirkenden Anästhetika der systemische Blutdruck auf etwa 70 mm Hg abgesenkt. Mit diesen Vorsichtsmaßnahmen ist es gelungen, nach Freilegung eines Skleraldeckels, mit Hilfe chirurgischer Pinzetten und der Vannas-Schere eine chorioretinale Biopsie von etwa 1 mm^2 zu entnehmen, ohne daß Glaskörper verloren wurde.

Bindehautbiopsie. Ein Stück der Conjunctiva bulbi oder palpebrae kann in Lokalanästhesie sehr leicht entnommen werden. Das Gewebe wird mit einer Bindehautpinzette gefaßt und der Schnitt mit einer gebogenen Vannas- oder Irisschere durchgeführt. Normalerweise sind keine Nähte erforderlich. Die Ergebnisse sind am besten, wenn spezifische Läsionen, zum Beispiel große Follikel oder Granulome, biopsiert werden können. Von einer ungerichteten Biopsie möchten wir eher abraten.

Biopsie der Iris. Eine Irisbiopsie kann bei jeder Cataract- oder Glaukomoperation durchgeführt werden.

Biopsie der Tränendrüse. Wird das Oberlid ektropioniert während der Patient nach unten blickt, ist die Pars palpebralis der Tränendrüse im allgemeinen sehr einfach zu sehen. Eine Tropfanästhesie reicht allein nicht aus, um eine Biopsie durchführen zu können, eine Lokalanästhesie mit 0,5 bis 1%igem Xylocain muß gesetzt werden. Vom Rand der Drüse kann dann ein Stück mit Pinzette und Schere exzidiert werden.

Die Biopsie von Lymphknoten, Haut oder Schleimhaut der Mundhöhle oder des Urogenitaltraktes wird am besten vom zuständigen Fachkollegen durchgeführt. Dasselbe gilt auch für die Lumbalpunktion.

Computertomographie

Dies ist eine moderne radiodiagnostische Methode, die bei der Untersuchung der Orbita (etwa zur Abklärung eines Exophthalmus) oder zur Lokalisation eines Fremdkörpers eingesetzt werden kann. Da die Schichtdicke weniger als 0,4 mm betragen kann, sind Sehnerv, Bulbus und extraokuläre Muskeln darzustellen.

Echographie

In der Augenheilkunde wird ein hochfrequenter Ultraschall (1 bis 25 Megahertz) zur Untersuchung verwendet. Die „A-Bild"-Echographie erzeugt vertikale Echosignale, aus deren Anordnung, Bewegung, Amplitude und Gestalt Informationen über die untersuchte Struktur gewonnen werden können. So kann die Natur eines intraokularen Tumors analysiert werden. Die „B-Bild"-Echographie vermittelt einen zweidimensionalen Querschnitt durch das Auge und die Orbita. Topographische Informationen sind leichter mit letzterer Methode zu gewinnen. Die Echographie ist bei getrübten Medien ein unentbehrliches Hilfsmittel.

Elektro-Oculogramm (EOG) und Elektro-Retinogramm (ERG)

Beide Untersuchunsgsmethoden ermöglichen es, durch Ableitung von elektrischen Potentialen des Bulbus Aussagen über degenerative Erkrankungen, Veränderungen aufgrund vaskulärer Prozesse oder toxischer Schädigungen der Netzhaut und der Aderhaut zu treffen. Im ERG können vor allem ausgedehnte Netzhautschäden (zum Beispiel: Zentralarterien- oder Zentralvenenverschluß, Netzhautabhebung, Siderose, diabetische Retinopathie, Chloroquin-Retinopathie, akute diffuse Chorioretinitis, Retinopathia pigmentosa) diagnostiziert werden. Besonders nützlich ist der Test, wenn getrübte Medien einen klaren Einblick auf den Fundus verhindern.

Fluoreszein-Angiographie

Bei dieser Untersuchung werden nach rascher intravenöser Injektion von 5 ml einer 10%igen Natriumfluoreszeinlösung Serienphotographien des Fundus angefertigt. Dabei wird kurzwelliges Licht (Wellenlänge etwa 465 nm) zur Erregung der Fluoreszenz im Blutstrom verwendet. Entsprechende Sperrfilter erlauben eine Beobachtung derselben im längerwelligen Bereich (bei etwa 525 nm). Innerhalb von 3 bis 5 Minuten ist das Fluoreszein im Blutstrom gleichmäßig verteilt, es wird zum Großteil über die Nieren in ungefähr einer Stunde ausgeschieden. Obwohl 15 bis 30 Sekunden nach Injektion gelegentlich ein Gefühl der Übelkeit für die Dauer einer Minute auftreten kann, sind schwere Nebenwirkungen extrem selten. Gelegentlich entwickeln die Patienten einen Juckreiz, auch ist ein Fall eines anaphylaktischen Schocks beobachtet worden. Mit dieser Technik kann die Zirkulation in der Iris, Netzhaut und Aderhaut direkt beobachtet werden. Läsionen, in deren Bereich ein Austritt von Fluoreszein beobachtet wird, sind meist aktiv entzündlich verändert, während alte Narben oft eine Hyperfluoreszenz ohne „Leakage" zeigen.

Fundusphotographie

Die Weitwinkel-Farbphotographie des Fundus ist bei hinteren Uveitiden (multifokaler oder disseminierter Retinitis oder Chorioiditis) oft bei weitem die beste Methode um Anzahl, Entstehung und Abheilung von Entzündungsherden zu beurteilen.

Gallium-Szintigraphie

Gallium wird von Granulozyten, die sich aktiv teilen, in die Liposomen aufgenommen. Die Untersuchung wird 48 Stunden nach intravenöser Gabe von markiertem Galliumzitrat durchgeführt. Zur Diagnose der Sarkoidose ist eine Gallium-Szintigraphie des Kopfes, der Halsregion und des Thorax ausreichend.

Gesichtsfeld

Die Gesichtsfelduntersuchung hilft Fundusveränderungen bei heredodegenerati-
ven Erkrankungen (zum Beispiel eine Retinopathia pigmentosa) von sekundär
auftretenden knochenkörperchen-ähnlichen Pigmentationen (z.B. bei luetischer
Uveitis) zu differenzieren. Da viele intraokulare Entzündungen auch mit einem
Sekundärglaukom einhergehen, muß diese Untersuchung auch zur Dokumenta-
tion eines möglichen Glaukomschadens verwendet werden. Auch hilft es, neurologische Erkrankungen (etwa eine Papillitis) von Entzündungen der Netzhaut
(wie etwa der juxtapapillären Retinitis) zu differenzieren.

Glaskörper-Aspiration

Auch Glaskörpersubstanz kann, wenn notwendig, durch eine Aspirationsbiopsie
gewonnen werden. Dieser Eingriff birgt ein größeres Risiko in sich als eine Vorderkammerpunktion, kann jedoch sehr nützliche Informationen liefern. Der
Nachweis von Entzündungszellen (z.B. eosinophiler Granulozyten bei okulärer
Toxocariose) kann helfen die Diagnose zu sichern, auch kann eine Pseudouveitis
(„Maskerade"-Syndrom, z. B. bei einem intraokularen Tumor), welches mit einer
primären Uveitis verwechselt werden könnte, aufgedeckt werden. Der Nachweis
von Antikörpern gegen Toxocara canis und Toxoplasma gondii (etwa mittels der
ELISA-Technik) ist ebenfalls diagnostisch sehr wertvoll. Eine Aspiration über die
Pars plana kann mit einer stumpfen Nadel (Nr.18-Gauge) oder mit einem
Vitrektomie-Instrument erfolgen.

Radiologische Untersuchungen

Werden Röntgenuntersuchungen angeordnet, sollte immer genau angeben sein,
nach welchen Befunden zu suchen ist. Ein Thoraxröntgen ist bei den Verdachtsdiagnosen Tuberkulose, Sarkoidose und Histoplasmose unerlässlich, ein Röntgen
des Sacroiliacalgelenkes sollte bei Verdacht auf Spondylarthritis ankylopoetica
angefertigt werden. Bei Verdacht auf juvenile rheumatoide Arthritis, Reiter Syndrom oder primär chronische Polyarthritis sollten schmerzhafte Gelenke (ebenso
wie bei Sarkoidose) untersucht werden. Schädelröntgen können intracerebrale
Verkalkungen bei kongenitaler Toxoplasmose oder Zytomegalie-Virus-Infek-
tionen aufdecken. Ein Bulbus- und Orbitaröntgen kann Verkalkungen in den
verschiedenen Abschnitten der Uvea (z.B. als späte degenerative Veränderungen
in der Chorioidea, als feine Ablagerungen im Retinoblastom oder als intraokuläre Kalzifikation bei retrolentaler Fibroplasie und Hyperparathyreoidismus)
aufdecken. Tomographische Untersuchungen der Orbitawände können Veränderungen durch Neoplasmen, Entzündungen oder Traumen nachweisen. Letztlich
ist ein Bulbusröntgen zur Lokalisation intraokulärer Fremdkörper oft unerläßlich.

Vorderkammer-Punktion

Nur selten erbringen die Ergebnisse einer Untersuchung des Kammerwassers, das durch Parazentese gewonnen wird, nützliche Informationen, welche helfen, die Ätiologie der vorliegenden Uveitis abzuklären.

Werden jedoch spezifische Antikörper gegen verschiedene Mikroorganismen (zum Beispiel Toxoplasma, Toxocara oder Mycobacterium tuberculosis) in höherer Konzentration im Kammerwasser als im Serum gefunden, so ist dies ein nützlicher diagnostischer Hinweis. Manchmal kann auch der Nachweis von Enzymen (wie z.B. des Angiotensin-konvertierenden Enzyms bei der Sarkoidose) oder verschiedener Entzündungszellen einen Fingerzeig geben, gelegentlich ist ein Erregernachweis möglich.

Da die Technik der Abnahme keineswegs schwierig ist, kann sie unter Umständen auch in der Ordination durchgeführt werden, wobei sich die Verwendung einer Operationslupe bewährt hat. Eine Tropfanästhesie ist zur Schmerzausschaltung ausreichend, ein Lidsperrer wird eingesetzt. Die Bindehaut am temporalen Limbus wird für einige Sekunden mit einem Wattetupfer berührt, der mit 4%igem Xylocain befeuchtet ist. Der Operateur steht am günstigsten seitlich neben dem Kopf des Patienten, faßt Bindehaut und Tenonsche Kapsel mit einer Bindehautpinzette am temporalen Limbus und führt die Spitze einer Subconjunktivalnadel (27- oder 29-Gauge), die fest auf einer 1 ml-Tuberkulinspritze steckt, an der Peripherie der Hornhaut ein. Die Öffnung der Nadel ist nach oben gerichtet, die Nadel selbst wird möglichst parallel zur Irisebene gehalten. Unter leicht rotierender Bewegung penetriert die Nadelspitze die Hornhautlamellen, mehr aufgrund dieser bohrenden Bewegung denn aufgrund des angewandten Druckes. Sobald die Öffnung der Nadel zur Gänze intralamellär liegt, wird durch einen Assistenten der Kolben der Spritze zurückgezogen. Dadurch entsteht eine Saugwirkung, wobei die Reibung zwischen Kolben und Innenfläche der Spritze ausreicht, um diese Saugwirkung aufrecht zu erhalten. Der Operateur konzentriert sich nun ganz auf die Spitze der Nadel, während er mit der Drehbewegung fortfährt. Der Assistent beobachtet die Kammer der Spritze; im Augenblick der Penetration der Nadel in die Vorderkammer beginnt Kammerwasser aufgrund der Saugwirkung in die Spritze zu fließen. Nun beendet der Operateur jegliche Manipulation und achtet ausschließlich darauf, daß die Spitze der Nadel nicht die Iris berührt. Der Assistent kann nun auch weiter aspirieren, damit die erwünschten 50 bis 100 Mikroliter gewonnen werden können. Die Nadel wird dann zurückgezogen, und das Auge mit Antibiotika für einige Stunden verbunden.

Kapitel 9. Konsiliaruntersuchungen

Allgemeine Überlegungen

Wenn wir uns bemühen, Kriterien für sinnvolle Konsiliaruntersuchungen aufzustellen, könnte es den Eindruck erwecken, daß wir unfreundliche Bemerkungen über andere Augenärzte und Fachärzte machen. Wir hoffen jedoch, daß der Leser verstehen wird, daß wir keine unfaire Kritik üben wollten. Mit dieser vorweggenommenen Entschuldigung möchten wir feststellen, daß die vom Augenarzt üblicherweise angeordnete Durchuntersuchung, so wie sie oft gegenwärtig gehandhabt wird, meist keine nützlichen Informationen erbringt. Die Schuld liegt sowohl beim Augenarzt als auch beim Internisten. Ähnliche Ergebnisse wären zu erwarten, würde der Internist einen seiner Patienten zum Augenarzt zur Gesichtsfelduntersuchung schicken, ohne ihm eine weitere Information geliefert und spezifische Fragen gestellt zu haben.

Schickt ein Augenarzt seinen Uveitispatienten zum Internisten für eine allgemeine Durchuntersuchung, so wird er meistens einen Bericht erhalten, in dem klinischer Status, Blutdruck, Puls, Routineharnuntersuchungen, EKG, SMAC und Differentialblutbild enthalten sind, gelegentlich auch ein Thoraxröntgen. Und keine dieser Untersuchungen (mit möglicher Ausnahme des Blutbildes und des Thoraxröntgens) wird dem Augenarzt bei der Erstellung der richtigen Diagnose helfen. Und doch wird dies in den meisten Fällen so gehandhabt. Die Patienten werden „auf alle Fälle", und nicht zum Erhalt einer nützlichen Information, zur Durchuntersuchung geschickt. Um aus diesem Dilemma einen Ausweg zu finden, muß der zuweisende Augenarzt vernünftige Entscheidungen treffen. Die Uveitis ist eine „Subspezialität" der Augenheilkunde ähnlich wie Glaukom, äußere Augenerkrankungen, die Neuroophthalmologie usw. Deshalb wird auch während der Ausbildung zum Facharzt im allgemeinen ein gewisses Gewicht auf dieses Teilgebiet gelegt. Andererseits wird die Uveitis von Internisten und Kinderärzten im allgemeinen als Teil der Augenheilkunde betrachtet oder als seltene Komplikation verschiedener, nicht miteinander verwandter Syndrome angesehen und während der Ausbildung meist völlig vernachlässigt. Daher ist es unbedingt Aufgabe des Augenarztes die notwendigen internistischen Durchuntersuchungen anzuordnen und den Kollegen über seine Verdachtsdiagnosen im Detail aufzuklären. Niemals sollte ein Uveitispatient zu einer „allgemeinen Durchuntersuchung" zugewiesen werden. Hingegen sollten die Fragen an den Internisten sehr genau formuliert werden. Als Beispiel einen Brief:

„Ich möchte Ihnen meinen Patienten, Herrn X, wegen seiner rezidivierenden, akuten, nichtgranulomatösen Iridocyclitis zuweisen. Herr X, 42 Jahre alt, hat seinen ersten Schub vor 4 Jahren im rechten Auge durchgemacht. Seit diesem

Zeitpunkt hatte er abwechselnd in Abständen von etwa 3 bis 4 Monaten in beiden Augen Rezidive. Er hat beim Aufstehen in der Früh Kreuzschmerzen, jedoch keine anderen Gelenksbeschwerden. In der Familienanamnese gibt er an, daß sein Vater an Arthritis im Kreuzbereich gelitten hat und daß einer seiner Brüder an einem Morbus Crohn leidet. Herr X selbst klagt nicht über gastrointestinale Beschwerden, auch nicht über Urethritis oder Ausschläge. Auf Grund dieser Symptome und der Art und dem Verlauf der intraokularen Entzündung vermute ich einen Zusammenhang der Uveitis mit Spondylarthritis ankylopoetica, jedoch ist auch ein Reiter Syndrom nicht auszuschließen.

Ich wäre Ihnen dankbar, könnten Sie in Ihren Untersuchungen auch ein Röntgen des Sacroiliakalgelenkes, eine Blutsenkung und eine HLA-B27-Typisierung einschließen und mir die Ergebnisse, auch Ihrer anderen Untersuchungen und Ihres Untersuchungsbefundes des Sacroiliakalgelenkes, zukommen lassen."

In ähnlicher Form sollten die Fragen gestellt werden, wenn die Konsiliaruntersuchungen sinnvolle Ergebnisse bringen sollen. Die Auswahl des Konsiliararztes ist selbstverständlich von großer Wichtigkeit. Oft können durch persönlichen Kontakt und enge Zusammenarbeit mit einem Internisten Ihrer Wahl dem Patienten unnötige Untersuchungen erspart und alle wichtigen Fragen rasch beantwortet werden.

Die Entscheidung, einen Patienten zu einem Konsiliararzt zu schicken, sollte nach denselben Prinzipien gehandhabt werden wie die Auswahl der Labor- und Spezialuntersuchungen. Enthält die Liste der möglichen Diagnosen nach dem ersten Schritt der „Namensgebung-Aussiebung" nur einige wenige Erkrankungen, die in Frage kommen, so sollte der Patient gleich zur Konsultation geschickt werden. Der im Brief beschriebene Patient wäre dafür ein Beispiel. Wenn andererseits der Patient ein diagnostisches Problem darstellt und die Liste der möglichen Diagnosen sehr lang ist, ist es oft besser, die Zuweisung aufzuschieben, bis die ersten Untersuchungen durchgeführt worden sind. Nehmen wir als Beispiel einen Patienten mit atypischer beidseitiger diffuser Uveitis. Der erste Schritt hätte als mögliche Diagnose folgendes ergeben können: Sarkoidose, Syphilis, Vogt-Koyanagi-Harada-Syndrom, Behçet Syndrom, tuberkulöse Uveitis und intermediäre Uveitis. In diesem Fall wäre es sicherlich nicht so günstig, den Patienten gleich zum Internisten zu schicken, besonders wenn die Liste der Diagnosen nicht in der Reihenfolge der größten Wahrscheinlichkeit angeordnet werden kann. Einige Voruntersuchungen sind dann wohl angezeigt, so etwa ein Thoraxröntgen, ein Tine-Test, ein Hauttest auf Mumps und Trichophyton (um nach einer Anergie zu fanden), VDRL- und FTA-ABS-Tests, und eine Fluoreszeinangiographie. Diese Untersuchungen würden sicher helfen, die Liste der möglichen Diagnosen zu reduzieren. Zu diesem Zeitpunkt könnte der Patient dann zu einer internistischen Durchuntersuchung geschickt werden. Gelegentlich ergibt der erste Schritt der Namensgebung-Aussiebung auch eine Liste von möglichen Diagnosen (zum Beispiel intermediäre Uveitis, Heterochromiecyclitis Fuchs und vitiliginöse Chorioidopathie), für die keinerlei Labor- oder Konsiliaruntersuchungen erforderlich sind.

Abhängig von der Form der Uveitis und den verschiedenen erforderlichen Untersuchungen, werden auch verschiedene Spezialisten zu konsultieren sein. So

werden Computertomographie, verschiedene Röntgenaufnahmen und Isotopen-
untersuchungen vom Radiologen, eine Lumbalpunktion vom Neurologen oder
Neurochirurgen und Biopsien vom jeweiligen Fachchirurgen (bei den Mund-
schleimhautläsionen vom Kieferchirurgen, bei Hautläsionen vom Dermatologen,
Lymphknotenbiopsien vom Allgemeinchirurgen) durchgeführt werden. Ultraschall, EOG und ERG, sowie Fluoreszeinangiographie und Fundusphotographie
sind Aufgabe eines darauf spezialisierten Ophthalmologen oder einer Abteilung.

Wie wir schon oben erwähnt haben, erscheint uns das Feld der Uveitis als ein
„augenärztlicher Vorposten" der Inneren Medizin. Es ist deshalb nicht erstaunlich, daß die Behandlung der Uveitis weitgehend auf konservativer Basis erfolgt.

Glücklicherweise sind Lokaltherapien entwickelt worden, die auf die Eigen-
schaften der Hornhaut (hinsichtlich ihrer Penetrierbarkeit für hydrophile und
lipophile Substanzen) Rücksicht nehmen. Deshalb können therapeutische Konzentrationen von Antibiotika, Corticosteroiden und Mydriatika in das Kammerwasser, an die Iris und die vorderen Abschnitte des Ciliarkörpers gelangen. Jedoch können Entzündungen der hinteren Abschnitte des Ciliarkörpers, des
Glaskörpers, der Netzhaut und der Chorioidea nicht suffizient durch diese Lo-
kaltherapeutika behandelt werden. Einige Formen der Uveitis werden deshalb
eine systemische Behandlung mit Corticosteroiden, Antibiotika, Immunsuppressiva und verschiedenen nicht-steroidalen entzündungshemmenden Substanzen
erfordern. In naher Zukunft werden vielleicht auch verschiedene immunpotentie-
rende Medikamente bei einzelnen Formen der Uveitis verwendet werden können.

Die meisten dieser Medikamente haben vielfältige systemische Wirkungen
und Nebenwirkungen, deren notwendige Kontrolle die Möglichkeiten einer augenärztlichen Praxis überschreiten. Wenn ein Augenarzt also plant, einen seiner
Uveitis-Patienten systemisch zu behandeln, so erscheint es unerlässlich, daß er
über die nötige Dosis, Dauer der Behandlung und Modifikationen im Verlauf der
Erkrankung mit dem Internisten Rücksprache hält. Einige dieser systemischen
Therapien, zum Beispiel eine Behandlung mit immunsuppressiven Medikamenten, erfordern eine sehr sorgfältige internistische Kontrolle. Muß ein Kind wegen
einer Uveitis systemisch behandelt werden, so ist die Konsultation eines Kinder-
arztes unerläßlich.

Kapitel 10. Die unspezifische Behandlung der Uveitis

Die Entscheidung, wie ein Patient mit Uveitis zu behandeln ist, wird durch eine einfache Fortführung des „Namensgebung-Aussiebungs"-Systems erreicht. Nach Erheben der Anamnese (Kapitel 3) und Durchführung der Augenuntersuchung mit Blickrichtung auf die Uveitis (Kapitel 4) gelangt der Augenarzt zu einem „Uveitis-Profil" des Patienten. Dieses vergleicht er dann mit jenen der ihm bekannten Uveitis-Einheiten, um eine Liste der Differentialdiagnosen zu erstellen, die in der Reihenfolge der größten Wahrscheinlichkeit angeordnet werden. Zum Zeitpunkt dieser Erstuntersuchung (unter der Annahme, daß der Patient zumindestens eine mittelschwere Uveitis aufweist) werden meist zwei Maßnahmen getroffen:

1. Eine auf den speziellen Fall zugeschnittene Laboruntersuchung (Kapitel 7) und die Durchführung verschiedener Spezialuntersuchungen (Kapitel 8) wird angeordnet und die Entscheidung, ob der Patient einem Konsiliararzt zugewiesen werden soll, wird getroffen (Kapitel 9).
2. Hat man sich entschieden, daß eine Behandlung erforderlich ist, so wird eine, meist unspezifische, vorläufige Therapie begonnen. Nach Eintreffen der Labor- und Konsiliarbefunde sowie der Ergebnisse der Spezialuntersuchungen kann es auch erforderlich sein, daß eine spezifische Therapie begonnen wird. Die überwiegende Mehrzahl der Fälle mit Uveitis jedoch bedarf meist nur einer unspezifischen Behandlung.

Zweifelsohne kommt der Therapie bei der Betreuung des Patienten die wesentlichste Rolle zu. Alle unsere Theorien und Überlegungen werden durch die Erfolge unserer Behandlung einer Prüfung unterworfen, und die Art und Weise, wie diese unspezifische Therapie gehandhabt wird, ist wahrscheinlich der wichtigste Aspekt der gesamten Betreuung.

Die für jede einzelne Form der Uveitis empfohlene Behandlung zielt darauf hin, nicht nur den Verlust des Sehvermögens sondern ebenso bleibende Schäden, die man erwarten müßte, würde die Erkrankung ihren natürlichen Verlauf nehmen, zu verhindern. Diese Therapieempfehlungen sind in der Tabelle (Kapitel 6) zusammengefaßt und werden detailliert bei jeder klinischen Einheit in Abschnitt 3 diskutiert.

Das gegenwärtige Kapitel ist in fünf Abschnitte gegliedert, die dem Augenarzt vermitteln, wann, wie und womit behandelt werden muß und welche Risiken diese unspezifische Therapie in sich birgt.

Wann Behandlung – wann keine Behandlung?

Kein Medikament ist absolut „sicher" in jenem Sinn, daß es niemals Komplikationen, Nebenwirkungen oder Allergien hervorruft. Bei jeder Behandlung die der Arzt plant, muß er also das Verhältnis Nutzen-Risiko abwägen. Um eine Entscheidung mit einiger Gewißheit treffen zu können, muß er über den natürlichen Verlauf der Erkrankung Bescheid wissen. Eine Entzündung als einziges Zeichen einer Uveitis stellt an sich noch keinen Grund dar, mit einer Therapie zu beginnen. Nur wenn man annehmen muß, daß diese Entzündung mit größter Wahrscheinlichkeit auch eine Sehverschlechterung oder einen bleibenden Schaden am Auge hervorrufen wird, sollte eine Therapie in Betracht gezogen werden. Läßt der natürliche Verlauf nur eine vorübergehende minimale Störung des Sehvermögens und eine geringe okuläre Morbidität erwarten, dann sollte nicht mit einer Therapie begonnen werden. Im gegenteiligen Fall (häufige Komplikationen, Gefahr für das Sehvermögen, bleibende strukturellen Schäden) ist eine Therapie absolut unerläßlich.

Natürlich gibt es graduelle Abstufungen zwischen dieser „Alles-oder-Nichts"-Ansicht. Manche Formen der Uveitis gefährden das Sehvermögen nur bei Beteiligung der Makula. Eine entzündungshemmende Therapie sollte also nur zur Behandlung dieser Komplikation eingesetzt werden. Ist die Makula jedoch nicht betroffen, dann erscheint uns eine Behandlung, trotz sichtbarer Entzündungszeichen (zum Beispiel bei der chronischen intermediären Uveitis) nicht indiziert.

Bei anderen Syndromen wiederum kann der natürliche Verlauf der Erkrankung auch bei Fehlen aktiver Entzündungszeichen zu Komplikationen führen (z. B. die Entwicklung von hinteren Synechien als Folge eines chronischen Tyndallphänomens). Als Beispiel sei hier die chronische, nichtgranulomatöse Iridocyclitis der juvenilen rheumatoiden Arthritis genannt, die auch in Remission mit Mydriatika behandelt werden muß.

Bei jedem Patienten müssen also die möglichen Komplikationen und der zu erwartende Ausgang in Betracht gezogen werden. Wir glauben, daß sich eine Behandlung nur gegen die entsprechenden Komplikationen richten sollte. Das erlaubt unsere therapeutischen Möglichkeiten genau auf die Erfordernisse abzustimmen, sodaß im günstigsten Fall keine therapeutische Bemühung verschwendet sein wird.

Weiter muß, bevor eine Therapie begonnen wird, klar sein, daß sie weniger Nebenwirkungen besitzt, als durch den natürlichen Verlauf der Erkrankung zu befürchten wären (ein günstiges Verhältnis Nutzen zu Risiko). Zum Beispiel prädisponiert die chronische Entzündung der Heterochromiecyclitis Fuchs zur Bildung einer Cataract. Obwohl Corticosteroide die Entzündung reduzieren können, sind auch sie cataractogen. In diesem Fall spricht das Verhältnis von Nutzen zu Risiko also keineswegs für diese Behandlung.

Stellt die Entzündung selbst jedoch ein unakzeptables Risiko eines möglichen Sehverlustes oder bleibender Schäden an den Strukturen des Auges dar, wird im allgemeinen eine unspezifische Behandlung mit einer (oder mehreren) entzündungshemmenden Substanz unternommen. Die Entscheidung jedoch, ob eine

Tabelle 10.1. Bewertung der Entzündung in der Vorderkammer

Entzündungszellen	Tyndall-Phänomen
3–4+	3–4+
2+	2+
0–1+	0–1+

Behandlung in diesen kritischen Fällen begonnen werden soll oder nicht, muß der Augenarzt nach seiner klinischen Untersuchung (Ist die Entzündung gegenwärtig aktiv oder nicht?) treffen.

In Kapitel 4 ist bereits ein Schema für Bewertung der Entzündungszellen und des Tyndall-Phänomens in der Vorderkammer beschrieben worden, mit dessen Hilfe man den Verlauf einer Iritis oder Iridocyclitis verfolgen und dokumentieren kann. Tabelle 10.1 zeigt drei verschiedene hypothetische Einteilungen für Entzündungszellen in der Vorderkammer und drei für das Tyndall-Phänomen. Ein Patient mit Iridocyclitis benötigt eine entzündungshemmende Behandlung während der Periode der aktiven Entzündung. Findet man reichlich Zellen (3 bis 4+) und ein hochpositives Tyndall-Phänomen (3 bis 4+), so ist das sicherlich der Fall. Ebenso, wenn die aktive Entzündung etwas weniger schwer verläuft (2+ Zellen und 2+ Tyndall-Phänomen). Findet man jedoch keine oder nur 1+ Zellen und Tyndall, so sollte der Patient nicht behandelt werden, da dieser geringe Grad der Entzündung eigentlich eine inaktive Phase signalisiert. Zwei weitere Kombinationen müssen in Betracht gezogen werden: Wie soll man den Patienten behandeln, der einen 3 bis 4+ positiven Tyndall und nur 0 bis 1+ Zellen in der Vorderkammer zeigt? Was hat der Befund bei jenen Patienten zu bedeuten, die zwar 3 bis 4+ Zellen aber nur 0 bis 1+ Tyndall-Phänomen aufweisen? Im ersteren Fall (starkes Tyndall-Phänomen, wenige Zellen) kommt es zu einem massiven Austritt von Plasma durch die beschädigten Blutgefäße der Iris als Folge eines vorhergegangenen Schadens, ohne daß eine aktive Entzündung vorliegt. Eine entzündungshemmende Therapie ist nicht indiziert. Ist das Bild jedoch umgekehrt (reichlich Entzündungszellen, wenig Tyndall-Phänomen) so ist der Patient in der sehr frühen Phase einer schweren, akuten Entzündung oder macht einen akuten Schub einer chronischen Entzündung durch. Die Entzündungszellen sind durch die Mediatoren der Entzündungsreaktion bereits zum Ort des Geschehens angelockt worden, das Tyndall-Phänomen hinkt sozusagen nach. Diese aktive Entzündung muß entsprechend behandelt werden.

Unspezifische Therapie

Es gibt 5 Kategorien von Medikamenten, welche für die unspezifische Behandlung der Uveitis zur Verfügung stehen:

1. Mydriatika-Zykloplegika,
2. Corticosteroide,
3. Immunsuppressiva,
4. nicht-steroidale, nicht-immunsupprimierende Antiphlogistika, und
5. diverse andere Therapeutika.

Die Wirkungen und Nebenwirkungen dieser Medikamente werden im nächsten Abschnitt behandelt, ihre Anwendung in den darauffolgenden drei Abschnitten dieses Kapitels erläutert.

Mydriatika-Zykloplegika

Zum gegenwärtigen Zeitpunkt sind zahlreiche Augentropfen in verschiedenen Konzentrationen und mit verschiedener Wirkungsdauer erhältlich (Tabelle 10.2).

Tabelle 10.2. Mydriatika-Zykloplegika (gereiht nach ihrer Wirkungsdauer)

Substanz	Konzen-tration in %	Wirkungs-dauer[a] von	bis	Bemerkung
Tropicamid Mydriaticum „Roche"	0,5	3	6 h	Brennen beim Eintropfen
Phenylephrin Cricen Neo-Synephrine, Neosynephrin-Pos 5%, 10% Visadron	2,5 5 10	4	10 h	Mydriatische, keine zyklo-plegische Wirkung, ge-legentlich kardiale Neben-wirkungen der 10% Lösung
Adrenalin-Adrenalon Links-Glaukosan- Ampullen	2	4	10 h	wie oben
Cyclopentolat Cyclopentolat 0,5%/1% Zyklolat (EDo)	0,5 1	18	30 h	Brennen beim Eintropfen, gelegentlich systemischer psychotroper oder sedativer Effekt, bes. bei Kindern
Homatropin Homatropin 1% Dispersa Homatropin-Pos 1%	1 5	18	36 h	kaum Nebenwirkungen
Scopolamin Boroscopol Scopolamin 0,25% Dispersa Scopolamin-Pos 0,1%	0,1 0,25	5	9 Tage	gelegentlich systemische cholinerge Effekte
Atropin Atropinol Atropinol 0,5%/ 1% Dispersa Atropin-Pos	0,5 1	10	14 Tage	gelegentlich systemische cholinerge Effekte

[a] Wirkungsdauer in gesunden Augen, wesentlich länger als im entzündeten Auge

Corticosteroide

Die in der Augenheilkunde und anderen klinischen Fächern verwendeten Corti-costeroide sind Derivate des in der Nebennierenrinde hergestellten natürlichen Glukocorticoids. Bei ausreichend hoher Dosierung hemmen sie unspezifisch die Entzündungsreaktion des Körpers, unabhängig von der auslösenden Ursache.

Obwohl der gesamte Wirkungsmechanismus dieses antiphlogistischen Effektes noch nicht völlig aufgeklärt ist, sind doch schon zahlreiche spezifische Einzelwirkungen der Corticosteroide gut bekannt, einschließlich des potenzierenden Effektes auf die epinephrin-induzierte Vasokonstriktion, die Immobilisation der Entzündungszellen (zum Beispiel Makrophagen und neutrophile Granulozyten), die Stabilisierung lysosomaler Membranen, die Hemmung der Freisetzung verschiedener Kinine, die Mitosehemmung bei Lymphozyten (mit gleichzeitiger Reduktion der zirkulierenden Lymphozyten), und die Reduktion der Antikörper-Bildung.

Zur Behandlung der Uveitis können Corticosteroide auf dreierlei Wegen appliziert werden:

1. als Lokaltherapie (Augentropfen),
2. als systemische Therapie (Tabletten), und
3. als periokuläre Therapie (Injektionen).

Augentropfen. Diese Corticosteroid-Augentropfen liegen entweder als klare Lösungen oder als Suspensionen vor, wobei letztere vor der Applikation ausreichend geschüttelt werden müssen. Augensalben werden nur selten während des Tages für die Behandlung der Uveitis verwendet, eine Applikation vor dem Zubettgehen erscheint jedoch sinnvoll. Die meisten Nebenwirkungen dieser Behandlung mit Augentropfen beschränken sich auf lokale Effekte, obwohl auch eine geringe systemische Absorption beschrieben worden ist.

Die Komplikationen einer lokalen Behandlung steigen proportional mit der Behandlungsdauer: wenige Komplikationen nach einigen Tagen oder Wochen der Behandlung, zahlreiche jedoch, wenn sie über Monate oder Jahre gegeben werden. Je stärkere Präparate verwendet werden, umso größer ist das Risiko, wobei dieser Faktor jedoch weniger wichtig als die Dauer der Behandlung zu sein scheint. Ob Lösungen oder Suspensionen verwendet werden, erscheint in diesem Zusammenhang irrelevant.

Auf Grund der biphasischen Natur der Suspensionen ist ihre Penetration durch die Hornhaut in die Vorderkammer größer als jene der Lösungen. Dieser Vorteil muß jedoch auch unter dem Gesichtspunkt gesehen werden, daß sie eine größere Kooperation des Patienten verlangen: um eine gute Suspension der Partikel zu erreichen, muß das Fläschchen vom Patienten stark (mindestens $30 \times$) geschüttelt werden. Weiters führen sie häufiger als Lösungen zu Augenbrennen und Irritation. Im folgenden sind einige mögliche Komplikationen der lokalen Corticosteroidtherapie angeführt:

1. Anstieg des intraokularen Druckes bei prädisponierten Patienten;
2. temporäre Pseudoptose;
3. größere Prädisposition für äußere Augeninfektionen, im speziellen für Infektionen durch Herpes simplex-Virus und Pilze und
4. Bildung einer hinteren subkapsulären Cataract (meist nur nach Langzeitbehandlung).

In Tabelle 10.3 werden die derzeit gebräuchlichen Corticosteroid-Augentropfen und die entsprechenden Konzentrationen angegeben.

Tabelle 10.3. Corticosteroid-Augentropfen

Substanz	Konzentration in %	Kombinationspräparat (+/−)	Konzentration in %	Handelsname	
Hydrocortison					
frei 50%, Acetat 50%	0,5 2,5	Neomycin	0,5	Hydrocortison „Sanabo"	Tropfen
	1,5	Neomycin	0,5	Hydrocortison „Sanabo"	Salbe
Acetat	0,5	Neomycin	0,35	Hydrocortimycin	Tropfen
	1	Neomycin	0,35	Hydrocortimycin	Salbe
	0,5	Neomycin	0,5	HCM-Hydrocortimycin ½%	Salbe
Kapronsre-Ester	0,5	Chloramphenicol	0,2	Scheroson F ophthalmicum „Schering" Lös.	ölige Lösung
	1	Amphomycin Neomycin	0,5 0,33	Ecomytrin-Hydrocortison-Augensalbe	Salbe
Acetat	1	Oxytetracyclin Polymyxin B	0,5 0,1	Terracortril-Augensalbe mit Polymyxin-B-Sulfat	Salbe
	1,5	Oxytetracyclin Polymyxin B	0,5 0,1	Terracortril-Augentropfen Suspension mit Polymyxin-B-Sulfat	Tropfen
Acetat	0,5	Chloramphenicol	1	Cortison-Kemicetin Tropfen	ölige Lösung
Acetat	0,5	Chloramphenicol	1	Cortison-Kemicetin Salbe	Salbe
Prednisolon					
Acetat	0,5	0	0	Ultracortenol-Augentropfen	Tropfen
Trimethylacetat	0,5	0	0	Ultracortenol-Augensalbe	Salbe
	0,25	Neomycin Aminochinurid	0,16 0,3	Cambison-Augensalbe	Salbe
Fluocortolon					
Trimethylacetat	0,5	Chloramphenicol	0,2	Ultralan ophthalmicum-Tropfen (in Deutschland außer Handel)	ölige Lösung
Triamcinolon					
Acetonid-Hemisuccinat	0,1	Neomycin	0,35	Neo-Delphicort Augen- und Ohrentropfen	Tropfen
Acetonid	0,05	Neomycin Gramicidin	0,25 0,025	Volon A-Augensalbe	Salbe
Betamethason					
Dinatriumphosphat	0,1	0	0	Betnesol-Augen-Ohren- und Nasentropfen	Tropfen
	0,1	0	0	Betnesol-Augensalbe	Salbe
	0,1	Neomycin	0,5	Betnesol N-Augen-Ohren- und Nasentropfen	Tropfen
	0,1	Neomycin	0,5	Betnesol N-Augensalbe (Ausbietungen in Deutschland nicht im Handel)	Salbe
Dexamethason					
Dinatriumphosphat	0,1 0,0415	0	0	Decadron-Augentropfen/ Augensalbe	Tropfen/ Salbe
Dinatriumphosphat	0,1	Neomycin	0,35	Decadron-Phosphat mit Neomycin Augen-Ohren-Lösung	ölige Lösung

Tabletten. Obwohl es kurz, mittellang und lang wirkende Corticosteroide für die systemische Behandlung gibt, kommen nur die kurz wirksamen Formen wegen ihrer Effektivität und der erforderlichen Flexibilität für die Behandlung der Uveitis in Frage. In Tabelle 10.4 werden die gegenwärtig erhältlichen Corticosteroidtabletten angeführt. Es empfiehlt sich für den Augenarzt, sich eher mit einer

Tabelle 10.4. Orale Corticosteroide

Substanz	Handelsname[a]	Relative Wirksamkeit		Dosis für Entzündungshemmenden Effekt (mg)	Biologische Halbwertszeit (Stunden)		
		Entzündungshemmender Effekt	Na-Retention		von	bis	
Cortison	Cortison CIBA (25 mg)	0,8	1	25	8	12	kurzwirksam
Hydrocortison	Hydrocortison HOECHST (10 mg)	1	1	20	8	12	kurzwirksam
Prednison	Ultracorten (5 mg, 50 mg)	4	0,8	5	18	30	mittellang wirkend
Prednisolon	Aprednislon (5 mg) Aprednislon forte (25 mg) Prednisolon „Linz" (5 mg, 25 mg) Scherisolon (5 mg) Decaprednil (20 mg) Decortin-H (5 mg, 50 mg) Deltacortril (5 mg) Hostacortin H (5 mg) Predni-H-Tablinen (5 mg) Predni-H-Tablinen retard (10 mg)	4	0,8	5	18	30	mittellang wirkend
Methylprednisolon	Urbason (4 mg, 16 mg, 40 mg) Urbason retard mite Drg (4 mg, 8 mg) Betanison „Lepetit" (4 mg)	5	minimal	4	18	30	mittellang wirkend
Fluocortolon	Ultralan (5 mg, 20 mg, 50 mg)	4	0,8	5	28	48	lang wirkend
Triamcinolon	Volon (1 mg, 4 mg 8 mg, 16 mg) Delphicort (2 mg, 4 mg, 8 mg) Livoron (4 mg)	5	keine	4	28	48	lang wirkend
Betamethason	Betnelan (0,5 mg) Betnesol (0,5 mg) Celestan (0,5 mg) Celestan retard (1 mg)	30	vernachlässigbar	0,5	36	72	lang wirkend
Dexamethason	Dexamethason „Linz" (0,5 mg) Decadron (0,5 mg) Dexamed (0,5 mg, 1,5 mg) Dexamethason Ferring (0,5 mg) Fortecortin (0,5 mg, 1,5 mg, 4 mg) Predni-F-Tablinen (0,5 mg)	30	minimal	0,5	36	72	lang wirkend

[a] ohne Anspruch auf Vollständigkeit der Liste

Tabelle 10.5. Nebenwirkungen einer systemischen Langzeitbehandlung mit Corticosteroiden

---

- Ulcus ventriculi (besonders wenn der Patient auch Aspirin verwendet)
- Diabetes mellitus
- Hypertonie
- Osteoporose
- Akne
- erhöhter Hirndruck und Anfälle, psychische Veränderungen (von Euphorie bis Psychosen)
- Hyperkoagulabilität des Blutes, Hyperazititätssyndrome; hyperosmotisches, hyperglykämisches, nicht-ketotisches Koma (auch nach kurzzeitiger systemischer Behandlung)
- verzögerte Wundheilung, größerer Hautschaden nach kleinen Verletzungen, unterdrückte Entzündungsreaktion auf Infektionen
- Störungen der Menstruation, Fieber
- Hirsutismus
- hintere subkapsuläre Cataract (Dosis größer als 10 mg Prednisolon pro Tag für über 1 Jahr)
- Offenwinkelglaukom
- Exophthalmus

---

einzelnen systemischen Verabreichungsform gut vertraut zu machen als zu versuchen, alle Präparate zu beherrschen.

Sowohl eine Fiebertherapie als auch eine ACTH-Behandlung sind auf ihre Brauchbarkeit bei der Behandlung der Uveitis untersucht worden, geben jedoch beide unvorhersehbare Ergebnisse, sodaß wir die Verwendung nicht empfehlen. Obwohl auch schwere Nebenwirkungen einer systemischen Kurzzeitbehandlung mit Corticosteroiden beschrieben worden sind, sind die Komplikationen einer Langzeitbehandlung (Dauer: Monate bis Jahre) wesentlich schwerwiegender. Letztere sind in Tabelle 10.5 ohne Kommentar wiedergegeben. Die Länge der Liste und die Schwere der Komplikationen sprechen für sich selbst. Anzahl und Schwere der Komplikationen hängen direkt mit Dauer und Dosis der Behandlung zusammen.

Unter bestimmten Umständen, die später in diesem Abschnitt besprochen werden, benötigt ein Uveitispatient eine Langzeitbehandlung mit systemischen Corticosteroiden. Dann sollte eine einzelne Tagesdosis oder eine Dosis jeden 2. Tag verabreicht werden. Durch diese alternierende Therapieform können einige Komplikationen einer Langzeitbehandlung reduziert werden, da sie dem Organismus eine Erholungsphase von den dauernd erhöhten Corticosteroidblutspiegeln beläßt und dadurch die Nebennierenrinde eine regelmäßige physiologische Stimulation von der Hypophyse erhält während der Blutspiegel niedrig ist.

Nach einer Langzeitbehandlung sollte die Therapie mit Corticosteroiden nicht abrupt abgesetzt werden. Langsame Reduktion und sorgfältige klinische Überwachung sind notwendig. Ein plötzliches Absetzen kann zu einer sehr schweren Beanspruchung der atrophen Nebennierenrinde führen, eine daraus resultierende Blutung in der Nebennierenrinde kann zu deren völligem Versagen und gelegentlich zum Tod führen.

Injizierbare Corticosteroide. Wie und wann periokulare Corticosteroide indiziert sind, wird im Abschnitt über die Applikationsformen diskutiert werden, jedoch werden die Nebenwirkungen und Komplikationen dieser Injektionen hier behandelt.

Die für periokulare Injektionen geeigneten Corticosteroide können entweder
kurz oder lang wirksam sein. Die Wirkung der ersteren hält nur für Stunden, die
der letzteren für Wochen bis über 1 Monat an. Zwei verschiedene Gruppen von
Komplikationen nach dieser Behandlungsform, die eine als Folge der Corticosteroidbehandlung, die andere als Folge der periokulären Injektionstechnik, können auftreten:

A. Komplikationen im Zusammenhang mit der Corticosteroidwirkung

1. Eine systemische Resorption tritt unmittelbar nach der Injektion ein. Sie ist am
Anfang sehr stark, jedoch nach 2 bis 3 Tagen minimal oder fehlend. Bei einem
Patienten, der über viele Wochen mit lang wirksamen Corticosteroiden behandelt
worden ist, ist ein Cushing-Syndrom aufgetreten.

2. Eine Cataracta corticalis posterior entsteht oft nach wiederholten periokulären Injektionen.

3. Bei prädisponierten Patienten („Steroid-Respondern") kann ein intraokularer Druckanstieg oft lang dauern und schwerwiegend sein, besonders, wenn
vordere Injektionen mit Depot-Corticosteroiden verwendet werden. In einigen
Fällen mußte das Depotmaterial chirurgisch entfernt werden, um den Augen-
druck wieder zu normalisieren. Dies scheint glücklicherweise nach hinteren Injektionen viel seltener aufzutreten. Eine Autorität auf diesem Gebiet (T. Schlaegel,
persönliche Mitteilung) hat nur bei einer von 3000 hinteren sub-Tenonschen
Injektionen mit Depotsteroiden einen erhöhten intraokularen Druck beobachtet.
Jedes Langzeitsteroid scheint diesen Effekt hervorrufen zu können. In einer publi-
zierten Serie schien Triamcinolon-Acetonid häufiger als andere Präparate diese
Komplikation hervorzurufen. Da diese Studie jedoch in einem Gebiet durchgeführt wurde, wo Triamcinolon häufiger verwendet wird als andere Steroide,
könnten diese Ergebnisse unter Umständen darauf zurückgeführt werden.

4. Narbige Verbindungen zwischen Conjunctiva und Bulbus.

5. Überempfindlichkeit, exzessive Gewebsreaktion mit Proliferation.

6. Subdermale Fettgewebsatrophie, die kosmetisch störend wirkt, wenn trans-
palpebral injeziert wird.

7. Ptose und Parese anderer extraokulärer Muskeln.

8. Potenzierung von Herpes simplex-Virus- und Pilzinfektionen.

9. Verschlechterungen infektiös bedingter Uveitiden. Die Verwendung von
periokulären Depot-Corticosteroiden bei Uveitiden infektiöser Genese, besonders der Toxoplasmose (ohne gleichzeitige antibiotische Abschirmung) kann den
Verlauf verschlechtern. Dies wird wahrscheinlich dadurch hervorgerufen, daß die
sehr hohen Corticosteroidspiegel in der befallenen Netzhaut und Chorioidea die
lokalen Abwehrmechanismen schwächen.

B. Komplikationen auf Grund der periokularen Injektionstechnik

1. Eine unbeabsichtigte intraokulare Injektion ist die am meisten gefürchtete
Komplikation. Sie tritt meistens bei hinteren Injektionen auf, wo die Spitze der
Nadel der visuellen Kontrolle des Augenarztes entzogen ist. Es besteht kein
Zweifel, daß durch diese Komplikation Augen verlorengegangen sind. In einer

der folgenden Abschnitte wird eine Injektionstechnik vorgestellt mit deren Hilfe diese Komplikation vermieden werden kann.

2. Ungenügende Konzentration des Corticosteroids im Auge. Aus Angst vor einer intraokularen Injektion wird gelegentlich die Spitze der Nadel so weit vom Bulbus entfernt plaziert, daß das Corticosteroid nicht in effektiver Konzentration den Wirkungsort erreichen kann. Durch eine entsprechende Technik kann dies verhindert werden.

3. Gelegentlich tritt nach einer hinteren Injektion ein retrobulbäres Hämatom und nach einer vorderen Injektion eine subconjunctivale Blutung auf.

4. Es sind auch Verletzungen des Sehnerven nach einer retrobulbären Injektion möglich, die in einer permanenten, irreversiblen Opticusatrophie resultieren.

5. Nach vorderen Injektionen können auf Grund einer Elevation am Limbus Dellen der Hornhaut auftreten.

Wird eine vordere Injektion eines weißen Depotcorticosteroids entweder subconjunctival oder unter die Tenonsche Kapsel im Bereich der Lidspalte injiziert, so ist dies für den Patienten kosmetisch sehr störend.

Die für eine periokulare Injektion verwendeten Corticosteroide sind in Tabelle 10.6 angeführt.

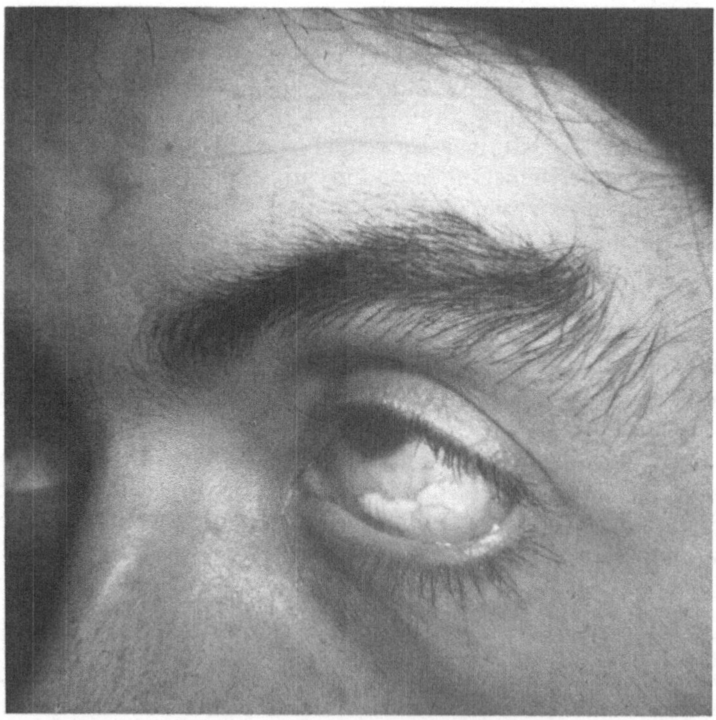

Abb. 10.1. Subconjunctivales Depot-Corticosteroid im temporal unteren Quadranten. Es kann für die Dauer von einigen Wochen eine geringe Reizung hervorrufen

Tabelle 10.6. Injizierbare Corticosteroide

Substanz	Handelsname[a]	Konzentration mg/ml
Hydrocortison		
Acetat	Cortril-Suspension	25
	Ficortril	25
Prednisolon		
Trimethylacetat	Ultracortenol-Kristallsuspension-Ampullen	10
	Ultracortenol-Kristallsuspension-Durchstichflasche	10
Acetat	Scherisolon Kristallsuspension-Ampullen	10
Acetat	Decortin-H- Kristallsuspension-Ampullen	25
Acetat	Deltacortril Suspension	10/20
Acetat	Prednisolon „Linz" Ampullen	25
Hemisuccinat-Na	Solu-Decortin-H (10, 25, 50, 250 mg)	
Triamcinolon		
Diacetat	Delphicort 25140-Kristallsuspension-Ampullen	25
		40
Acetonid	Volon A 10-Kristallsuspension	10
	Volon A 40-Kristallsuspension-Amp.,-Durchstichflasche	40
Acetonid-Phosphat	Volon A 80-Kristallsuspension-Spritzampulle	80
Methylprednisolon		
Na-Succinat	Solu-Medrol 500 mg (1000 mg) Trockensubstanz in Durchstichflasche	
Acetat	Urbason Kristallsuspension 20 mg (40 mg) Ampullen	
Dexamethason		
Dinatrium-phosphat	Dexamethason „Linz" Ampullen	4
	Fortecortin 4 mg-Mono-Ampullen	4
Bethametason		
Dinatrium-phosphat	Betnesol-Kristallsuspension	5
		7
Dipropionat 5 mg	Diprophos Suspension-Ampullen	7
Fluprednisolon		
Acetat	Isopredon-Kristallsuspension-Ampullen	8
Paramethason		
Acetat	Monocortin-Depot Kristallsuspension 20 mg Ampullen	20
	Monocortin-Depot Kristallsuspension 40 mg-Spritzampulle	20
Dinatrium-phosphat	Monocortin S-Spritzampullen 20 mg	5

[a] Diese Liste erhebt keinen Anspruch auf Vollständigkeit

Immunsupprimierende Medikamente (keine Corticosteroide)

Die Mehrzahl der gegenwärtig zur Verfügung stehenden Immunsuppressiva werden zur Therapie verschiedener maligner Erkrankungen verwendet. Sie werden deshalb zur Behandlung verschiedener Uveitis-Syndrome herangezogen, weil sie auch die Proliferation lymphoider Zellen unterdrücken, wodurch sowohl die humorale (durch Antikörper vermittelte) als auch die zell-mediierte Immunität beeinflußt wird. Im folgenden sind die meisten dieser Medikamente nach Substanzgruppen angeführt. Am häufigsten werden bei der Behandlung der Uveitis Chlorambucil (Leukeran), Methotrexat (Methotrexat „Lederle"), Cyclophosphamid (Endoxan; Cyclostin) und Azathioprin (Imurek) verwendet. Die Dosierungsangaben sind nur als Beispiele zu verstehen, immer muß sich die Behandlung individuell nach dem Patienten richten.

Alkylierende Substanzen. Sie wirken durch Ankoppelung einer Alkylgruppe an die Desoxyribonuleinsäure in der N-7 Position des Guanins während der Zellteilung. Als Folge kommt es entweder zu einem Bruch im DNS-Strang oder zu einer Querverbindung („cross-linking") zwischen zwei Strängen, sodaß eine normale Synthese der Nukleinsäuren und Zellproteine nicht stattfinden kann. Beispiele für diese Substanzen sind: Busulphan (Myleran), Chlorambucil (Leukeran), Chlormethin (Mustargen), Cyclophosphamid (Endoxan; Cyclostin), Melphalan (Alkeran), Procarbazin (Natulan), Thiotepa (Thiotepa „Lederle"), Mitobronitol, Mustin, Tretamin und Uramustin. Sie können Übelkeit, Erbrechen, Knochenmarksdepression, Zystitis (besonders durch Cyclophosphamid) und Pulmonalfibrose (besonders durch Busulphan) hervorrufen.

Chlorambucil wird als 2 mg-(oder 5 mg-)Manteltablette hergestellt. Man beginnt mit einer Dosierung von 1 Tablette (2 mg) pro Tag, die jede Woche um 2 mg pro Tag gesteigert wird, bis es zu einer Besserung der klinischen Befunde oder einem signifikanten Abfall der Thrombozyten oder Leukozyten kommt. Die maximale tägliche Dosis beträgt 12 bis 18 mg. Ein wöchentliches Blutbild und eine engmaschige interne Kontrolle sind erforderlich.

Cyclophosphamid wird in Form von 100 mg-, 200 mg- und 500 mg-Trockenstechampullen und als 50 mg-Dragees hergestellt. Als entzündungshemmende Therapie werden 50 mg Endoxan täglich gegeben, alle 4 Wochen um 50 mg pro Tag gesteigert, bis es zu einer klinischen Besserung kommt. Auch hier sind wöchentliche Untersuchungen erforderlich.

Antimetabolite. Diese sind Analoge normaler Metabolite und wirken durch kompetitive Hemmung. Folsäureantagonisten (Methotrexat, Methotrexat „Lederle") wirken durch Inhibition der Dihydrofolat-Reduktase. Dadurch wird die Synthese von Tetrahydrofolsäure-Calcium-Coenzym, welches bei der Synthese von Amino- und Nukleinsäuren eine wichtige Rolle spielt, verhindert.

Purinantagonisten, z.B. 6-Mercaptopurin (Puri-Nethol), Azathioprin (Imurek), Thioguanin (Tioguanin „Lederle", „Wellcome") und Pyrimidinantagonisten, z.B. 5-Fluoro-Uracil (Efudix „Roche"), Cytarabin (Alexan; Udicil) entziehen ebenfalls der Zelle lebenswichtige Metaboliten. Sie können gastrointestinale Beschwerden (inklusive Ulcera), eine Knochenmarksdepression, und ein Nierenversagen (besonders Methotrexat) verursachen.

Methotrexat wird meist intravenös verabreicht: 25 mg pro m^2 Körperoberfläche, gewöhnlich für die Dauer von 2 bis 10 Monaten. Azathioprin wird in 50 mg-Tabletten (und als Stechampullen) hergestellt, am Beginn werden täglich 50 mg verabreicht. Diese Dosis wird auf maximal 300 mg pro Tag gesteigert.

Eine wöchentliches Blutbild und engmaschige internistische Kontrollen sind erforderlich.

Alkaloide. Vincristin (Oncovin; Vincristin „Bristol", „Eli Lilly"), Vinblastin (Velbe) stoppen die Mitose. Diese Substanzen können eine Knochenmarksdepression, ebenso wie eine periphere Neuropathie (besonders Vincristin) und eine Alopezie hervorrufen.

Glukoside. Mitopodizid (Proresid, in Deutschland außer Handel) hat eine antimitotische Aktivität.

Antibiotika. Die Actinomycine, z.B. Dactinomycin (Cosmegen, Lyovac Cosmegen), Bleomycin (Bleomycin Lundbeck; Bleomycinum „Mack"), Daunorubicin (Daunoblastin), Doxorubicin (Adriblastin), Mithramycin (Mitracin; Mithramycin „Pfizer"), Mitomycin, und Streptozotocin, interferieren alle mit der DNS/RNS-Synthese. Sie führen zu Knochenmarksdepression, gastrointestinalen Beschwerden und Stomatitis, Alopezie, Cardiomyopathie (durch Daunorubicin und Doxorubicin), Pulmonalfibrose und Hautausschlägen (durch Bleomycin).

Asparaginase. (Crasnitin) Dieses Enzym wird aus Meerschweinchenserum gewonnen und ist sehr neurotoxisch.

Verschiedene. Procarbazin, Dacarbazin (DTIC-Dome), Hydroxyharnstoffsäure (Litalir), Rozaxan, Ifosfamid (Holoxan), Trofosfamid (Ixoten), Urethan und Cisplatin (Platinol; Cisplatin „Lederle", Cisplatyl, Platiblastin, Platinex, ein Platinabkömmling).

In Anbetracht der möglichen, sehr schweren systemischen Komplikationen dieser Medikamente dürfen sie nur bei jenen Uveitisfällen angewendet werden, die das Sehvermögen bedrohen und einer konventionellen Therapie nicht zugänglich sind. Indiziert sind sie nur bei jenen Formen der Uveitis, bei denen eine therapeutische Wirksamkeit sicher nachgewiesen ist. Sie sind bei einer Uveitis infektiöser Genese klarerweise kontraindiziert, da dann eine Verschlechterung zu erwarten ist. Indikationen und Kontraindikationen sind in Kapitel 6 angegeben und werden im Abschnitt 3 diskutiert.

Sie sollten nur von einem Internisten, der mit ihrer Handhabung vertraut ist, verabreicht und im allgemeinen über eine Periode von Wochen oder Monaten gegeben werden. In der Regel wird die übrige Therapie des Patienten unverändert beibehalten. Läßt sich keine klinische Besserung bei Erreichen entsprechender Serumspiegel feststellen, sollten die Zytostatika möglichst rasch wieder abgesetzt werden. Auch wenn eine klinische Wirkung zu beobachten ist, sollte das Präparat abgesetzt werden, sobald

1. keine weitere Verbesserung eintritt,
2. die erlaubte Gesamtdosis der Substanz verabreicht worden oder
3. eine schwere Komplikation aufgetreten ist.

War klinisch eine guter Effekt zu beobachten, kann die Substanz zu einem späteren Zeitpunkt, wenn erforderlich, wieder verwendet werden.

Gegenwärtig wird meist eine Monotherapie bei Uveitiden eingesetzt, jedoch kann es möglich sein, daß in der Zukunft auch eine Kombinationstherapie empfohlen wird.

Bevor die Behandlung begonnen wird, sollte der Patient unbedingt über alle möglichen Komplikationen genau aufgeklärt werden. Einige allgemeine Komplikationen dieser Substanzen sind:

1. ein teratogener Effekt,
2. ein später carcinogener Effekt,
3. eine Aspermatogenese und
4. eine Verschlechterung systemischer Infektionen.

Cyclosporin A (Sandimmun) ist Prototyp einer neuen Generation von Immunsuppressiva. Seine außerordentliche Bedeutung liegt in der **selektiven** Wirkung auf die Aktivierung der T-Lymphozyten und die Freisetzung der von diesen aktivierten Zellen gebildeten Lymphokine. Cyclosporin A wird nach oraler Verabreichung gut resorbiert, die empfohlene Dosierung beträgt 12,5 mg/Kg/Tag, eine Kontrolle der Serumspiegel in einem Speziallabor ist in regelmäßigen Abständen erforderlich.

Die Substanz ist erfolgreich bei der Therapie des Morbus Behçet, der intermediären Uveitis, der sympathischen Ophthalmie, des Vogt-Koyanagi-Harada Syndroms, der Sarkoidose, und der vitiliginösen Chorioidopathie, aber auch bei Uveitiden im Kindesalter, angewandt worden.

Als Nebenwirkungen werden eine Beeinträchtigung der Nieren- und Leberfunktion, Muskelzittern, Hirsutismus, Appetitlosigkeit und Zahnfleischschwellungen beschrieben. In den meisten Fällen verschwinden diese Nebenwirkungen nach Dosisreduktion. Die Überlegenheit dieses Medikaments ist evident, wenn man seine Nebenwirkungen mit jenen der Corticosteroide oder Zytostatika vergleicht. Die Ergebnisse klinischer Studien – Langzeitbeobachtungen stehen allerdings noch aus – wecken berechtigte Hoffnungen, daß Cyclosporin A ein potentes Therapeutikum schwerer Uveitiden nicht-infektiöser Genese darstellt.

Nicht-steroidale, nicht-immunsuppressive Medikamente

Obwohl ihr Wirkungsmechanismus etwas variiert, besitzen viele Medikamente aus dieser Gruppe einen inhibitorischen Effekt auf Prostaglandine (Tabelle 10.7). Verschiedene Prostaglandine sind im Auge nachgewiesen worden, wobei vermutet wird, daß sie bei manchen intraokularen Entzündungen eine große Rolle spielen. Viele Experten glauben, daß die klinisch überprüfbare Wirkung dieser antiinflammatorischen Substanzen in der Ophthalmologie nur sehr gering ist. Ob dies von den Substanzen selbst, dem Verabreichungsmodus oder der Selektion der Fälle abhängt, ist zum gegenwärtigen Zeitpunkt nicht mit Sicherheit zu sagen. Es ist jedoch denkbar, daß eine systemische Langzeittherapie mit einigen dieser Präparate Frequenz und Schwere der Rezidive einer akuten, nichtgranulomatösen Iridocyclitis, wie sie im Rahmen rheumatischer Erkrankungen auftritt, zu reduzieren vermag. Auch gibt es klinische Beobachtungen, daß sie bei der Behandlung der Skleritis und Sklerouveitis einen Effekt besitzen. Obwohl sie nicht so wirksam sind wie die Corticosteroide und Immunsuppressiva, so haben sich doch wesentlich seltener und geringere Nebenwirkungen.

Tabelle 10.7. Nicht-steroidale, nicht-immunsupprimierende, antiflammatorische Medikamente

Substanz	Handels-name[a]	Dosis	Tab./Drg.	Nebenwirkungen
Acetyl-salicyl-säure	Aspirin Aspro Colfarit	täglich zwi-schen 4–10 g in 4 Einzel-dosen	0,5 g 0,32 g 0,5 g	Antiprothrombinwirkung, Gastritis, Störungen des Säure-Basen-Haushaltes, Tinnitus
Indo-metacin	Indocid Indo-Arcana	täglich 2–3 × 1–2 Kapseln à 25 mg, bis maximal auf 200 mg steigern	25,50 mg 25,50 mg	Störungen des Gastrointestinal-traktes, Schwindel, Gehör-störungen, hämatologische Störungen, Alopezie, Ödeme, Hypertonie, Potenzierung psychiatrischer Störungen und einer Epilepsie, Ablagerungen in der Hornhaut und Makula
Phenyl-butazon	Butazolidin	täglich 2–3 × 1 Dragee un-zerkaut während der Mahlzeit	200 mg	Ödeme, Ausschlag, Magen-schmerzen, Schwindel, Stomatitis (häufig) selten: Erregung, Lethargie, Magen-Darm-Blutungen, Kardiale Arrhythmie
Oxyphen-butazon	Tanderil	täglich 2–3 × 2 Dragees	100 mg	wie Phenylbutazon, jedoch weniger Magenreizung

[a] Diese Liste erhebt keinen Anspruch auf Vollständigkeit

Diverse Medikamente und Therapiemaßnahmen

Dieser Abschnitt soll eine Überblick über jene Medikamente und Maßnahmen geben, die an anderer Stelle nicht eingereiht werden können. Man kann über die Gruppe als ganzes wenig sagen, außer daß gewisse Patienten durch das eine oder andere Medikament sehr profitieren können, ohne daß man allgemeine Rück-schlüsse für eine breitere Verwendbarkeit ziehen kann. Möglicherweise werden sich einige, etwa die immunpotenzierenden Substanzen, in der Zukunft als brauchbar erweisen.

Zu ihnen gehören:

Cyproheptadine hydrochlorid (Periactin). Dieser Histamin- und Serotoninantago-nist wird bei der Behandlung akuter und chronischer Allergien verwendet (zur Therapie des Juckreizes), kann jedoch auch bei der Uveitis allergischer Genese eingesetzt werden. Die Dosis für den Erwachsenen beträgt 3 oder 4 × täglich 4 mg. Die wesentlichste Nebenwirkung ist eine gewisse Benommenheit.

Transferfaktor. Diese Substanz wird gegenwärtig als „immunpotenzierendes Agens" betrachtet, wobei es sich um einen Lymphozytenextrakt handelt, der zelluläre Immunität gegen spezifische Antigene transferieren soll. Er ist mit varia-blen Resultaten bei der Behandlung der Coccidioidomykose, des Behçetschen Syndroms und der Zytomegalie-Virusinfektion verwendet worden.

BCG (Bacillus Calmette-Guerin) (BCG sec „Berna"). Dabei handelt es sich um einen abgeschwächten humanen Tuberkelbazillus, der die unspezifische zelluläre Immunität des Wirtes zu stimulieren vermag. Am besten wird BCG intravenös oder als Aerosol-Nasenspray eingesetzt, obwohl in Österreich die meisten Kinder intradermal geimpft werden. Die methanol-extrahierte Form von BCG ist die in der Anwendung sicherste. Es gibt einige Berichte über eine erfolgreiche Behandlung von Herpes simplex Virus-Infektionen mit BCG.

Levamisol. Dabei handelt es sich um eine antihelminthische Substanz, die das Immunsystem des Wirtes zu stimulieren vermag. Sie steigert Phagozytose und Lymphozyten-Transformation in vitro. Sie steigert auch die Makrophagen-Chemotaxis und bei manchen Patienten wird die Funktion der T-Zellen wieder normalisiert. Auch diese Substanz ist mit wechselndem Erfolg bei der Behandlung der Herpes simplex-Infektion eingesetzt worden. Obwohl die Nebenwirkungen in der Regel gering sein dürften, sind auch Agranulozytosen beschrieben worden.

Keine Besprechung der Uveitistherapie wäre vollständig, ohne daß auch allgemeine, unspezifische Maßnahmen erwähnt werden. Bei Augenentzündungen, die ja häufig auch eine systemische Relevanz zu haben scheinen, sollten deshalb einige generelle therapeutische Prinzipien eingehalten werden. Der Arzt wird nicht fehlgehen, wenn er deshalb Ruhe, ausgeglichene Ernährung und eine gewisse Enthaltsamkeit bei Alkohol ebenso wie Vermeidung von Streß und Übermüdung empfielt.

Obwohl diese Maßnahmen jedem Laien sinnvoll erscheinen, gibt es wenige objektive Hinweise, daß diese Maßnahmen irgendeinen positiven Effekt besitzen. Aus rezenten Studien ist jedoch bekannt, daß zahlreiche schwere und lebensbedrohende Erkrankungen (einschließlich mancher Karzinome und kardiovaskulärer Erkrankungen) mit Streßfaktoren positiv korrelieren, und es erscheint uns unwahrscheinlich, daß eine Entzündung der Uvea völlig isoliert von derartigen Einflüssen ablaufen kann. Die Tatsache, daß wir bis jetzt nicht mit endgültiger Sicherheit durch wissenschaftliche Untersuchungen einen Effekt des Stresses und anderer Umweltfaktoren auf das Uveitisgeschehen nachweisen können, sollte uns nicht davon abhalten, unseren Patienten Maßnahmen zu empfehlen, die für den allgemeinen Gesundheitszustand förderlich sind.

Applikationsformen der Therapie

Wie wir schon im Detail bei der Besprechung der Corticosteroidtherapie (im Abschnitt über unspezifische Medikation) dargelegt haben, gibt es drei wesentliche Methoden der Medikamentenapplikation, welche für die Behandlung der Uveitis zur Verfügung stehen:

1. die lokale Applikation,
2. die systemische Gabe, und
3. die periokularen Injektionen.

Die *Lokalbehandlung* einer vorderen Uveitis mit Corticosteroiden und Mydriatika in Form von Augentropfen ist eine logische, effektvolle Methode, die auch am seltensten von allen drei Methoden zu schweren Nebenwirkungen führt. Es wird eine maximale Konzentration des Medikamentes im Auge bei geringsten systemischen Nebenwirkungen erreicht. Weiter kann, sollte eine Komplikation auftreten, die Behandlung sofort unterbrochen werden; schon nach einer Stunde ist kaum noch Substanz im Bindehautsack nachzuweisen.

Um eine maximale Kontaktzeit und damit die beste Resorption durch die Hornhaut zu erreichen, halten wir die folgende Methode für die günstigste: der Patient wird aufgefordert den Kopf in den Nacken zu legen (oder sich auf den Rücken zu legen) und nach nasal unten zu blicken. Ein Tropfen der Lösung (eine Suspension muß vorher sehr gut geschüttelt werden) wird bei aufgehaltenem Lid

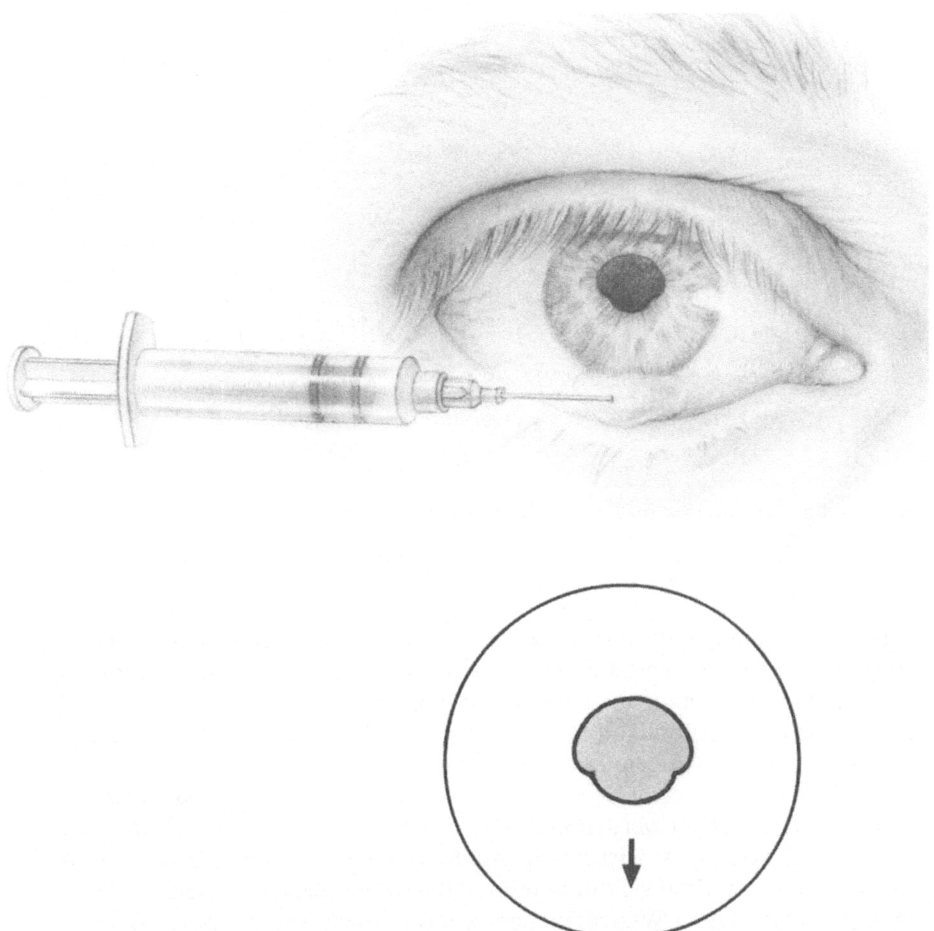

Abb. 10.2. Falsche Lokalisation der subconjunctivalen Mydriatika *zwischen* den Synechien, wodurch nur ein geringer Effekt erzielt wird

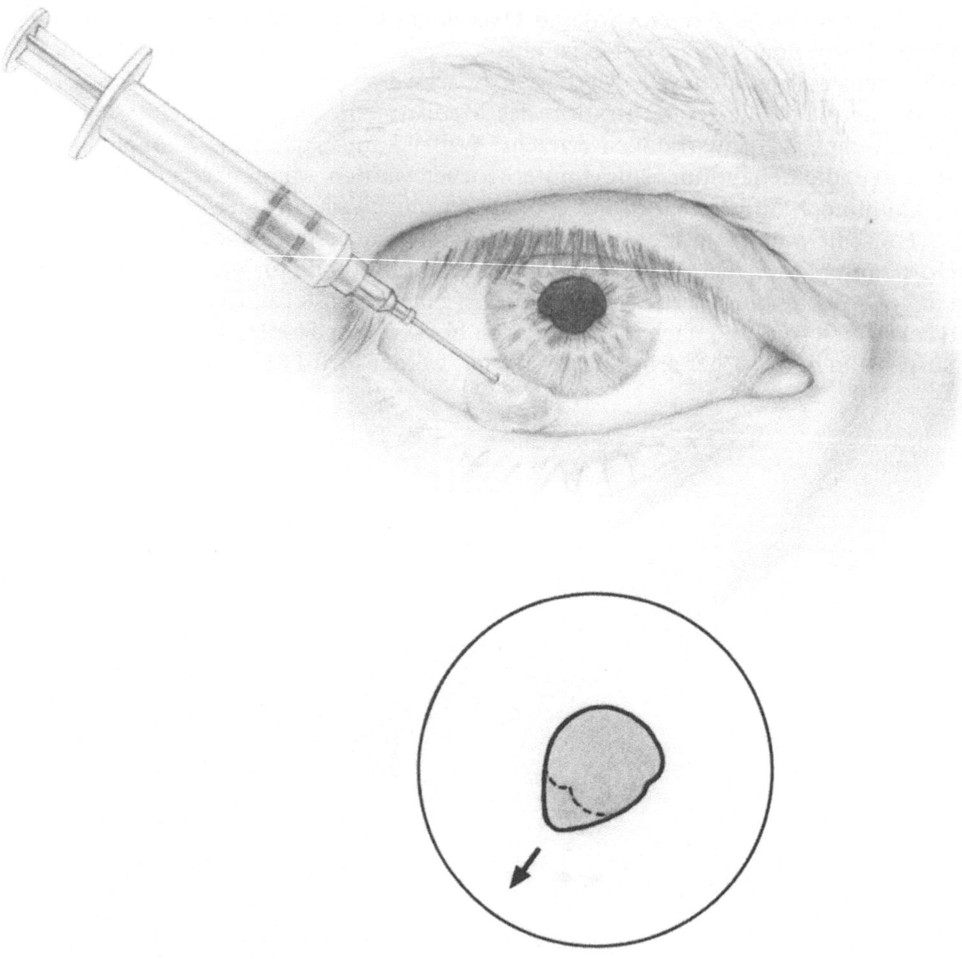

Abb. 10.3. Richtige Lokalisation im Bereich der Synechie für maximale mydriatische Wirkung

in den oberen äußeren Quadranten plaziert. Als nächster Schritt werden die Lider für wenige Sekunden zart geschlossen, es wird auf eine normale Blinkfrequenz gewartet und dann werden die Canaliculi mit den Fingern für 20 oder 30 Sekunden verschlossen. Eine stündliche Applikation ist die häufigste, die einem Patienten im allgemeinen noch zugemutet werden kann.

Bei frischen hinteren Synechien, von denen man annimmt, daß sie durch Mydriatika noch gesprengt werden können, sollten zuerst häufige Applikationen (alle 5 Minuten) von stark wirksamen Medikamenten (Atropin, Homatropin usw.) versucht werden. Sind sie durch diese Behandlung nicht zu lösen, sollte ein Versuch mit einem sterilen Wattestäbchen unternommen werden, das mit einem Gemisch verschiedener Mydriatika (z.B. 0.4% Homatropin, 0.5% Phenylephrin) getränkt worden ist und nach Applikation eines Lokalanästhetikums unter dem

Ober- oder Unterlid plaziert wird. Es sollte möglichst nahe an jenem Ort liegen, wo die Synechien am ausgedehntesten sind und dort für 10 bis 15 Minuten verbleiben. Selbst wenn die Synechien nicht zur Gänze nach dieser Zeit gelöst sind, kann dies auch noch später, etwa bis zum nächsten Tag, geschehen. Bleiben jedoch Synechien bestehen, kann diese Mischung auch subconjunctival injiziert werden (Siehe Abschnitt über periokulare Injektionen). Die Lösung sollte sorgfältig ausgewählt und die systemischen Nebenwirkungen bedacht werden. Die beste Lokalisation für diese subconjunctivale Injektion ist an der Grenze zwischen der frei beweglichen Pupille und den Synechien. Dies ist deshalb der Fall, weil sich Synechien offensichtlich leichter mit einer Art „Reißverschlußmechanismus" öffnen lassen (Abbildung 10.2) als durch direkten Zug gegen ihre Mitte (Abbildung 10.3). Man benötigt im allgemeinen nur eine kleine Menge (ungefähr 0,25 ml) dieser Lösung.

Systemische Verabreichung

Bei einer hinteren Uveitis (d.h. einer Entzündung des Ciliarkörpers, Glaskörpers, der Netzhaut oder Chorioidea) kann durch eine lokale Applikation keine therapeutisch ausreichende Konzentration erreicht werden und es muß deshalb entweder eine systemische oder periokulare Behandlung eingesetzt werden.

Bei systemischer Therapie muß primär ein suffizienter Blutspiegel erreicht werden, damit im Auge ein therapeutischen Effekt erzielt werden kann. Es liegt auf der Hand, daß die relativ geringe Menge des Medikaments, die zur Therapie der Augenentzündung benötigt wird, nur bei gleichzeitigem Effekt auf alle anderen Organe des Körpers, die es nicht benötigen, zu erreichen ist. Diese sicherlich nicht sehr logische Behandlungsmethode erhöht die Wahrscheinlichkeit systemischer Nebenwirkungen und Komplikationen, während nur ein minimaler Anteil zum Auge gelangt. Nicht zu leugnen ist jedoch, daß auch mit dieser Therapieform Erfolge zu sehen sind, sodaß sie von zahlreichen Augenärzten verwendet wird.

Hat man sich entschieden, systemische Steroide für eine frische hintere Uveitis zu verwenden, so wird der maximale therapeutische Effekt durch die Verabreichung der gesamten Tagesdosis am Morgen erzielt. Sobald klinisch eine Wirkung zu beobachten ist, sollte das Präparat langsam, über eine Periode von mehreren Wochen, abgebaut werden. Ist eine langdauernde Behandlung erforderlich, muß man auf eine alternierende Verabreichung überwechseln. Bei diesem Therapieschema wird die tägliche Dosis verdoppelt und jeden zweiten Morgen eingenommen. Auch in diesem Fall muß die Dosisreduktion langsam erfolgen, wobei erst nach 2 bis 4 Wochen, in manchen Fällen auch nach längerer Zeit, ein Ende der Behandlung erfolgen sollte.

Selbstverständlich sollte der behandelnde Internist des Patienten jede systemische Steroidbehandlung in regelmäßigen Abständen kontrollieren.

Nur selten müssen parenterale Corticosteroide zur Behandlung einer Uveitis verwendet werden. Muß bei einem Patienten jedoch ein intraokularer Eingriff durchgeführt werden, so ist es nützlich, während des Eingriffes Corticosteroide in der Infusion zuzuführen. Das beste Präparat und seine Dosierung sollten ebenfalls vom Internisten des Patienten angegeben werden.

Periokulare Injektionen

Leidet ein Patient an einer hinteren Uveitis, oder spricht eine Uveitis nicht in ausreichendem Maß auf häufige Gabe von Corticosteroid-Tropfen an, dann sollte eine periokulare Injektion von Corticosteroiden in Betracht gezogen werden. Dabei handelt es sich unserer Meinung nach um eine rationelle Therapie: bei maximaler Konzentration am Auge gelangt nur eine minimale Menge systemisch zur Wirkung, sodaß die Nebenwirkungen sehr gering gehalten werden, während die lokalen Effekte bei weitem überwiegen.

Periokulare Injektionen können an 4 Lokalisationen verabreicht werden: als subconjunctivale, vordere sub-Tenonsche, hintere sub-Tenonsche und retrobulbäre Injektion.

Für eine *subconjunctivale periokulare Injektion* (Abbildung 10.1) wird der Bindehautsack mit einem Lokalanästhetikum (zum Beispiel Novesin) gespült. Ein steriles Wattestäbchen wird mit 4%iger Xylocainlösung befeuchtet und an jener Stelle der Conjunctiva bulbi angedrückt, an welcher die Injektion erfolgen soll. Mit einer sehr feinen Bindehautpinzette wird nur die Conjunctiva unter Aussparung der Tenonschen Kapsel gefaßt und der Patient wird gebeten in die Gegenrichtung (von dem Ort der Injektion weg) zu blicken. Die Nadel (Gauge Nr. 27 oder Nr. 25 für Suspensionen, Nr. 30 für Lösungen) wird mit der Öffnung nach oben nahe jener Stelle der Conjunctiva, wo man sie gefaßt hat, eingestochen und sehr oberflächlich geführt. Es können maximal etwa 0,5 ml Flüssigkeit injiziert werden. Wird ein Depot-Corticosteroid verwendet, muß die Injektion unter dem Ober- oder Unterlid erfolgen, damit sie kosmetisch nicht störend wirkt. Bei einem Corticosteroid muß zusätzlich kein Lokalanästhetikum in die Spritze aufgezogen werden, bei einigen injizierbaren Antibiotika ist dies jedoch erforderlich. Gelegentlich empfindet der Patient den Druck der Lider auf die injizierte Flüssigkeit als unangenehm.

Die *vordere sub-Tenonsche periokulare Injektion* wird in genau derselben Art und Weise wie die subconjunctivale Injektion ausgeführt mit jener Ausnahme, daß mit einer etwas stärkeren Bindehautpinzette Conjunctiva *und* Tenonsche Kapsel bis an die Sklera gefaßt werden. Die Nadel wird dann, wieder mit der Öffnung nach oben, unter die Bindehaut und Tenon eingestochen, ohne daß man versucht, diesen Vorgang oberflächlich zu halten. Auch hier können maximal etwa 0,5 ml der Flüssigkeit injiziert werden, Depot-Corticosteroide sollten ebenfalls unter dem Ober- oder Unterlid plaziert werden. Auch bei dieser Technik kann ein spürbares Druckgefühl auftreten.

Die *hintere sub-Tenonsche periokulare Injektion* (Abbildung 10.4) erfordert eine Vorbereitung mit lokalanästhetischen Tropfen. Die im Folgenden beschriebene Technik läßt sich am besten im temporal oberen Quadranten anwenden, obwohl sie auch im temporal unteren gegeben werden kann. Wird das rechte Auge injiziert, so wird der Patient angewiesen nach unten und links zu blicken. Das Lid wird angehoben und der obere Anteil der Conjunctiva bulbi nahe des Fornix wird mit einem, mit 4%iger Xylocainlösung befeuchteten, Wattestäbchen betupft. Ein Milliliter der Injektionslösung wird in einer 2 ml Spritze aufgezogen, wir empfehlen eine Nr. 25, 5/8 Zoll- Einmalnadel. Das Lid wird vom Operateur nach oben gehalten; während der Patient noch immer nach unten und nach links

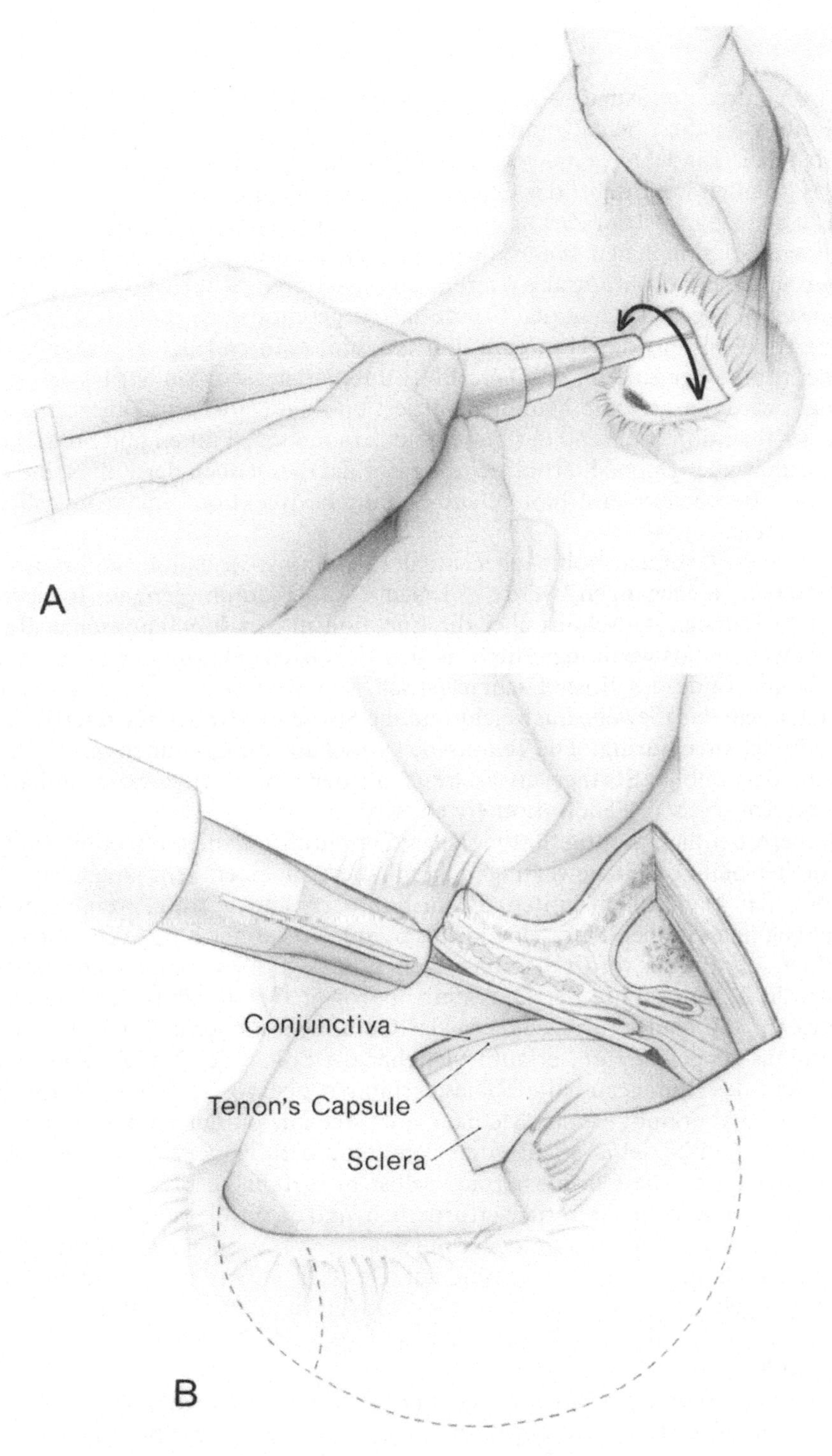
Conjunctiva
Tenon's Capsule
Sclera
A
B

blickt (beim rechten Auge) wird die Spitze der Nadel, mit Öffnung in Richtung des Bulbus, in die obere Conjunctiva bulbi etwas auf der bulbären Seite des Fornix in die Bindehaut eingestochen. Während die Spitze der Nadel nahe am Bulbus gehalten wird, führt der Operateur die Nadel in breiten Bewegungen von Seite zu Seite, parallel zur Zirkumferenz des Bulbus. Gleichzeitig wird die Nadelspitze sehr langsam in den Tenonschen Raum eingeführt. Diese zwei Bewegungen werden unter Beobachtung des Limbus solange durchgeführt, bis die Basis der Nadel soweit wie möglich in den Cul-de-sac vorgeschoben worden ist. Nun übernimmt ein Assistent die Haltefunktion am Lid, während der Operateur kurz aspiriert um sicher zu sein, daß kein Blutgefäß verletzt worden ist. Ist dies nicht der Fall, wird der gesamte Milliliter injiziert und die Nadel zurückgezogen. Am Ende der Injektion, während der Patient noch immer nach unten und links blickt, sollte kein weißes Depot-Steroid sichtbar sein. Ist dies jedoch der Fall, sollte eine „kombinierte vordere und hintere sub-Tenonsche Injektion" im Protokoll vermerkt werden.

Aus zwei Gründen sollte eher an der Conjunctiva bulbi als im Fornix conjunctivae eingegangen werden. Erstens kann durch genaue Inspektion in diesem Bindehautabschnitt eher die Injektion in den sub-Tenonschen Raum plaziert werden, als wenn man direkt in den Fornix eingeht, und zweitens ist das Gewebe am Ende des Fornix sehr elastisch, sodaß trotz Verwendung scharfer Einmalnadeln das Gewebe ausweicht und die Spitze der Nadel nur oberflächlich in die Bindehaut eindringt. Die Tenonsche Kapsel und die Conjunctiva sind durch feine bindegewebige Stränge etwas fester an der Conjunctiva bulbi adhärent, wodurch eine bessere Penetration erzielt wird.

Außerordentlich wichtig für die sichere Durchführung dieser Technik sind die sehr breiten Seit-zu-Seit-Bewegungen, kombiniert mit einem sehr langsamen Vorschieben der Nadel nach hinten. Beide Faktoren sind wichtig, weil, sollte die Nadel beginnen in die Sklera einzudringen, auf Grund der kompakten Struktur der Sklera der Bulbus sofort dieselben breiten Bewegungen wie die Nadel ausführen würde. Dann könnte der Operateur, bevor er Gefahr läuft den Bulbus zu penetrieren, die Nadel zurückziehen. Das Gefühl der Sicherheit nicht ungewollt den Bulbus zu perforieren, erlaubt viel eher die Spitze der Nadel nahe an der Oberfläche des Bulbus zu halten. Dies verhindert übervorsichtige Injektionen in die Orbita und erlaubt es, das Medikament nahe am Bulbus zu plazieren.

Die 5/8 Zoll-Nadel ist nicht lange genug um den Sehnerv durch die Nadelspitze oder durch die Corticosteroide selbst in Gefahr zu bringen. Es ist kein Lokalanästhetikum in der Spritze erforderlich, und da die Gewebe in den hinteren Abschnitten der Orbita relativ locker miteinander verbunden sind, tritt nach der Injektion auch nur wenig Druckgefühl auf. Der Patient wird von uns auch dahingehend aufgeklärt, daß er für 18 bis 36 Stunden nach der Injektion einen sehr geringen Schmerz, der auf Aspirin oder andere milde Analgetika anspricht, zu erwarten hat.

Eine *retrobulbare periokulare Injektion* wird mit derselben Technik wie eine retrobulbäre Anästhesie durchgeführt. Vorzugsweise sollte eine Nr. 22, 1 1/2 Zoll-Nadel (eher als eine 2 Zoll-Nadel) verwendet werden, sodaß das injizierte Material näher zum Bulbus und nicht zu weit nach hinten in den Muskeltrichter zu liegen kommt. Wird ein Depotsteroid injiziert, so sollte vorzugsweise das Lid zurückgezogen werden und die Injektion durch den Fornix erfolgen. Kommt es nämlich zu einem Rückfluß von Steroiden entlang des Injektionskanals, kann eine Fettgewebsatrophie im Lid entstehen.

Diskussion der periokularen Injektionen

Unglücklicherweise werden die Bezeichnungen der periokularen Injektionen häufig sehr unpräzise verwendet, sodaß ein Augenarzt gelegentlich alle als retrobulbär, ein anderer sie als subconjunctival bezeichnet. Diese mangelnde Genauigkeit hat bereits zu einer großen Verwirrung über die Häufigkeit eines schweren Glaukoms nach Injektion von Depot-Corticosteroiden geführt. Um den intraokularen Druck unter Kontrolle zu bringen kann gelegentlich die Exzision dieses Materials erforderlich sein. Wir haben nie nach hinterer sub-Tenonscher oder retrobulbärer Injektion diese Komplikation beobachtet, obwohl wir auch einige Patienten damit behandelt haben, die auf Gaben von lokalen Steroiden mit einem Druckanstieg reagiert haben.

Andererseits tritt eine geringe und leicht zu beherrschende, passagere Drucksteigerung (bis 30 mm Hg) relativ häufig auf. Wie schon früher erwähnt, hat T. Schlaegel über 3000 hintere Injektionen von Depot-Corticosteroiden appliziert und dabei nur einen einzigen Fall einer schweren sekundären Drucksteigerung beobachtet. Mit großer Wahrscheinlichkeit hängt ein derartiges Glaukom direkt mit der Menge der Corticosteroide zusammen, die den Kammerwinkel erreicht. Da dies viel eher der Fall ist, wenn vordere sub-Tenonsche und subconjunctivale Injektionen verwendet werden, liegt es auf der Hand, daß sie ein wesentlich höheres Risiko dieser Komplikation aufweisen als die hinteren Injektionen. Von den 4 besprochenen Arten der periokulären Injektion verwenden wir etwa bei 95% der Patienten eine hintere sub-Tenonsche Injektion.

Die Corticosteroide werden primär transskleral resorbiert, wobei ihre größte Konzentration direkt unterhalb des Injektionsortes zu finden ist. Bei zahlreichen Antibiotika jedoch erfolgt die Resorption über die Hornhaut, nachdem das Medikament vom Depot über den Injektionskanal in den Tränenfilm übergetreten ist. Es scheint deswegen vernünftig, einige Antibiotika subconjunctival zu injizieren, jedoch nicht Corticosteroide, da diese Applikation nach unserer Meinung bei der Behandlung der Uveitis nur einen sehr geringen Wert hat. Aufgrund der Lokalisation zielt eine vordere sub-Tenonsche Injektion darauf ab, eine maximale Corticosteroidkonzentration im vorderen Abschnitt zu erreichen. Da jedoch die überwiegende Mehrheit vorderer Uveitiden völlig ausreichend durch Corticosteroid-Tropfen behandelt werden kann, ist diese Form der periokularen Injektion selten indiziert. Zieht man auch die Gefahren der hohen Corticosteroidkonzentration für Linse und Kammerwinkel in Betracht (Steroidcataract und -glaukom), sollten vordere sub-Tenonsche Injektionen soweit als möglich vermieden werden. Die hintere sub-Tenonsche Injektion bringt die Corticosteroide jedoch an Stellen, die durch Augentropfen nicht zu erreichen sind und ist, wenn die Technik beherrscht wird, eine sichere und wichtige Therapieform.

Retrobulbäre Injektionen erhöhen das Risiko im Vergleich zur hinteren sub-Tenonschen Injektion, ohne daß große therapeutische Vorteile entstehen. Der

Sehnerv liegt nun im Bereich der Nadel, sodaß einerseits durch die Nadel selbst, andererseits durch Injektion in den Sehnerv oder die Sehnervenscheide und letztlich auch durch ein retrobulbäres Hämatom eine Gefährdung eintreten kann. Auch können einige Depot-Corticosteroide bei mehrmaliger Injektion zur Narbenbildung führen. Dies ist besonders im Gebiet des Sehnervs ein Nachteil. Diese mögliche Narbenbildung und eine Überempfindlichkeit mancher Patienten auf das Lösungsmittel des Methylprednisolon-Azetat (Urbason-Kristallsuspension) hat uns dazu bewogen, eine wässrige Lösung von Triamcinolon-Azetonid (Volon A), die nicht zu diesen Komplikationen führt, zu verwenden.

Entscheidet man sich für eine hintere sub-Tenonsche Injektion, so sollte man in der überwiegenden Mehrzahl der Fälle ein Depot-Corticosteroid verwenden. Der Grund dafür liegt darin, daß die lösliche Form im allgemeinen in weniger als 24 Stunden resorbiert wird, sodaß für den erwünschten klinischen Effekt wiederholte Injektionen erforderlich wären. Selbst der geübteste Augenarzt, der die Injektion ohne unangenehme Nebenerscheinungen zu verabreichen vermag, wird dem Patienten nicht zumuten wollen, öfter als unbedingt notwendig injiziert zu werden. Nur selten muß man eine hintere sub-Tenonsche Injektion eines Depot-Corticosteroids häufiger als alle 2 bis 4 Wochen wiederholen. Der klinische Effekt tritt im allgemeinen bereits nach 2 bis 3 Tagen auf, was in den meisten Fällen ausreichend ist.

Behandlungs-Strategien

Vordere Uveitis

Die wesentlichen Behandlungsziele bei vorderer Uveitis sind:

1. die Bildung von hinteren Synechien zu verhindern,
2. die Schwere und Frequenz der Rezidive zu reduzieren,
3. einen Schaden der Irisgefäße zu verhindern, da
   a) eine akute in eine chronische Iridocyclitis übergehen kann (Verschlechterung der Prognose!), oder
   b) die Schwere einer bereits chronischen Iridocyclitis zunehmen kann,
4. die Entwicklung einer Cataracta complicata zu verhindern oder sie so gering wie möglich zu halten,
5. eine Phthisis bulbi zu verhindern, und
6. keinen Schaden („Primum nil nocere") anzurichten.

Die beste Methode die Bildung hinterer Synechien zu verhindern, besteht darin, die Pupille in Bewegung zu halten. Zu diesem Zweck sollte man ein entsprechendes Mydriatikum in passender Konzentration und Häufigkeit der Applikation auswählen, wobei die Entscheidung je nach dem Schweregrad der Uveitis getroffen werden muß. Letzterer selbst wiederum beeinflußt die Wirkungsdauer des Mydratikums in variabler Weise, sodaß einige Überlegungen anzustellen sind. Ist die Iridocyclitis sehr mild und hat man den Eindruck, daß sie nicht zur Bildung von Synechien neigt, kann man gelegentlich mit einem Tropfen Tropicamid (Mydriatium Roche) ein- oder zweimal am Tag das Auslangen finden. Anderer-

seits kann eine schwere, „plastische" Iridocyclitis (mit 4+ Zellen und entspre-
chendem Tyndallphänomen) eine 2%ige Atropinlösung alle 2 bis 4 Stunden
erforderlich machen. In unserer täglichen Praxis verwenden wir in 80 bis 90%
der Fälle 5%ige Homatropin-Augentropfen für eine aktive Iridocyclitis, wobei
wir nur die Häufigkeit der Anwendung variieren. Der Grund dafür liegt darin,
daß bei Vorliegen einer Entzündung die Wirksamkeit von Tropicamid, Phenylephrin und ähnlichen Präparaten so kurz sein kann, daß sie nur ungenügenden
Schutz bieten. Die Nebenwirkungen von Cyclopentolat – wie Brennen beim
Eintropfen und eine psychotrope Wirkung – sind unangenehm und Scopolamin
und Atropin scheinen die Pupille auf mittlerer Weite zu fixieren. Ein weiterer
Nachteil dieser Medikamente ist, daß bei Abklingen der Entzündung zu einem
kürzer wirkenden Mittel gegriffen werden muß, da der Patient sonst unnötiger-
weise für 1 bis 2 Wochen durch eine Mydriasis und eine Akkomodationslähmung
behindert ist.

Nur selten kann eine Iridocyclitis nicht ausreichend mit einer 5%igen Homa-
tropinlösung (1 Tropfen alle 2 bis 3 Stunden) vor Synechien geschützt werden.
Immer ist es jedoch besser eher mehr als weniger zu dilatieren. Sollten sich hintere
Synechien bilden, so ist es günstiger, wenn sie bei weiter statt bei enger Pupille
auftreten. Bei chronisch verlaufender Iridocyclitis sind oft nur sehr wenige Symptome einer Exazerbation festzustellen, im Besonderen bei Kindern mit juveniler
rheumatoider Arthritis oder bei Sarkoidose. Am besten ist es, diese Patienten mit
einer Langzeittherapie (Atropinisierung), auch während der Remission, zu behandeln. Auf jeden Fall sollten bei chronischer Iridocyclitis, wenn die Bildung
von Synechien wahrscheinlich ist, auch während der Remission über Nacht Mydriatika verwendet werden, ebenso wie bei manchen akuten, rezidivierenden Iridocyclitiden in Remission, besonders wenn die Symptome nur sehr mild sind,
oder der Patient indolent zu sein scheint.

Während Stärke und Frequenz der Mydriatika entsprechend der Schwere der
Iridocyclitis verordnet werden sollen, ist dies für die Gabe lokaler Corticosteroide, die die Entzündung selbst unterdrücken sollen, nicht die richtige Vorgangsweise. Der Schaden an den Blutgefäßen hängt vom Schweregrad und der Dauer
der Iridocyclitis' ab und muß so gering wie möglich gehalten werden, um den
Übergang von der akuten zur chronischen Iridocyclitis oder die Verschlechterung
einer chronischen Iridocyclitis zu verhindern. Ziel der Steroidtherapie ist es, die
Entzündung so rasch und so vollständig wie möglich zu eliminieren.

Deshalb sollten die stärksten lokalen Corticosteroide mit bester Penetration
in die Vorderkammer in allen Fällen von aktiver Iridocyclitis verwendet werden.
Ist eine Corticosteroidbehandlung erforderlich, verwenden wir immer 1%iges
Prednisolon (Ultracortenol), die stärkste erhältliche Suspension, ein Tropfen
stündlich während des Tages. Dies scheint jene Frequenz zu sein, die vom Patienten noch toleriert wird, der auch dahingehend instruiert wird, das Fläschchen vor
jeder Applikation gut zu schütteln.

Einige Patienten leiden an einer sehr milden aktiven Erkrankung, wobei wir
uns nicht überwinden können zu verlangen, daß sie die Tropfen jede Stunde
verwenden. In diesen Fällen reduzieren wir die Dosis auf 1 Tropfen alle 2 Stunden, jedoch verordnen wir zu Beginn der Behandlung *niemals* weniger. Die Regel
der stündlichen Applikation ändern wir auch bei der Behandlung der Herpes

simplex-Iridocyclitis und bei manchen Fällen der Herpes zoster-Iridocyclitis. Der Grund dafür liegt darin, daß diese Augen durch eine weitere Virusvermehrung gefährdet sind, die durch Corticosteroide ohne jeden Zweifel induziert werden kann.

Die Corticosteroide werden jedoch bei allen anderen Fällen stündlich oder alle 2 Stunden verwendet, bis der akute Schub abgeklungen oder, wenn die Iridocyclitis schon chronisch verläuft, sie auf ein Minimum reduziert ist. Die Therapie wird dann schrittweise abgebaut und zwar derartig, daß bei den meisten Fällen mit akuter, rezidivierender Erkrankung zwei Wochen nach Beginn dieser Reduktion die Behandlung völlig abgesetzt ist.

Typischerweise reduzieren wir folgendermaßen: 1 Tropfen alle 2 Stunden für die Dauer von 3 Tagen; 1 Tropfen alle 4 Stunden für weitere 3 Tage; dann 1 Tropfen alle 6 Stunden für 3 Tage, schließlich 1 Tropfen 2 × am Tag für 3 Tage und zuletzt 1 Tropfen 1 × am Tag für 3 Tage. Dann wird das Medikament vollständig abgesetzt. Dieses langsame Ausschleichen ist notwendig, weil Corticosteroide zwar die Entzündung unterdrücken, jedoch nicht die auslösende Ursache eliminieren können. Durch dieses Ausschleichen kann häufig eine Remission erhalten werden. Ein zu rasches Absetzen führt oft zu einem Rezidiv, welches dann eine längere Behandlung mit größerer Gesamtdosis erfordert und eine längere entzündliche Aktivität bewirkt.

Einige Fälle mit chronischer vorderer Uveitis erfordern 1 bis 3 Tropfen Corticosteroide pro Tag über Monate oder Jahre. Jeder dieser Patienten hat ein eigenes Krankheitsprofil, und deshalb sollte der klinische Verlauf seiner Erkrankung sorgfältig aufgezeichnet werden. Mittels dieser Aufzeichnungen kann man zum Beispiel herausfinden, daß ein Patient kurz nach Dosisreduktion unter 2 Tropfen Ultracortenol pro Tag ein Rezidiv bekommt. Da es für den Patienten ungünstiger ist, ein Rezidiv zu erleiden als eine Behandlung mit 2 Tropfen pro Tag durchzuführen, belassen wir ihn bei dieser Therapie!

Gelegentlich kann man diese Patienten mit einem weniger starken Corticosteroid, (z.B. Hydrocortison, 0,5%) einstellen. Kommt es jedoch zu einem massiven Rezidiv, muß wieder Prednisolon (1%) stündlich oder zumindest alle zwei Stunden gegeben werden.

Die Verwendung nichtsteroidaler entzündungshemmender Substanzen (z.B. von Prostaglandinhemmern, usw.) ist umstritten. Manche immunsupprimierende Substanzen können bei uveitischen Syndromen, die die Iridocyclitis hervorgerufen haben, verwendet werden, besonders wenn diese Syndrome steroid-resistent zu sein scheinen. Zu diesen gehören die Behçetsche Erkrankung, das Vogt-Koyanagi-Harada-Syndrom, die sympathische Ophthalmie, die intermediäre Uveitis, und möglicherweise die juvenile rheumatoide Arthritis und rheumatoide Sklerouveitis. Es ist immer empfehlenswert zumindest einen weiteren Augenarzt und einen Internisten, der die Behandlung überwachen kann, zu konsultieren.

Bei dieser Form der Behandlung beginnen wir mit 2 mg Chlorambucil (Leukeran) per os pro Tag und sorgen dafür, daß er wöchentlich sowohl von seinem behandelnden Augenarzt als auch vom Internisten überwacht und das Blutbild (besonders Leukozyten und Thrombozyten) kontrolliert wird. Jede Woche wird dann die Dosis um 2 mg pro Tag gesteigert, bis es entweder zu einer klinischen Besserung oder zu Zeichen einer hämatologischen Nebenwirkung (z.B. eines signifikanten Abfalls der weißen Blutkörperchen oder Thrombozyten) kommt. Bei Auftreten dieser oder anderer schwerer Komplikationen muß die Behandlung abgebrochen werden. Anschließend wird die Behandlung mit jenen Corticosteroiden (lokal oder systemisch) fortgeführt, die am Beginn der Chlorambucil-Therapie eingesetzt waren. Ist jedoch ein therapeutischer Effekt erzielt worden, wird das Chlorambucil in jener Dosierung beibehalten, solange die Besserung zu beobachten ist.

Wir beginnen dann zuerst mit der Reduktion der systemischen Corticosteroide und, sobald die Entzündung sich stabilisiert hat, wird auch das Chlorambucil reduziert und abgesetzt. Auf keinen Fall geben wir den Patienten mehr als die maximal erlaubte Gesamtdosis. In Abhängigkeit von der hämatologischen Toxizität wird die Dosis entweder beibehalten, reduziert oder das Medikament überhaupt abgesetzt. Die letzte Entscheidung liegt jedoch beim behandelnden Internisten.

Große Hoffnung setzt man auf ein selektiv immunsuppressives Medikament der neuen Generation, Cyclosporin A, welches oral verabreicht werden kann, und sich durch relativ wenige, reversible Nebenwirkungen auszeichnet. Nichtsteroidale, nichtimmunsuppressive antiinflammatorische Medikamente sind im allgemeinen in der Behandlung der vorderen Uveitis enttäuschend gewesen. Obwohl sie vielleicht gelegentlich Schweregrad und Frequenz der Rezidive reduzieren können, wenn sie als Langzeittherapie eingesetzt werden, so erscheinen sie uns zur Behandlung eines akuten Schubes nicht wirksam genug zu sein.

Leidet der Patient an einer akuten Iridocyclitis – bei ihr sind die Symptome meist sehr auffällig – sollte er mit einem Fläschchen eines Mydriatikum-Zykloplegikums versorgt und angewiesen werden, diese beim ersten Hinweis eines Rezidivs zu verwenden. Handelt es sich um einen verlässlichen Patienten, kann er auch angewiesen werden, einen Tropfen Prednisolon alle 1 bis 2 Stunden zu applizieren, besonders wenn es bis zur Untersuchung durch einen Augenarzt zu einer Verzögerung kommen könnte. Er muß jedoch auf die Gefahren einer Eigentherapie mit potenten Corticosteroiden hingewiesen und angehalten werden, so rasch wie möglich einen Augenarzt aufzusuchen. Bei vielen Fällen jedoch scheinen die Vorteile einer frühen Behandlung die möglichen Risiken sehr wohl aufzuwiegen. Viel schwieriger ist es, Rezidive einer chronischen Iridocyclitis früh zu behandeln, da Warnsymptome in der Regel fehlen. Es gibt einige Hinweise, daß zumindest bei manchen Patienten systemische Infektionen, im besonderen fieberhafte Erkrankungen, mit einem Schub einer chronischen Iridocyclitis, etwa bei einer juvenilen rheumatoiden Arthritis, vergesellschaftet sein können. Aus diesem Grund scheint es uns sinnvoll, alle Patienten mit chronischer Iridocyclitis bei Auftreten einer fieberhaften Erkrankung zu kontrollieren.

Hintere Uveitis (Ciliarkörper, Retina und Chorioidea)

Ist die Uveitis in einem Abschnitt hinter der Iris und der Linse lokalisiert, dann besteht im allgemeinen keine Gefahr der Bildung hinterer Synechien, weshalb eine Therapie mit Mydriatika-Zykloplegika unnötig ist. Andererseits müssen, da lokal verabreichte Corticosteroid-Augentropfen diese hinteren Abschnitte nicht in therapeutischer Konzentration erreichen können, entweder periokulare oder systemische Corticosteroide verwendet werden. Besonders wichtig ist es, bei der Behandlung einer hinteren Uveitis die Therapieziele klar vor Augen zu haben, bevor man sich für eine Corticosteroidtherapie entschließt, da sowohl die systemische als auch die periokulare Behandlung ein wesentlich höheres Risiko für den Patienten als Corticosteroid-Augentropfen in sich bergen. Weiters kann, falls eine Fehldiagnose gestellt worden ist, durch eine systemische oder periokulare Corticosteroidtherapie großer Schaden angerichtet werden. Zu den Zielen dieser Therapie gehören:

1. die Erhaltung der Funktion der Makula,
2. der Schutz des Sehnervs und des makulopapillären Bündels, und
3. eine massive Verziehung von Netzhaut oder Aderhaut,
4. eine Glaskörpertrübung,
5. einen schweren Schaden des Ciliarkörpers (mit Gefahr einer Phthisis bulbi), sowie
6. eine Linsentrübung und
7. einen iatrogenen Schaden zu verhindern.

Bevor man sich entschließt Corticosteroide bei einer hinteren Uveitis einzusetzen, muß entschieden sein, ob die Uveitis durch einen Mikroorganismus hervorgerufen ist oder nicht. Ist eine Infektion nachgewiesen, muß eine entsprechende Antibiotikatherapie, eventuell kombiniert mit Corticosteroiden, begonnen werden. Periokulare Corticosteroide sollten nur sehr selten, wenn überhaupt verwendet werden. Der Grund liegt darin, daß auf diesem Weg sehr große Mengen an Corticosteroiden in das Auge eindringen können, sodaß es zu einer Immunparalyse und angesichts eines sich vermehrenden Mikroorganismus zu verheerenden Folgen kommen kann.

Hat man sich für periokulare Corticosteroide entschieden, so ist es möglich eine hintere sub-Tenonsche Injektion eines Depot-Corticosteroids alle 2 Wochen zu wiederholen. Die Auswahl des Medikaments sowie die Technik der Injektion sind schon früher in diesem Kapitel besprochen worden.

Hat man sich für systemische Corticosteroide entschlossen, ist es ratsam, mit der vollen therapeutischen Dosis und täglicher Verabreichung (in vier Einzelgaben) zu beginnen. Bei Erwachsenen sind dies im allgemeinen 15 bis 30 mg Prednisolon (oder Prednison) alle 6 Stunden, wobei die Dosis vom Körpergewicht des Patienten abhängig ist. Diese Dosis kann rasch reduziert und abgesetzt werden, wenn die Behandlung für weniger als 2 Wochen geplant ist, jedoch ist in den meisten Fällen eine längere Therapie oder eine langsamere Reduktion erforderlich. Spricht die Entzündung innerhalb von 2 bis 3 Wochen an, können die Corticosteroide stufenweise reduziert werden, etwa jeden 3. Tag um 5 mg Prednisolon (zum Beispiel 4 × 5 mg Prednisolon-Tabletten alle 6 Stunden für 3 Tage, dann 3, 2 und 1 Tablette alle 6 Stunden für jeweils 3 Tage, schließlich 1 Tablette 2 × am Tag für 3 Tage, 1 Tablette täglich für 3 Tage und dann absetzen).

Steht fest, daß eine Langzeittherapie erforderlich ist, ist es am günstigsten die Gesamtdosis einmal am Tag oder jeden 2. Tag zu verabreichen. Zuerst sollte jedoch die akute Entzündung durch eine Einnahme alle 6 Stunden unter Kontrolle gebracht werden. Ohne die Gesamttagesdosis zu reduzieren, sollte dann zuerst auf eine Einnahme alle 12 Stunden umgestiegen werden. Ist die Erkrankung mit dieser Behandlung nach einigen Tagen noch immer unter Kontrolle, so kann man schließlich auf eine einzige Tagesdosis und im weiteren Verlauf auf ein alternierendes Schema übergehen. Diese Methode reduziert die systemischen Nebeneffekte, es entstehen jedoch Phasen, während denen die Absicherung mit Corticosteroiden niedriger ist. Die alternierende Therapie kann dann langsam entsprechend der Aktivität der Erkrankung und der Toleranz des Patienten reduziert werden. Manche Patienten tolerieren eine rasche Umstellung von vier Einzeldosen pro Tag auf ein alternierendes Schema sehr gut.

Behandlungsdauer

Die Behandlung der Uveitis-Patienten, d. h. die Auswahl der Therapie, das richtige Vorgehen bei Dosisreduktion und schließlich das Absetzen der Behandlung, erfordert viel Einfühlungsvermögen und Fingerspitzengefühl, mehr ärztliche Kunst als präzise Wissenschaft. Man muß durch sorgfältige Beobachtung, Aufzeichnungen über den früheren Verlauf der Erkrankung bei jedem individuellen Patienten und aus dem eigenen Erfahrungschatz versuchen, die Behandlung auf jeden einzelnen Patienten zuzuschneiden.

Man kann eine aktive vordere Uveitis als praktisch abgeheilt betrachten, sobald Zellen und Tyndallphänomen in der Vorderkammer auf weniger als 1 + abgefallen sind. Dann können Corticosteroide und Mydriatika-Zykloplegika reduziert werden (entsprechend dem Beispiel in dem vorhergehenden Abschnitt). Mit welcher Geschwindigkeit diese Reduktion erfolgen soll, kann allerdings nicht präzise gesagt werden. Im allgemeinen kann sie jedoch bei Patienten mit akuter Iridocyclitis rascher als bei chronischen Fällen und bei nichtgranulomatöser rascher als bei granulomatöser Iridocyclitis erfolgen.

Es ist nicht notwendig darauf zu warten, daß die Entzündungsreaktion in der Vorderkammer vollständig verschwindet, bevor man beginnt die Mydriatika-Zykloplegika zu reduzieren. Sobald eine Besserung der Entzündung festzustellen ist, sollten sie weniger häufig appliziert werden, wobei man immer im Auge behalten sollte, wie wichtig es ist, die Pupille in Bewegung zu halten, damit sie nicht in maximaler Mydriasis fixiert wird.

Bei Uveitis posterior sollte die volle therapeutische Dosis der Corticosteroide alle 6 Stunden gegeben werden, bis der erwünschte Effekt erzielt ist. Erst dann sollte begonnen werden, diese Dosierung stufenweise (siehe Abschnitt über Behandlung) auf Null zu reduzieren. Ist der Verlauf der Uveitis jedoch eher chronisch, so behandelt man mit einer einzigen Tagesdosis, zu geben in der Früh, oder einer alternierenden Therapie, wobei die Gesamtdosis langsam möglichst auf Null reduziert werden soll.

Bei manchen Fällen chronischer vorderer oder hinterer Uveitis kann die Corticosteroidtherapie (ob lokal oder systemisch) nicht abgesetzt werden, ohne daß der Patient wieder ein Rezidiv erleidet. Diese Fälle erfordern einen Tropfen Corticosteroide oder eine Tablette Prednisolon jeden Tag oder alternierend über sehr lange Zeiträume, um ein Wiederaufflackern zu verhindern. Obwohl dies sicher nicht ideal ist, so ist doch der mögliche Schaden durch ein Rezidiv größer als die Nebenwirkungen einer geringen Erhaltungsdosis von Corticosteroiden.

Spezielle klinische Probleme

Kapitel 11. Die akute und die chronische Iridocyclitis

Die Iridocyclitis oder „Iritis" ist wahrscheinlich jene Form der Uveitis mit welcher der Augenarzt in seiner Ordination am häufigsten konfrontiert wird. Sie ätiologisch abzuklären ist sowohl in der akuten als auch chronischen Form meist sehr schwierig, sodaß in vielen Fällen die auslösende Ursache letzlich unbekannt bleibt. Im Gegensatz zu den chronischen Verlaufsformen, neigen die akuten Fälle meist nicht zu Rezidiven.

Mit ungefähr 12 Fällen pro Jahr auf 100 000 der Bevölkerung stellt die Iridocyclitis die häufigste Form einer intraokulären Entzündung dar. Diese Zahl liegt für die hinteren Uveitiden (3 pro Jahr pro 100 000 der Bevölkerung) deutlich niedriger.

Klinik

Zu den klassischen Zeichen der akuten rezidivierenden Iridocyclitis gehören: ein typischerweise schmerzhafter Beginn (in den ersten Tagen), Rötung, Photophobie, Tränenfluß und reduziertes Sehvermögen aufgrund eines Hornhautödems. Die Erkrankung kann in der präpubertären Altersgruppe, aber auch jenseits des 50. Lebensjahr auftreten. Meist ist nur ein Auge befallen, oft findet man ein ausgeprägtes Tyndallphänomen und reichlich Zellen in der Vorderkammer, nur selten jedoch ein Hypopyon. Die Zellen können entweder zirkulieren oder im gelegentlich sehr fibrinreichen Kammerwasser „gefangen" sein. Neben einer gemischten (d.h. ciliaren *und* conjunctivalen) Injektion des Bulbus, treten auch entzündliche Hornhautpräzipitate verschiedenster Gestalt und Anordnungen auf. Große „speckige" Präzipitate sind ein charakteristisches Zeichen der sogenannten „granulomatösen" Iridocyclitis. Die Unterscheidung beider Typen (der granulomatösen Form mit großen Präzipitaten und der nichtgranulomatösen Verlaufsform mit sehr kleinen oder überhaupt fehlenden Präzipitaten) ist weitgehend künstlich und in den meisten Fällen außer als diagnostischer Fingerzeig auch nicht sehr nützlich. So lassen etwa große Präzipitate an bestimmte Erkrankungen wie zum Beispiel Sarkoidose oder Tuberkulose denken.

In der frühen Phase einer akuten Iridocyclitis kann der intraokulare Druck vermindert sein, da der Ciliarkörper nur zu einer verminderten Kammerwasserbildung fähig ist. Eine deutliche Steigerung tritt meist spät auf, dann, wenn die Abflußkanäle durch Entzündungszellen und Detritus blockiert werden.

Eine chronisch verlaufende, schleichende Iridocyclitis ist oft mit Erkrankungen wie der juvenilen, rheumatoiden Arthritis vergesellschaftet. Dabei kann das

Auge völlig reizfrei sein (die sogenannte „weiße Iritis" der Kinder mit juveniler pcP), Schmerz und Photophobie sind sehr gering ausgeprägt oder fehlen völlig. Andererseits findet man häufig ein massives Tyndallphänomen und reichlich Entzündungszellen in der Vorderkammer, zarte Hornhautpräzipitate, eine Band-keratopathie, dichte hintere Synechien, eine Cataracta complicata und ein Sekundärglaukom (Abbildung 34.2).

Bei den meisten Fällen von Iridocyclitis, ob akut oder chronisch, findet man Zellen in den vorderen Glaskörperabschnitten hinter der Linse, wahrscheinlich als Folge einer Entzündung des Ciliarkörpers: daher ist eher der Begriff „Iridocyclitis" als „Iritis" angebracht, obwohl diese Termini im allgemeinen synonym verwendet werden. Wichtig ist, daß sowohl die Iritis als auch die Iridocyclitis vorwiegend Entzündungen des vorderen Augenabschnittes sind.

Die Untersuchung des Auges zum Nachweis einer Iridocyclitis ist sehr einfach: ein kurzes, schmales Lichtbündel an der Spaltlampe ist am günstigsten um Zellen im Kammerwasser zu entdecken, während eine punktförmige Lichtquelle mit hoher Vergrößerung am besten für den Nachweis eines Tyndallphänomens geeignet ist. Präzipitate, Irisknötchen und Synechien sind bei der üblichen Spaltlampenuntersuchung nicht zu übersehen. Findet man im retrolentalen Raum Entzündungszellen, so stellt dies ein sicheres Zeichen einer Iridocyclitis dar; ist dies nicht der Fall, dann ist die Entzündung eine reine Iritis. Es ist zusätzlich wichtig festzustellen, ob die Zellen im Glaskörperraum konzentriert sind. Dies würde auf einen Übertritt („spill over"-Phänomen) aus dem Glaskörperraum als Ursache für die Entzündungszeichen im vorderen Abschnitt hindeuten.

Auch der Nachweis von Pigmentblattdefekten der Iris kann wichtig sein. Man findet sie, zugleich mit einer Atrophie des Irisstromas und einer Veränderung der Irisfarbe, z.B. bei der Heterochromiecyclitis Fuchs. Eine sektorenförmige Irisatrophie wiederum deutet auf eine abgelaufene Iridocyclitis herpetischer Genese oder auf einen überstandenen Glaukomanfall (Winkelblockglaukom) mit fokaler Irisischämie hin.

Pathologie

Die Bezeichnungen „granulomatöse" oder „nicht-granulomatöse" Iridocyclitis beziehen sich auf die pathologischen Befunde der Entzündung. Die Sarkoidose, Tuberkulose, sympathische Ophthalmie und Endophthalmitis phakoanaphylaktica können eine eindeutig granulomatöse Entzündung der Iris und des Ciliarkörpers mit großen Epitheloidzellen und Riesenzellen hervorrufen. Diese Zellen lagern sich in Gruppen an der Hornhauthinterfläche ab und die großen, „speckigen" Präzipitate sind ein charakteristisches Zeichen dieser Syndrome. Häufiger jedoch kommt es zu einer diffusen Rundzellinfiltration des Ziliarkörpers und der Iriswurzel mit Dilatation und erhöhter Permeabilität der Iris- und Ziliarkörpergefäße. Dadurch wiederum treten vermehrt Proteine und Entzündungszellen in das Kammerwasser über, was klinisch als „Tyndall und Zellen" beobachtet wird. Klumpen von Entzündungszellen können sich am Pupillarrand („Koeppe-Knötchen") oder an der Irisvorderfläche („Busacca-Knötchen") ansammeln. Als Komplikationen nach langdauernder vorderer Uveitis treten Sekundärglaukom mit Verschluß des Kammerwinkels durch vordere Synechien, Cataract und hintere Synechien auf. Weiters kann es zu Problemen im hinteren Abschnitt, wie etwa einer Glaskörperinfiltration mit zystoidem Makulaödem kommen. Nur in seltenen Fällen wird man in der Iris und im Ciliarkörper Erreger (etwa bei einer Iritis im Rahmen der Tuberkulose, der Syphilis oder der Lepra) nachweisen können.

Differentialdiagnose

In der Tabelle 11.1 sind jene Erkrankungen und Syndrome, die mit einer Iridocyclitis assoziiert sein können, zusammengestellt, in der Tabelle 11.2 sind jene Entzündungen angeführt, die vorwiegend in den hinteren Abschnitten lokalisiert sind, jedoch zu einer „spill-over"-Iridocyclitis führen können.

Zahlreiche Erkrankungen des rheumatischen Formenkreises sind mit einer akuten oder chronischen Iridocyclitis vergesellschaftet. Eine Spondylarthritis ankylopoetica sollte bei jedem jungen männlichen Erwachsenen mit rezidivierender Iridocyclitis ausgeschlossen werden. Das Behçet Syndrom oder das Reiter Syndrom können durch die begleitenden Allgemeinsymptome und durch verschiedene andere Augenveränderungen diagnostiziert werden. Bei einem Herpes zoster findet man die charakteristischen Hautveränderungen und eine Herpes simplex-Iritis zeigt die charakteristischen Hornhautveränderungen. Die Heterochromiecyclitis Fuchs wird häufig nicht erkannt und sollte bei jedem Fall einer einseitigen Iridocyclitis bei relativ reizfreiem Auge in Betracht gezogen werden. Ist der Patient jünger als 15 Jahre, muß immer eine juvenile rheumatoide Arthritis ausgeschlossen werden. Die Erreger der Tuberkulose, Syphilis oder Lepra können in seltenen Fällen auch eine Entzündung des vorderen Augenabschnittes hervorrufen.

Ein Übertritt von Entzündungszellen aus dem hinteren Augenabschnitt kann auch sekundär zu einer Mitbeteiligung des vorderen Abschnittes führen. Erkrankungen, die primär die Netzhaut und Aderhaut betreffen, wie etwa eine Retinochorioiditis toxoplasmotica, können auch häufig eine signifikante Entzündung des vorderen Abschnittes, gelegentlich mit Hypopyon und Synechien, hervorru-

Tabelle 11.1. Ätiologien der akuten und chronischen Iridocyclitis

- Erkrankungen des rheumatischen Formenkreises (Spondylarthritis ankylopoetica, juvenile rheumatoide Arthritis, Arthritis psoriatica, primär chronische Polyarthritis, Reiter Syndrom)
- Gastrointestinale Erkrankungen (Morbus Crohn)
- Infektionskrankheiten (Herpes simplex, Herpes zoster, Syphilis, Tuberkulose, Lepra)
- Phakogene Endophthalmitis (phakoanaphylaktische, phakolytische, phakotoxische Endophthalmitis), postoperativ (z.B. Implantation einer intraokularen Linse)
- Trauma
- Heterochromiecyclitis Fuchs
- Morbus Behçet
- Glaukomatocyclitische Krise (Posner-Schlossman-Syndrom)

Tabelle 11.2. Mögliche Ursachen einer „spill over"-Iridocyclitis

– Retinochorioiditis toxoplasmotica
– Intermediäre Uveitis (Pars planitis, Chronische Zyklitis)
– Vogt-Koyanagi-Harada-Syndrom
– Okuläre Toxocariose

fen. Bei diesen Patienten ist es außerordentlich wichtig, die Pupille mit einem starken Mydriatikum maximal zu dilatieren und den Fundus mittels des indirekten Ophthalmoskops zu untersuchen.

Laboruntersuchungen

Spricht eine einseitige Iridocyclitis gut auf die Therapie an und kommt es nicht zu Rezidiven, so sind Laboruntersuchungen nicht indiziert. Bei Therapieresistenz und häufigen Rezidiven jedoch halten wir sie für nötig:

Bei jungen Männern mit akuter, rezidivierender Iridocyclitis ist eine Röntgenaufnahme des Sacroiliacalgelenkes erforderlich, um eine frühe Spondylarthritis ankylopoetica auszuschließen. Bei Kindern muß immer an eine juvenile rheumatoide Arthritis gedacht werden, besonders bei schleichender Verlaufsform. Dann sollte auf antinukleäre Antikörper und Rheumafaktor untersuchen werden, ebenso ist eine Röntgenaufnahme des Kniegelenkes angezeigt, da dieses am häufigsten betroffen ist. Diese Patienten sollten einem Kinderarzt zugewiesen werden.

Eine Iridocyclitis mit großen speckigen Präzipitaten wiederum läßt an eine Sarkoidose denken. In diesem Fall ist ein Thoraxröntgen angezeigt, auch kann die Bestimmung des Serum-Lysozyms und des Angiotensin-konvertierenden Enzyms ebenso wie die Biopsie eines Bindehautgranuloms die Diagnose sichern helfen. Bei Verdacht auf Sarkoidose sollte darum das Oberlid unbedingt ektropioniert werden.

Führt eine Corticosteroidtherapie zu keiner Verbesserung der Iridocyclitis sondern treten vermehrt Zeichen einer Entzündung des hinteren Abschnittes auf, so müssen seltene infektiöse Ätiologien, wie etwa Tuberkulose, Pilze usw. ausgeschlossen werden.

Eine HLA-Typisierung (z.B. auf das HLA-B27-Antigen) ist meist nicht sehr aufschlußreich, kann jedoch die Neigung des Patienten zu einem rezidivierenden Verlauf anzeigen. So sind die meisten Patienten mit Iridocyclitis im Rahmen einer Spondylarthritis ankylopoetica (Morbus Bechterew) HLA-B27-positiv.

Therapie

Da zahlreiche Fälle der akuten Iridocyclitis nicht rezidivieren, bedürfen sie keiner Laboruntersuchungen; oft ist auch keine zugrundeliegende Ursache zu finden.

Deshalb ist eine suffiziente unspezifische Therapie mit entzündungshemmenden Medikamenten (Corticosteroide als Augentropfen oder in Form periokulärer Injektionen) bei diesen Patienten besonders wichtig (siehe Kapitel 10). Obwohl die verschiedenen lokal anwendbaren Corticosteroide sich hinsichtlich ihrer Hornhautpenetration unterscheiden, werden diese Differenzen durch die Entzündung selbst herabgesetzt, so daß mit den meisten Präparaten eine akute Iridocyclitis in den Griff zu bekommen ist. Handelt es sich um eine schwere Entzündung, so muß die Applikation der Steroid-Augentropfen (im allgemeinen sind keine Kombinationspräparate indiziert) stündlich oder alle zwei Stunden während des Tages erfolgen, vor der Nachtruhe sollte eine Corticoid-Salbe in den Bindehautsack eingestrichen werden. Weiter empfehlen wir 3-4mal täglich kurzwirkende Zykloplegika. Wir glauben, daß kurzwirkende Substanzen (wie etwa Zyklopentolat oder Tropicamid) eher als langwirkende Präparate gegeben werden sollten, da eine Bewegung der Pupille wichtig ist, um die Synechienbildung zu verhindern. Bei unkomplizierten Fällen sollten die Patienten 4 bis 5 Tage nach Behandlungsbeginn noch einmal untersucht werden, um den Therapieerfolg zu kontrollieren. Zeigt sich eine Besserung des Befundes, so ist im allgemeinen eine Reduktion der Corticosteroide und Zykloplegika über einen Zeitraum von 2 bis 3 Wochen angezeigt, da die meisten akuten, nicht rezidivierenden Iridocyclitiden dann abgeheilt sind.

Periokulare Corticosteroidinjektionen können bei schweren Fällen, die auf eine Lokaltherapie mit Tropfen nicht ansprechen, erforderlich werden. Vor ihrem Einsatz müssen jedoch Erkrankungen des hinteren Augenabschnittes ausgeschlossen werden. Wir empfehlen für diese Fälle kurz bis mittellang wirkende Corticosteroidpräparationen.

Kapitel 12. Uveitis bei Hornhauterkrankungen

Tritt eine intraokuläre Entzündung als Folge einer aktiven oder abgeheilten Hornhauterkrankung auf, so können die Zeichen der Grundkrankheit der Cornea auf die richtige Diagnose der intraokulären Entzündung hinweisen, weshalb eine sorgfältige Untersuchung außerordentlich wichtig ist.

Klinik

Patienten mit akuten Hornhauterkrankungen haben oft schwere Schmerzen, eine Photophobie und einen Blepharospasmus. Der Bulbus kann eine massive gemischte Injektion aufweisen, die einerseits durch das Grundleiden, andererseits durch die entzündliche Reaktion des vorderen Abschnittes bedingt ist. Man findet gelegentlich ein frisches Infiltrat, ein Ulcus mit Gefäßeinsprossung oder auch eine inaktive Narbe mit Vaskularisation. Bei Herpes simplex oder Herpes zoster ist die Sensibilität der Hornhaut reduziert oder sie fehlt ganz. Die Spaltlampenbiomikroskopie ist bei der Untersuchung unerläßlich, ob es sich nun um ein Infiltrat, ein Ulcus oder nur um eine Erosion handelt. Ist die optische Achse durch die aktive Hornhauterkrankung betroffen, so ist das Sehvermögen oft signifikant vermindert. Eine einseitige Iridocyclitis im Rahmen einer Hornhauterkrankung läßt meist an Herpes simplex, Herpes zoster oder ähnliches denken; eine beidseitige Erkrankung hingegen ist meist mit anderen Erkrankungen, wie etwa einer Keratoconjunctivitis phlyctaenulosa oder den Veränderungen der Psoriasis assoziiert.

Hornhautveränderungen, die sekundär nach intraokulären Entzündung auftreten, dürfen nicht mit jenen verwechselt werden, die die Uveitis verursachen. Zum Beispiel können große Präzipitate im unteren Drittel der Hornhaut das Endothel derartig schädigen, daß ein Stromaödem auftreten kann. Diese Veränderung ist also Folge der Entzündung des vorderen Abschnittes und nicht die auslösende Ursache. Ebenso ist eine Bandkeratopathie eine sekundäre Hornhautveränderung und nicht die Ursache der assoziierten Uveitis.

Pathologie

Die histopathologischen Befunde entsprechen jenen, die für die betreffende Erkrankung spezifisch sind. Deutliche Hornhautinfiltrationen treten bei bakteriellen oder mykotischen Ulcera auf; man findet Mikroorganismen und Entzündungszellen im Hornhautabstrich und im Vorderkammerpunktat. Auch beim Herpes simplex kommt es zu einem Infiltrat im Hornhautstroma, gelegentlich zu einem scheibenförmigen Ödem und einigen wenigen Hornhautpräzipitaten im Bereich der entzündlichen Veränderung zusammen mit einer Entzündungsreaktion in der Vorderkammer. Diese kleinen Präzipitate bestehen vorwiegend aus Lymphozyten und Plasmazellen, sie können völlig resorbiert werden oder hyalinisieren.

Differentialdiagnose

In der Tabelle 12.1 sind die häufigsten Hornhauterkrankungen angeführt, die primär oder sekundär mit einer Iridocyclitis assoziiert sind. Eine mikrobielle Keratitis ist im allgemeinen sehr auffällig, wobei das Ulcus mit Infiltration zu einer sekundären Reaktion in der Vorderkammer, Iridocyclitis, Bildung von Synechien und oft auch zum Auftreten eines Hypopyons führt. Es kann gelegentlich schwierig werden, die Strukturen des vorderen Abschnittes bei schweren Verlaufsformen zu differenzieren. Oft kommt es zu einer ausgeprägten Ansammlung von Entzündungszellen auf dem Hornhautendothel, auch wenn ein Hypopyon fehlt. Im allgemeinen ist es nicht schwierig, diese Fälle von jenen abzugrenzen, bei denen die Iridocyclitis nicht infektiös bedingt ist. Eine Keratouveitis als Folge einer Herpes zoster-Infektion ist durch charakteristische Hautveränderungen im Versorgungsgebiet des Nervus trigeminus charakterisiert; eine ausgedehnte Beteiligung der Lider und Bindehaut, die Anästhesie der Hornhaut und die intraokuläre Entzündungsreaktion sind die weiteren diagnostischen Zeichen. Die zuerst auf das Epithel beschränkte Keratitis kann schließlich in eine subepitheliale und stromale Entzündung übergehen. Eine Iridocyclitis kann zugleich mit oder nach der Hornhauterkrankung, aber auch in Abwesenheit einer aktiven Hornhauterkrankung auftreten, sie kann rezidivieren und chronisch werden. Eine derartige Uveitis ist schwierig zu behandeln und kann unter Umständen auf eine Corticosteroidbehandlung nicht ansprechen.

Die wichtigste Keratouveitis ist jene bei Herpes simplex – Virus Keratitis (HSV-Keratouveitis). Es kann auch ohne aktive Hornhauterkrankung zu einer rezidivierenden HSV-Iridocyclitis kommen, wobei eine sorgfältige Untersuchung der Hornhaut bei seitlicher Beleuchtung im allgemeinen dentritische oberflächliche Hornhautnarben aufdecken kann, die auf eine abgelaufene herpetische Er-

Tabelle 12.1. Uveitis bei Hornhautentzündungen (die häufigsten Hornhauterkrankungen, die zu einer Iridocyclitis führen)

- Herpes simplex
- Herpes zoster
- bakterielle Keratitis (auch Tuberkulose, Lepra in Entwicklungsländern)
- Pilzkeratitis
- Keratouveitis psoriatica

krankung hinweisen. Auch eine aktive herpetische Keratitis (epithelial, stromal oder kombiniert) ist häufig mit einer Iridocyclitis vergesellschaftet. Diese Form der Uveitis kann therapieresistent sein, häufig kommt es zu einem schweren Sekundärglaukom. Andere Patienten wiederum können an einer klassischen Keratitis disciformis (mit scheibenförmigem Hornhautödem) erkranken, ohne daß das Stroma eine sehr ausgeprägte Infiltration aufweist, jedoch mit Hornhautpräzipitaten und einigen wenigen Entzündungszellen im Kammerwasser. Diese klassische Verlaufsform ist nicht so selten und spricht gut auf lokale Corticosteroide an. Gelegentlich beobachtet man auch eine Keratouveitis als Folge einer tuberkulösen Erkrankung, als Folge der Psoriasis und (in den Entwicklungsländern) durch eine Infektion mit Mycobacterium leprae (mit und ohne Keratitis). Prominente Hornhautnerven mit perlenartigen Auftreibungen und „Irisperlen" sind charakteristisch für eine lepromatöse Keratouveitis.

Bandkeratopathie

Sie ist eine häufige Komplikation einer chronischen oder rezidivierenden Augenentzündung. In Tabelle 12.2 sind die verschiedenen Ursachen der Bandkeratopathie angeführt. Für die Behandlung dieser Fälle siehe Kapitel 25, Chirurgische Eingriffe bei Uveitis.

Tabelle 12.2. Ursachen der Bandkeratopathie (nach O'Connor)

1. Hyperkalzämie
   a) Sarkoidose (selten)
   b) Fanconische Erkrankung
   c) Hyperkalzämie (Urämie, Adenom der Parathyreoidea)
   d) Hypophosphatämie
   e) multiples Myelom
   f) Lupus erythematodes
   g) Hyperphosphatämie
   h) Vitamin D-Intoxikation
   i) metastasierendes Neoplasma (Lungen- und Knochenbefall mit Kalziumanstieg)

2. Augenerkrankungen
   a) chronische Uveitis (assoziiert mit juveniler rheumatoider Arthritis, Iridocyclitis, usw.)
   b) chronisches Glaukom
   c) chronisches Hornhautödem
   d) Phthisis bulbi
   e) bandförmige sphäroidale Degeneration
   f) Norrie'sche Erkrankung

3. Idiopathisch

4. Toxische Quecksilberdämpfe

5. Irritantien
   a) Labrador-Keratopathie
   b) Biettische noduläre Keratopathie

6. Nicht kalzifizierte Bandkeratopathie (Uratablagerungen)

Der Calciumanteil der Bandkeratopathie wird in den basalen Abschnitten des Epithels und in der Bowmanschen Membran abgelagert. Die Ablagerungen, die an der Spaltlampe wie Schweizer Käse aussehen, beginnen am Limbus bei 3 und 9 Uhr. Sie breiten sich langsam im Lidspaltenbereich zum Hornhautzentrum zu aus, bis ein bandförmiges Aussehen erreicht ist. Obwohl es einige Theorien über Ätiologie und Pathogenese dieser Veränderung gibt, ist der genaue Entstehungsmechanismus noch nicht völlig aufgeklärt. Richard G. O'Connor hat postuliert, daß eine Veränderung des pH-Wertes der Tränenflüssigkeit im Lidspaltenbereich diese Zone für die Calciumablagerung disponiert. Sie tritt im Rahmen von Augenentzündungen am häufigsten bei jungen Patienten mit juveniler rheumatoider Arthritis und chronischer indolenter Iridocyclitis auf, wahrscheinlich weil diese über einen höheren Calciumumbau verfügen.

Sekundäre Hornhautveränderungen

Obwohl eine Uveitis im Gefolge jener Hornhauterkrankungen auftreten kann, die in Tabelle 12.1 angeführt sind, gibt es auch verschiedene Hornhautveränderungen, die wiederum sekundär nach persistierenden Augenentzündungen auftreten können. Zusätzlich zur einer Bandkeratopathie kann etwa ein Hornhautödem in der unteren Hornhauthälfte als Folge einer Endotheldekompensation nach persistierender Entzündung auftreten. Eine Salzmannsche noduläre Degeneration wird bei chronischen Entzündungen der Hornhaut (etwa einer Keratoconjunctivitis phlyctaenulosa, beim Trachom, oder einer Lues), aber auch nach intraokulären Entzündungen beobachtet.

Kapitel 13. Hypopyon

Ein Hypopyon ist immer als Hinweis für einen schweren entzündlichen Prozess
zu werten und für einige sehr spezifische Formen der Uveitis charakteristisch.
Eine separate Besprechung des Hypopyons (und „Pseudohypopyons") erscheint
uns deshalb wichtig, da es ein zwar sehr dramatisches, aber auch außerordentlich
hilfreiches diagnostisches Zeichen darstellt.

Klinik

Bei einem Hypopyon ob es nun infektiös (zum Beispiel im Rahmen einer bakteriellen Endophthalmitis) oder nicht-infektiös bedingt ist (zum Beispiel beim Morbus Behçet), kommt es praktisch immer zu schweren Schmerzen und einer ausgeprägten Photophobie. Obwohl es für einige okuläre Syndrome charakteristisch
ist, kann es auch bei jeder Iridocyclitis, wenn sie nur schwer und akut genug ist,
auftreten. Findet man jedoch ein Hypopyon in einem ansonst asymptomatischen
Auge, sollte eine Pseudouveitis („Maskerade"-Syndrom, zum Beispiel ein Tumor)
in Betracht gezogen werden. Es ist nicht schwierig ein Hypopyon zu identifizieren,
da diese Veränderung sehr leicht mit einer Stablampe oder an der Spaltlampe
erkannt werden kann, wobei ein Mikrohypopyon wahrscheinlich für eine Differentialdiagnose dieselbe Bedeutung besitzt, wie ein großes Hypopyon.

Pathologie

Die Zelltype in einem Hypopyon ist von dessen Ätiologie abhängig. Bei einer
infektiös bedingten Endophthalmitis können polymorphkernige neutrophile
Granulozyten und Mikroorganismen in Austrich und Kulturen nachgewiesen
werden. Bei anderen schweren Entzündungen, wie etwa beim Morbus Behçet
oder bei der hyperakuten rezidivierenden Iridocyclitis im Rahmen von Gelenks-
erkrankungen werden nur neutrophile Granulozyten und einige mononukleäre
Zellen gefunden. Verbergen sich hinter einem Hypopyon mit Iridocyclitis Tumoren, dann können Tumorzellen im Kammerwasserpunktat nachgewiesen werden.
Sowohl ein Retikulumzell-Sarkom als auch ein Retinoblastom können damit
diagnostiziert werden. Eosinophile Granulozyten sind ebenfalls in einem Hypopyon beobachtet worden, da es im Rahmen einer Toxocara-Endophthalmitis
auftreten kann.

Differentialdiagnose

In Tabelle 13.1 sind die verschiedenen entzündlichen und pseudoentzündlichen Syndrome zusammengestellt, die mit einem Hypopyon vergesellschaftet sein können. In der ersten Gruppe sind jene mikrobiell bedingten Hornhautinfektionen angeführt, die zu einem sekundären Hypopyon führen können.

In der zweiten Gruppe sind die rein intraokulären entzündlichen Veränderungen, sowohl infektiöser als auch nicht-infektiöser Genese, aufgelistet. Das Behçet Syndrom, für welches ein Hypopyon charakteristisch ist, muß in dieser zweiten Gruppe immer in Betracht gezogen werden. Die dritte Gruppe der nicht-entzündlichen Syndrome, hervorgerufen durch intraokulare Fremdkörper, Nekrose eines Tumors oder andere Störungen, ist mit einem Pseudohypopyon assoziiert. Es kann in einem reizfreien Auge durch intraokulare Tumoren (wie etwa ein Retikulumzell-Sarkom, andere Lymphome, ein malignes Melanom, Retinoblastom und Leukämien) hervorgerufen werden. In diesen Fällen können neben Entzündungszellen auch Tumorzellen im Kammerwasser gefunden werden. Oft findet man auch andere systemische Manifestationen des Tumors. Eine Synchisis scintillans in einem aphaken Auge kann gelegentlich ein Pseudohypopyon mit Ablagerung von Cholesterinkristallen in der Vorderkammer hervorrufen. Die Diagnose ist leicht zu stellen.

Oft ist es möglich mit einer detaillierten Anamnese und einer genauen Augenuntersuchung zur endgültigen Diagnose zu kommen. Fehlen jegliche Hornhautveränderungen, dann können Hornhautulcera sofort ausgeschlossen werden, zeigen sich jedoch auch nur sehr geringe pathologische Befunde, so muß man daran denken, daß ein Herpes simplex sowohl ein Hypopyon als auch ein Hyphaema

Tabelle 13.1. Augenentzundungen mit Hypopyon

A. Hypopyon als Folge einer Hornhautinfektion

- Bakterielle Keratitis
  (Streptococcus pneumoniae, Neisseria gonorrhoeae, Proteus, Pseudomonas, Escherichia coli, usw.)
- Virale Keratitis
  (Herpes simplex-Virus, Herpes zoster-Virus, Masern-Virus)
- Mykotische Keratitis
  (Candida albicans, Fusarien)

B. Hypopyon bei intraokulärer Entzündung (Uveitis)

- nichtinfektiös
  Behçetsches Syndrom, schwere hyperakute Iridocyclitis (jeder Ätiologie), Nekrose intraokulärer Tumoren (Retikulumzell-Sarkom, Melanom, Retinoblastom), intraokulärer Fremdkörper (einschließlich einer intraokulären Linse)
- infektiös
  Endophthalmitis (bakteriell, viral, mykotisch, parasitär: Herpes zoster, Herpes simplex, Retinochorioiditis toxoplasmotica, Toxocara-Endophthalmitis, selten).

C. Nicht-entzündliches Pseudohypopyon

- intraokulärer Tumor (Retinoblastom, malignes Melanom, Retikulumzell-Sarkom, Leukämie)
- Synchisis scintillans (Cholesterolosis bulbi bei Aphakie)

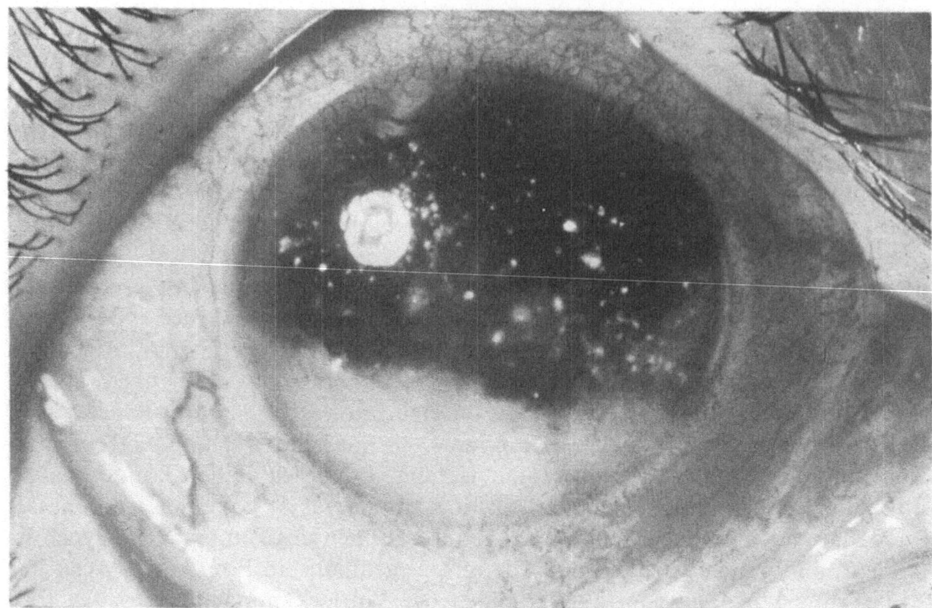

Abb. 13.1. Pseudohypopyon. Cholesterolosis bulbi bei einem aphaken Patienten

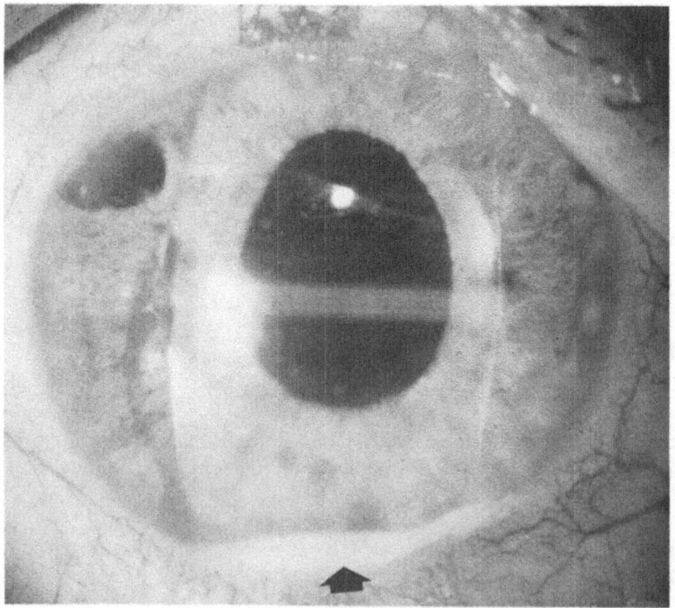

Abb. 13.2. Uveitis-Glaukom-Hyphäma-Syndrom nach Implantation einer Vorderkammerlinse der frühen Generation. Dieser Linsentyp kann massive, rezidivierende Entzündungen hervorrufen (Pfeil: Hypopyon)

hervorrufen kann. Deshalb sollte die Hornhaut besonders sorgfältig auf Zeichen einer abgelaufenen Herpes simplex Virus-Infektion untersucht werden. Das Behçet Syndrom ist klassischerweise mit einem Hypopyon vergesellschaftet, wobei das Auftreten von Aphthen an der Mundschleimhaut oder an anderen Stellen ein weiteres Zeichen dieses Syndroms darstellt.

Laboruntersuchungen

In einem gewissen Ausmaß diktieren Alter und Anamnese des Patienten mit einem Hypopyon sowie eine sorgfältige klinische Untersuchung welche Laborbefunde eingeholt werden müssen. Bei einem Hornhautulcus müssen alle erforderlichen Kulturen und Abstriche abgenommen werden. Bei Verdacht auf eine infektiöse Endophthalmitis sind ebenfalls Kammerwasser- und Glaskörperkulturen von größter Wichtigkeit. Besteht der Verdacht auf eine Pseudouveitis („Maskerade"-Syndrom) und kann das Augeninnere wegen einer Linsentrübung nicht suffizient untersucht werden, dann sind Ultraschall- und elektrophysiologische Untersuchungen indiziert, um einen Tumor auszuschließen (siehe Kapitel 38). In den meisten Fällen von Iridocyclitis ohne Hypopyon ist eine Kammerwasseruntersuchung kaum nützlich. Ist jedoch ein Hypopyon vorhanden, dann kann die Vorderkammerpunktionen sehr nützliche Informationen liefern, im Besonderen, wenn ein Tumor oder eine intraokuläre Infektion vermutet wird.

Kapitel 14. Uveitis bei reizfreiem Auge

Es gibt eine eigenständige Gruppe von Patienten ohne Schmerzen, Rötung oder Photophobie, die ausschließlich über „Mouches volantes" und einen gering verminderten Visus klagen, und welche dennoch an einer manifesten intraokulären Entzündung erkrankt sind, gekennzeichnet durch Zellen im Kammerwasser und Glaskörper und ein positives Tyndallphänomen. Sie stellen ein spezielles klinisches Problem dar: eine Uveitis bei „reizfreiem Auge".

Klinik

Einige dieser Patienten sind beschwerdefrei, bis die sekundären Komplikationen im Gefolge der Uveitis (zum Beispiel Cataract, Glaskörpertrübungen, zystoides Makulaödem, Bandkeratopathie, Glaukom oder Netzhautabhebung) auftreten. Andere Patienten wiederum, mit völlig reizfreiem Auge, haben überhaupt keinerlei Beschwerden. Sie kommen für eine Routineuntersuchung zum Augenarzt und man findet Zellen in der Vorderkammer oder im Glaskörper, bei sonst unauffälligem Befund. Es liegt auf der Hand, daß alle möglichen Untersuchungstechniken angewandt werden müssen, um auszuschließen, daß eine andere bedrohliche Erkrankung für diese Befunde verantwortlich ist, bevor man diese betreffende Entzündung als Uveitis klassifiziert.

Pathologie

Die Pathologie hängt selbstverständlich von der zugrundeliegenden Ursache ab. Zellen im Kammerwasser können Lymphozyten oder Plasmazellen sein, es findet sich oft ein massiv ausgeprägtes Tyndallphänomen, sowie vordere und hintere Synechien.

Differentialdiagnose

Tabelle 14.1 führt verschiedene Krankheitsbilder an, die bei der Differentialdiagnose einer „Uveitis bei reizfreiem Auge" in Betracht gezogen werden müssen. Bei degenerativen Erkrankungen wie etwa der Retinopathia pigmentosa finden sich

Tabelle 14.1. Erkrankungen mit einer „Uveitis bei reizfreiem Auge"

- Heterochromiecyclitis Fuchs
- Vitritis (intermediäre Uveitis, Irvine-Gass-Syndrom, usw.)
- Chronische Iridocyclitis (bei juveniler rheumatoider Arthritis)
- Okuläre Toxocariose
- Intraokulärer Fremdkörper
- Langdauernde Ablatio retinae
- Pseudouveitis („Maskerade"-Syndrome, Retikulumzell-Sarkom, zerfallendes malignes Melanom, usw.)
- Retinopathia pigmentosa

oft einige Zellen in der Vorderkammer und meist noch zahlreicher im Glaskörper, obwohl sicherlich primär keine entzündliche Erkrankung vorliegt. Patienten mit Heterochromiecyclitis Fuchs haben oft reizfreie Augen mit beträchtlichem Tyndallphänomen und Zellen in der Vorderkammer und im Glaskörper. Wie in Kapitel 43 besprochen, wird sie gelegentlich auch als degenerative Erkrankung angesehen.

Kinder mit juveniler rheumatoider Arthritis haben oft einen chronischen Verlauf der Iridocyclitis bei völlig reizfreien Augen, ein Befund der von Knox als „weiße Iritis der kleinen Kindern" bezeichnet worden ist. Sie klagen nur über eine Reduktion des Sehvermögens, oder über Schmerzen wenn Komplikationen auftreten. Man findet reichlich Zellen und ein ausgeprägtes Tyndallphänomen in der Vorderkammer dieser jungen Patienten, obwohl sonstige Symptome völlig fehlen. In gleicher Weise können Kinder mit okulärer Toxocariose und praktisch vollständigem Sehverlust absolut reizfreie Augen aufweisen. Nur ein weißer Fundusreflex oder frühe Zeichen einer Bandkeratopathie mit Zellen und positivem Tyndall werden bei der ersten Untersuchung gefunden. Patienten mit Erkrankungen des hinteren Abschnittes, sei es etwa ein nicht entdeckter Fremdkörper oder eine totale Netzhautabhebung, werden gelegentlich bei der Erstuntersuchung ein reizfreies Auge aufweisen, obwohl auch Entzündungszeichen in der Vorderkammer zu finden sind. Eine genauere Untersuchung deckt dann die Ursache der Entzündung auf. Auch Tumoren des Auges, einschließlich eines Ringmelanoms des Ciliarkörpers oder eines okkulten Melanoms der Chorioidea können mit einer Entzündung des vorderen Abschnittes oder des Glaskörpers bei sonst reizfreiem Auge assoziiert sein. Wie schon früher festgestellt, können Tumoren recht häufig als Uveitis imponieren. Für ein Retikulumzell-Sarkom des Auges ist eine geringgradige Vitritis charakteristisch, wobei sonst meist keine wesentlichen Probleme auftreten. Die meisten Patienten mit intermediärer Uveitis (Pars planitis, chronischer Cyclitis) weisen ebenfalls ein reizfreies Auge auf.

Es gibt also eine signifikante Anzahl von degenerativen, entzündlichen, pseudoentzündlichen und proliferativen Erkrankungen mit primärer oder sekundärer Entzündung, wobei der vordere Abschnitt reizfrei bleibt. Diese Fälle stellen zweifelsohne für den Augenarzt ein Problem dar und müssen sehr sorgfältig abgeklärt werden.

Kapitel 15. „Vitritis": Entzündungszellen im Glaskörper

Eine große Gruppe von Patienten, viele von ihnen sind junge Erwachsene, zeigt als auffälligsten klinischen Befund Zellen und schlierige Trübungen im Glaskörperraum, wobei keine anderen Zeichen einer umschriebenen Entzündung beobachten werden können. Diese Patienten stellen für den Kliniker ein besonderes Problem dar. Ein relativ reizfreies Auge in Gegenwart von zahlreichen Zellen und Trübungen im Glaskörper sollte an die in Tabelle 15.1 angeführten Veränderungen denken lassen.

Klinik

Die Patienten klagen oft nur über „Mouches volantes", die durch eben diese Zellen und Trübungen im Glaskörper hervorgerufen werden. Das Sehvermögen kann auf Grund von Zellinfiltraten oder durch eine hintere Glaskörperabhebung vorübergehend reduziert sein. In der Regel bestehen jedoch keinerlei Schmerzen, Rötung oder Photophobie und die vorderen Augenabschnitte sind reizfrei. Einige wenige Zellen in der Vorderkammer als Begleitreaktion (ein „spill over" aus dem Glaskörper) sind die Regel, jedoch kommt es nur selten zur Bildung von Synechien. Andererseits kann es auf Grund eines zystoiden Makulaödems zu einer deutlichen Sehverschlechterung kommen. Aus diagnostischen und therapeutischen Gesichtspunkten ist es wichtig, eine derartige Veränderung als „Vitritis" zu identifizieren. Zur Diagnosestellung ist eine Spaltlampe zur Untersuchung des vorderen Glaskörperabschnittes und ein Kontaktglas nach Goldmann oder eine Hrubylinse erforderlich, damit die Entzündungszellen in den hinteren Glaskör-

Tabelle 15.1. Augenerkrankungen mit Zellansammlung im Glaskörperraum

- Intermediäre Uveitis (Pars planitis, chronische Cyclitis)
- Irvine-Gass-Syndrom (zystoides Makulaödem nach Cataractextraktion)
- Sarkoidose
- Amyloidose
- rezentes Trauma
- Netzhautabhebung oder Netzhautriß
- Pseudouveitis („Maskerade"-Syndrom z. B. Retikulumzell-Sarkom)
- Morbus Whipple
- aktive Retinitis
- aktive Vaskulitis retinae
- Begleitreaktion („spill over") von einer Iridocyclitis

perabschnitten und auf der hinteren Grenzschicht identifiziert werden können. Auch ist es außerordentlich wichtig, eine primäre Vaskulitis oder Retinitis, die die Quelle der Zellen darstellen können, auszuschließen. Fehlen Retinitis oder signifikante, aktive Vaskulitis, dann wird die Diagnose einer Vitritis zu Recht gestellt.

Pathologie

Ein kollabierter Glaskörper neigt zur Bildung von geformten, zum Teil klumpigen Trübungen. Kommt es zum Übertritt größerer Mengen von Entzündungszellen in den Glaskörperraum, so können die charakteristischen „schneeballartigen Trübungen", etwa bei einer intermediären Uveitis oder der Sarkoidose beobachtet werden. Auch kann es zu einer sehr auffälligen Glaskörperdegeneration mit Anhäufung von Zellen und kollagenen Fasern kommen. Ist diese Glaskörpertrübung durch ein Retikulumzell-Sarkom bedingt, kann man durch Biopsie Tumorzellen identifizieren. Gelegentlich wird auch eine Amyloidose des Glaskörpers beobachtet. Biopsien zeigen dann ein charakteristisches Färbemuster und unspezifische mononukleäre Entzündungszellen.

Differentialdiagnose

In der Tabelle sind eine Reihe von Augenerkrankungen angeführt, deren wesentlichstes klinisches Zeichen Zellen und Trübungen des Glaskörpers darstellen.

Ein Irvine-Gass-Syndrom (d.h. ein zystoides Makulaödem nach Cataractextraktion) geht wahrscheinlich am häufigsten mit Zellen und Trübungen im Glaskörper einher. Eine geringe gemischte Injektion ist bei diesen Fällen nicht selten, jedoch ist im allgemeinen keine andere postoperative Reizung zu erwarten. Eine aktive Retinitis (z.B. eine toxoplasmotische Retinochorioiditis) muß als Quelle der Entzündungszellen jedoch stets ausgeschlossen werden.

Zellen im Glaskörper werden gelegentlich als Nebenbefund einer Vaskulitis im Rahmen eines Behçet Syndroms oder einer Kollagenose beobachtet. Auch die Sarkoidose (mit oder ohne Beteiligung des vorderen Abschnittes) kann gelegentlich als einziges Zeichen der Erkrankung Zellen im Glaskörperraum zeigen. Auch bei verschiedenen Pseudouveitiden (den „Maskerade"-Syndromen, malignes Melanom der Chorioidea, diffuses Retikulumzell-Sarkom des Auges) findet man Zellen im Glaskörper bei reizfreien Augen, obwohl im allgemeinen andere Zeichen dieser Erkrankungen zu sehen sind.

Eine sehr häufige Ursache von entzündlichen Glaskörpertrübungen – sie muß bei jungen Erwachsenen, besonders bei Fehlen anderer Veränderungen, immer in Betracht gezogen werden – ist die intermediäre Uveitis (Pars planitis, chronische Cyclitis). Bei diesen Patienten findet man häufig auch ein zystoides Makulaödem und exsudative Veränderungen im Bereich der unteren Abschnitte der Pars plana (siehe Kapitel 33).

Ohne signifikante Erkrankung des vorderen Abschnittes oder Retinitis ist die Ursache der „Vitritis" im allgemeinen auf eines jener Syndrome zurückzuführen, die in Tabelle 15.1 angeführt sind. Entzündungszellen können jedoch auch von jeder akuten, schweren Iridocyclitis, etwa bei Spondylarthritis ankylopoetica, in den Glaskörperraum übertreten.

Laboruntersuchungen

Die häufigsten Ursachen der Vitritis sind einerseits das Irvine-Gass-Syndrom, andererseits die intermediäre Uveitis. Bedauerlicherweise gibt es für deren Nachweis keine geeigneten Laboruntersuchungen. Es empfiehlt sich die Durchführung eines Thoraxröntgens und eines Tuberkulintests sowie eines FTA-ABS- oder VDRL-Testes, um die entfernte Möglichkeit einer Tuberkulose, Sarkoidose oder einer Syphilis auszuschließen. Die Glaskörpertrübungen einer Amyloidose – sie ähneln an den Glaskörperfasern aufgereihten Perlen – sind so charakteristisch, daß sie den Verdacht sofort auf diese Diagnose lenken sollten. In diesem Fall müssen eine Rektumbiopsie und andere, noch spezifischere Untersuchungen in Betracht gezogen werden.

Kapitel 16. Vaskulitis retinae

Ein diagnostisches Problem stellen jene Fälle dar, bei denen eine Einscheidung von Netzhautgefäßen, u.U. mit Hinweisen auf einen Verschluß dieser Gefäße, der klinisch auffälligste Befund ist. Der Begriff „Vaskulopathie" dürfte eher zutreffen als die Bezeichnung „Vaskulitis", da nicht immer eine klar definierte Entzündung zu sehen ist. Nicht selten findet man auch eine Vaskulitis retinae direkt angrenzend an eine aktive Retinitis.

Klinik

Patienten mit Vaskulitis retinae, oder einer „Vaskulopathie" können über eine Amaurosis fugax, intermittierendes Verschwommensehen, Verlust des zentralen Sehvermögens, Skotome oder „Mouches volantes", letztere Folge von Entzündungszellen im Glaskörper, klagen. Schmerzen und Rötung des Auges sind üblicherweise nicht vorhanden, kommt es jedoch zu einer schweren okulären Ischämie, so kann diese von Schmerzen und geringer gemischter Injektion begleitet sein. In Tabelle 16.1 sind die klinischen Charakteristika der Vaskulitis angeführt.

Bei der Untersuchung findet man eine Einscheidung oder Infiltrate um Gefäße (Venolen oder Arteriolen) und gelegentlich eine fleckförmige oder auch eine diffuse Beteiligung der Gefäße selbst. Die Fluoreszeinangiographie ist ein sehr wichtiges Hilfsmittel um festzustellen, ob es zu einem echten Gefäßverschluß mit Infarzierung, zur Verlangsamung des Blutstromes oder zu einer erhöhten Durchlässigkeit der entzündeten Gefäße gekommen ist. Handelt es sich um einen vorwiegend okklusiven Prozeß, ist der wesentlichste klinische Befund eine okklusive Vaskulopathie mit sekundärer Exsudation von Erythrozyten und einigen Entzündungszellen in den Glaskörper, wie man sie bei Sichelzell-Retinopathie, einem Hyperviskositäts-Syndrom und anderen Erkrankungen findet. Eine Ischämie

Tabelle 16.1. Klinische Zeichen der Vaskulitis

- Einscheidung von Gefäßen
- gelegentliche Gefäßverengungen und Gefäßverschlüsse
- Neovaskularisation und Blutung
- Papillenödem
- zystoides Makulaödem
- Glaskörpertrübungen
- vordere Uveitis

---

verschiedenster Ätiologien kann bis zu einer proliferativen Retinopathie fortschreiten.

Ein entzündlicher Prozeß der Gefäßwände, wie er bei der Sarkoidose, dem
Behçet Syndrom oder der intermediären Uveitis zu beobachten ist, ist klinisch
sehr auffällig, obwohl es oft nicht zu einer Änderung der Strömungsverhältnisse
in den betroffenen Gefäßen kommen muß. Auch findet man sehr häufig nahe
einer frischen Retinochorioiditis toxoplasmotica sekundär eingescheidete Netzhautgefäße mit fast unveränderter Durchblutung. Bei manchen Erkrankungen
(zum Beispiel den Kollagenosen und der Sichelzellenanämie) kann es zu lokalisierten Infarkten der Netzhaut kommen, ebenso wie zu Netzhautblutungen in
Gebieten von Gefäßverschlüssen, besonders wenn Venolen betroffen sind. Wichtig ist es, keine lokalisierte Chorioiditis oder Retinitis zu übersehen.

Pathologie

Bei okklusiver Vaskulopathie als Folge erhöhter Blutviskosität (Morphologie der
Erythrozyten usw.), findet man häufig einen Verschluß des Kapillarbettes mit
beginnender intra- oder präretinaler Gefäßneubildung. Der Verschluß des Kapillarbettes ist ein sehr wichtiges Zeichen der okklusiven Vaskulopathie. Weiters
finden sich noch ischämische Veränderungen in der Netzhaut und Chorioidea
(zum Beispiel Cotton-wool-Herde, intraretinale Blutungen, zytoide Körperchen
und Chorioidalinfarkte). Bei einigen der entzündlichen Syndrome findet man
durch Entzündungszellen eingescheidete Gefäße. Eine fibrinoide Nekrose von
Netzhaut- und Aderhautgefäßen wird bei Erkrankungen wie etwa der Periarteriitis nodosa, dem systemischen Lupus erythematodes und der Riesenzellenarteri-
itis (Arteriitis temporalis) beobachtet.

Differentialdiagnose

In Tabelle 16.2 sind jene Erkrankungen angeführt, die bei Vaskulitis retinae oder
Vaskulopathie in die Differentialdiagnose einbezogen werden sollten. Tritt eine
Vaskulitis mit signifikanten extraokulären Veränderungen auf, so sollte unbe-
dingt ein Internist zur Abklärung konsultiert werden.

Bei jungen männlichen Erwachsenen kann es zu einer Entzündung um die
Venolen und Arteriolen kommen, ein Syndrom das von Eales erstmals beschrieben worden ist. Es ist durch rezidivierende Glaskörperblutungen als Folge einer
Periphlebitis retinae, Verschluß der peripheren Netzhautvenen – es entstehen
weiße fibrotische Stränge – und eine proliferative Retinopathie gekennzeichnet.
Eine okklusive Vaskulopathie tritt sekundär auch bei Hämoglobinopathien (Sichelzellenanämie), Makroglobulinämie, Kryoglobulinämie, Lepra, verschiedenen Viruserkrankungen, Candida-Infektionen und multipler Sklerose auf. Eine
periphere Uveitis mit Gefäßeinscheidungen ist bei einem recht hohen Prozentsatz
der an multipler Sklerose erkrankten Patienten beobachtet worden. Ebenso ist

Tabelle 16.2. Erkrankungen, die mit einer Vaskulitis retinae (oder Vaskulopathie) assoziiert sind

Systemische Erkrankungen:

- Schwere Hypertension
- Diabetes mellitus
- Multiple Sklerose
- Hyperviskositätssyndrome
- Lupus erythematodes
- Polyarteriitis nodosa
- Wegenersche Granulomatose
- Hämoglobinopathien (Sichelzellenanämie, usw.)
- Behçet Syndrom
- Sarkoidose
- Tuberkulose, Syphilis

Entzündliche Syndrome des Auges:

- Intermediäre Uveitis
- Syndrom der akuten retinalen Nekrose
- Toxoplasmotische Retinochorioiditis
- Periphlebitis retinae (Morbus Eales)

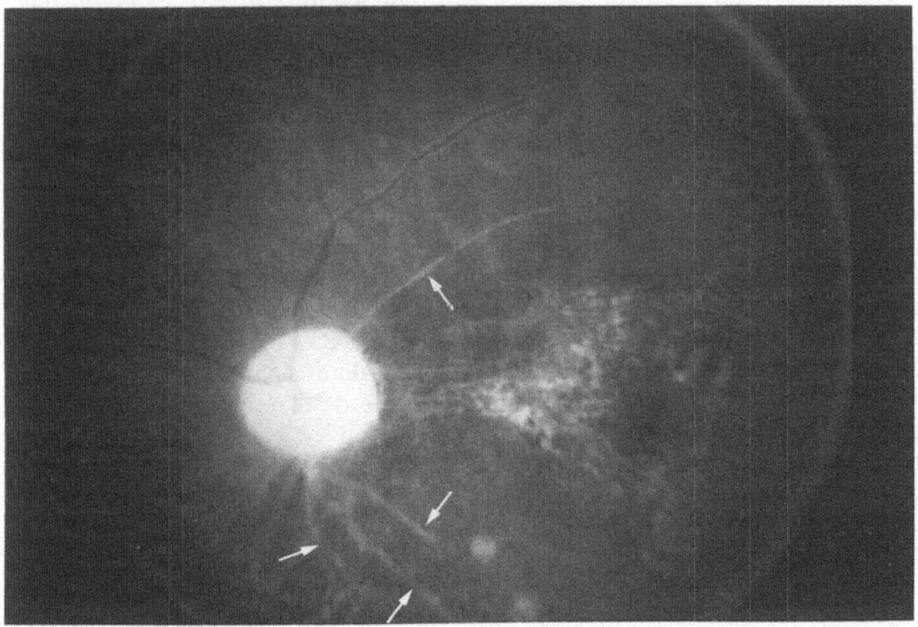

Abb. 16.1. Endstadium einer Vasculitis retinae mit extrem verdünnten Gefäßen (Pfeil) und ischämischer Opticusatrophie

eine Perivaskulitis bei einer intermediären Uveitis (Pars planitis oder chronische Cyclitis) ein häufiger Befund und kann auch das erste Zeichen dieser Erkrankung sein. Zusammenfassend weist die Einscheidung von Netzhautarteriolen oder -venolen auf eine primär entzündliche Gefäßerkrankung in der Netzhaut hin. Kommt es zu Cotton-wool-Herden, die eine lokalisierte Durchblutungsstörung

der Netzhaut anzeigen, so sollte man an Periarteriitis nodosa und andere Kollagenosen denken; erscheint die Veränderung primär okklusiv zu sein, mit Verlust des
peripheren Kapillarbettes, dann stehen okklusive Vaskulopathien im Rahmen
von Hämoglobinopathien oder Hyperviskositätssyndromen zur Diskussion; ist
die entzündliche Reaktion vorwiegend um die Venen als Periphlebitis angeordnet, dann kann ein Morbus Eales die Ursache sein.

Das Behçet Syndrom ist nicht nur durch eine sehr bedrohliche Vaskulitis
retinae, sondern auch durch ein Hypopyon in der Vorderkammer gekennzeichnet.
Als Folge der okklusiven Vaskulitis kann es zu einem vollständigen Funktions-
verlust von Netzhaut und Sehnerven kommen (siehe Kapitel 37).

Laboruntersuchungen

Es ist schwierig, allgemeine Regeln für notwendige Laboruntersuchungen bei
Patienten mit Vaskulitis oder Vaskulopathie anzugeben. Vermutet man eine Vaskulitis, dann sollten Untersuchungen zum Ausschluß von Kollagenosen (einschließlich eines LE-Testes, antinukleärer Antikörper, Immunglobulinunter-
chungen im Serum, usw.) angeordnet werden. Hämatologische Untersuchungen
zur Aufdeckung von Hämoglobinopathien, einer Kryoglobulinämie und anderer
Hyperviskositätssyndrome stehen zur Verfügung. Im Serum von Patienten mit
systemischer Vaskulitis treten auch Immunkomplexe auf, wobei der praktisch-
klinische Wert dieser Beobachtung gegenwärtig nicht bekannt ist. Da eine Retinochorioiditis toxoplasmotica eine lokalisierte Vaskulitis nahe der frischen Satellitenläsion verursachen kann, sollten auch serologische Untersuchungen auf
Toxoplasmose durchgeführt werden. Obwohl die Tuberkulose und die Syphilis
nur selten eine Vaskulitis retinae (und eine Retinitis und eine Chorioiditis) hervorrufen, sind Tuberkulin- sowie FTA-ABS- und VDRL-Test indiziert, um sie als
Ursachen auszuschließen zu können, besonders, da es sich um heilbare Erkrankungen handelt. Eine Sarkoidose kann mit Hilfe des Thoraxröntgens und verschiedener Serumuntersuchungen (Angiotensin-konvertierendes Enzym bzw. Lysozym) ausgeschlossen werden. Oft findet sich bei dieser Erkrankung auch eine
Entzündung des vorderen Augenabschnittes. Bei Patienten mit Vaskulitis ist eine
Untersuchung durch den Internisten oder Rheumatologen unerläßlich, da ein
Bluthochdruck, eine multiple Sklerose und eine Reihe verschiedener Kollagenosen zugrunde liegen können.

Kapitel 17. Retinitis (Retinochorioiditis)

Es ist wichtig festzustellen, ob der primäre Herd der Entzündung in der Netzhaut liegt, da viele Formen von Retinitis und Retinochorioiditis erfolgreich behandelt werden können. Eine möglichst genaue Augenuntersuchung und eine korrekte Klassifikation der Retinitis sind in diesen Fällen sehr wichtig. Weiters kommt es häufig zu einem Übergreifen („spill over") der Retinitis nach hinten mit sekundärer Beteiligung der Chorioidea und Sklera oder zu einer Beteiligung des vorderen Abschnittes, wodurch eine Iridocyclitis, Präzipitate an der Hornhauthinterfläche und, selten, auch ein Hypopyon entstehen kann. Es ist bei allen Patienten mit Iridocyclitis oder Cyclitis unerlässlich, nach einer Retinitis zu suchen. Obwohl die Retinochorioiditis toxoplasmotica die häufigste Form der Retinitis darstellt, so sind auch die Candida- und Zytomegalie-Virus-Retinitis von Bedeutung.

Klinik

Patienten mit Retinitis können eine verschieden stark ausgeprägte Injektion und Schmerzhaftigkeit des Bulbus aufweisen, wenn es zu einer signifikanten Beteiligung des vorderen Abschnittes gekommen ist oder die Entzündung des hinteren Abschnittes ausreichend diffus ist. Zu einer Sehverschlechterung kommt es, wenn die Makula betroffen ist; dies kann einerseits durch die Entzündung selbst oder durch ein sekundäres zystoides Makulaödem hervorgerufen werden. „Mouches volantes" werden durch Zellen im Glaskörper hervorgerufen, entsprechend der Ausdehnung der aktiven Netzhautentzündung kann es auch zu Skotomen kommen. Bei der Untersuchung mit dem Ophthalmoskop erscheint die Netzhaut durch das entzündliches Exsudat und ein Begleitödem weißlich getrübt. Die Entzündung ist im allgemeinen unscharf begrenzt, und es kann schwierig sein exakt zu entscheiden, wo der pathologische veränderte Bezirk aufhört und die normale Netzhautstruktur beginnt. Als typisches Zeichen der Retinitis ist der Glaskörper über dem aktiven Fokus zellulär infiltriert; diese Veränderung kann am besten mit Spaltlampe und Kontaktglas gesehen werden. Bei massiver zellulärer Exsudation kann der Glaskörperraum gänzlich getrübt und jegliches Detail des Fundus verborgen sein. Meist ist es jedoch möglich mit dem indirekten Ophthalmoskop – bei maximaler Lichtstärke – durch diese Glaskörpertrübungen durchzuschauen. Oft kann man dann einen weißlichen Fleck durch die Glaskörpertrübungen durchschimmern sehen, ein Phänomen das als „Grubenlampe im Nebel" („headlight in the fog") treffend beschrieben worden und für jegliche Art von Retinitis, im besonderen jedoch für die Retinochorioiditis toxoplasmotica, charakteristisch ist.

Auch kann es im Gebiet der aktiven Retinitis zu Einscheidungen von Gefäßen kommen, die verschwinden, sobald die Netzhautentzündung abgeheilt ist. Dies darf jedoch nicht mit einer primären Vaskulitis retinae verwechselt werden, die bei anderen Syndromen und fehlenden Netzhautveränderungen auftreten kann. Andere Netzhautentzündungen, wie etwa solche durch Candida, können wesentlich diskreter ablaufen, in den inneren Netzhautschichten lokalisiert sein, in den Glaskörperraum durchbrechen und multifokal auftreten. Kommt es im Rahmen der aktiven Retinitis zu Nekrosen, breitet sich weiters die Entzündung vorwiegend in den inneren Schichten mit hellen Netzhautblutungen am progredienten Rand aus, dann muß an eine Zytomegalie-Virus-Retinitis gedacht werden. Bei schweren Verlaufsformen können große Zellansammlungen an der Hinterfläche des Glaskörpers zu Präzipitaten führen, weiters kann auch, bei sehr schwerer Entzündung (am häufigsten bei Toxoplasmose) eine sekundäre, seröse Netzhautabhebung entstehen. Dies ist jedoch ein seltenes Ereignis.

Indirekte Ophthalmoskopie und Kontaktglasuntersuchung sind die besten Methoden um zu entscheiden, ob es sich bei einer Veränderung um eine Retinitis handelt oder nicht. Bei einer primären Chorioiditis ist eine massive zelluläre Reaktion im Glaskörper selten und es treten im allgemeinen keine oberflächlichen Blutungen und Nekrosen der Netzhaut auf, obwohl diese durch sekundäre entzündliche Veränderungen und Ödemflüssigkeit aus der darunterliegenden Chorioiditis oder Pigmentepitheliitis verdickt sein kann. Eine primäre Vaskulitis retinae ist durch Engstellung und Einscheidung von Gefäßen gekennzeichnet, ohne daß man eine Retinitis findet. Auch sind im allgemeinen weniger Zellen im Glaskörper von Patienten mit Vaskulitis zu finden als bei jenen, die an einer akuten Netzhautentzündung leiden. Es ist wichtig ischämische Netzhautveränderungen (Cotton-Wool-Herde, Zytoid-Körperchen) von einer echten Entzündung der Netzhaut zu unterscheiden.

Pathologie

Die pathologischen Veränderungen einer Retinitis (Entzündungszellen und gelegentlich Organismen) finden sich in den verschiedenen Netzhautschichten selbst. Es kommt zu Netzhautblutungen, wenn auch die Gefäße betroffen oder sekundär infolge einer Nekrose beteiligt sind. Die Blutungen sind hellrot, wenn sie oberflächlich oder dünkler, wenn sie in den tieferen Schichten der Netzhaut gelegen sind. Bei manchen Erkrankungen, wie etwa der Retinochorioiditis toxoplasmotica ist die Chorioidea sekundär involviert, wobei große Nekroseareale enstehen und es zur Freilegung der Sklera kommen kann, weswegen die Läsionen in der Abheilungsphase weiß erscheinen.

Auch die Sklera selbst kann sekundär entzündlich verändert sein, sodaß sie bei Skleraimpression extrem empfindlich wird. Im allgemeinen finden sich jedoch in der Chorioidea oder Sklera keine Mikroorganismen (etwa Parasiten bei einer Retinochorioiditis toxoplasmotica).

Die Entzündungszellen treten in den Glaskörper über, wo sie bei mikroskopischer Untersuchung gesehen werden können. Kommt es zu einer sekundären

Iridocyclitis, dann findet man mononukleäre Zellen im Ciliarkörper und in der Vorderkammer.

Bei Fällen von Retinochorioiditis toxoplasmotica, Candida-Retinitis, Zytomegalie-Virus-Einschlußerkrankung und Retinitis auf Grund einer Sepsis, können die Mikroorganismen (Bakterien und Pilze) mit speziellen Färbungen, die Viren mit dem Elektronenmikroskop nachgewiesen werden. Wie bei vielen anderen Formen der Augenentzündung ist es unmöglich zur Sicherung der Diagnose histologische Proben zu erhalten.

Differentialdiagnose

In Tabelle 17.1 sind die häufigsten Formen der Retinitis und Retinochorioiditis angeführt. Einige dieser Erkrankungen sind sehr selten und können auch an anderen Lokalisationen Entzündungen, zum Beispiel eine Iridocyclitis (bei Sarkoidose) oder eine lokalisierte Chorioiditis (Toxocara) hervorrufen. Die Retinochorioiditis toxoplasmotica ist sicher eine der häufigsten Formen der Retinitis und der Uveitis im allgemeinen.

Die Retinochorioiditis toxoplasmotica (Kapitel 26) ist meist nur in einem Auge akut, wenn der Patient das erste Mal zur Untersuchung kommt; sie ist meist als Satellitenläsion in der Nähe einer chorioretinalen Narbe lokalisiert. Die Zytomegalie-Virus-Retinitis (Kapitel 29) und die Candida-Retinitis (Kapitel 30) treten meist bei immunsupprimierten Patienten (nach einer Nierentransplantation, Langzeitantibiotika, parenteraler Ernährung, Immunsuppression) auf. In der Regel sind es schwerkranke Patienten, die ihre ophthalmologischen Symptome während der systemischen Erkrankung entwickeln. Wegen ihrer Grundkrankheit sind sie auch für eine Retinochorioiditis toxoplasmotica, eine Herpes simplex-Retinitis und eine tuberkulöse Retinitis anfällig. Die zuletzt genannten Erkrankungen können, ebenso wie eine Zytomegalie-Virus-Retinitis oder ein Herpes zoster (sehr selten) bei immunsupprimierten Kindern als primäre Form einer Augenentzündung auftreten. Jede wird in einem separaten Kapitel behandelt.

Tabelle 17.1. Formen der Retinitis und Retinochorioiditis

- Retinochorioiditis toxoplasmotica
- Zytomegalie-Virus-Retinitis
- Candida-Retinitis
- septische Retinitis (subakute bakterielle Endophthalmitis, usw.)
- Toxocara-Granulom der Netzhaut oder Chorioidea
- Herpes simplex-Retinitis und -Pigmentepitheliitis
- Sarkoidose
- syphilitische Retinitis
- tuberkulöse Retinitis
- Pilz-Retinitis oder -Chorioiditis

Laboruntersuchungen

Die Laboruntersuchungen für die verschiedenen Erkrankungen sind an anderer Stelle beschrieben worden. Hat der Augenarzt die Diagnose einer aktiven Retinitis gestellt, so wird auf Basis der allgemeinen Untersuchung des Patienten, der Anamnese, seines Alters und der Wahrscheinlichkeitsdiagnose die Entscheidung getroffen, welche Laboruntersuchungen durchgeführt werden sollen. Zum Beispiel ist bei einem ansonst gesunden Patienten mit Retinitis am Rande einer alten Narbe die wahrscheinlichste Diagnose jene einer Retinochorioiditis toxoplasmotica. Zu Beginn ist also nur ein serologischer Test auf Toxoplasmose indiziert. Wird auch ein peripheres Granulom einer Toxocara-Infektion in die Überlegungen einbezogen, sollte ein ELISA-Assay für Toxocara durchgeführt werden. Vermutet man Tuberkulose oder Syphilis, sollten die Untersuchungen auch einen Tuberkulintest, ein Thoraxröntgen und die Lues-Serologie umfassen. Ist der Patient in irgendeiner Weise immunsupprimiert, muß an Zytomegalie-Viruserkrankung und Candida gedacht werden. Kulturen von Kathetern, Infusionsbestecken und ähnlichem kann für die Differentialdiagnose einer Candida-Retinitis oder Endophthalmitis sehr wichtig sein. Hat die Erkrankung auch sehr massiv auf den Glaskörper übergegriffen, dann kann eine Glaskörperaspiration indiziert sein. Wichtig ist dabei das mikrobiologische Labor darauf hinzuweisen, daß in diesen Fällen Candida albicans nicht als akzidentelle Kontamination bewertet wird. Candida wächst innerhalb von 24 Stunden sehr gut auf Blutagar und benötigt deshalb keine lange Inkubationszeit. Eine Zytomegalie-Virus-Infektion kann durch eine Harnkultur, Untersuchung der Leukozyten auf intrazelluläre Einschlüsse und verschiedene serologische Tests nachgewiesen werden. Bei vielen Fällen einer Retinitis ist die Toxoplasmose-Serologie das einzig erforderliche Untersuchung. Bei unklaren Fällen können jedoch alle oben angeführten Tests eingeschlossen werden. Mit diesen Befunden und der Kenntnis des gesamten klinischen Bildes der Erkrankung – zweifelsohne der wichtigste Punkt – kann man zumindest eine Vermutungsdiagnose stellen. Die Therapie und detaillierte Beschreibungen der einzelnen Formen folgen in separaten Kapiteln.

Kapitel 18. Chorioiditis und Pigmentepitheliitis

Zu den diagnostisch schwierigsten Problemen zählen die entzündlichen Erkrankungen im Bereich der Choriocapillaris, der Bruchschen Membran und des retinalen Pigmentepithels. Wahrscheinlich sind nicht alle Syndrome dieser Gruppe echte entzündliche Veränderungen; einige sollten wohl besser als Chorioidopathie (d. h. degenerative oder dystrophische Veränderungen des Netzhautpigmentepithels oder der Choriocapillaris) denn als Chorioiditis bezeichnet werden.

Klinik

Am häufigsten klagen Patienten mit diesen Veränderungen über verschwommenes Sehen und Skotome, in Abhängigkeit von der Position der Läsionen zur Fovea. Schmerzen, Rötung und „Mouches volantes" fehlen, außer wenn der Prozeß in die Netzhaut und den Glaskörper durchgebrochen ist. Ein Ciliarspasmus kann dann eine Photophobie verursachen. Der Patient leidet oft an systemischen Beschwerden, zum Beispiel einer abgelaufenen Viruserkrankung.

Die Untersuchung des vorderen Abschnittes zeigt im allgemeinen ein völlig reizfreies Auge mit fehlender oder nur sehr geringer Entzündungsreaktion in der Vorderkammer. Es treten keine Synechien auf, jedoch können im Glaskörper, obwohl er oft völlig unauffällig ist, bei schwereren Verläufen Entzündungszellen zu finden sein. Die chorioidalen Herde erscheinen als blaße, gelbliche, weiße oder graue Flecken mit etwas verschwommenen Grenzen. Über ihnen erscheinen die Netzhautgefäße unverändert, ein Hinweis darauf, daß die Entzündung in den äußeren Netzhautschichten liegt. Heilen diese Veränderungen schließlich ab, dann erscheinen sie eher weißlich, wobei an ihrem Rand Pigment abgelagert wird und eine variable Pigmentepithelproliferation entstehen kann. Man findet einige wenige Zellen im Glaskörper und bei schweren Fällen auch eine gewisse Beteiligung der Netzhaut. Ist die Chorioiditis diffus und schwer, wie beim Vogt-Koyanagi-Harada-Syndrom und bei der sympathischen Ophthalmie, dann kommt es zu einer serösen Netzhautabhebung und einer Uveitis anterior.

Es ist zweifelsohne schwierig, die „entzündlichen" Erkrankungen des Pigmentepithels und der Choriocapillaris zu klassifizieren. Eine sorgfältige Untersuchung mit dem Kontaktglas bei hoher Vergrößerung ist notwendig, um die Dicke der Netzhaut beurteilen zu können und um zu entscheiden ob der Prozeß vorwiegend das Pigmentepithel, die Choriocapillaris oder die Chorioidea betrifft. Es ist gelegentlich unmöglich, Erkrankungen des Pigmentepithels von Erkrankungen der Choriocapillaris zu differenzieren. In diesen Fällen ist eine Fluoreszeinangio-

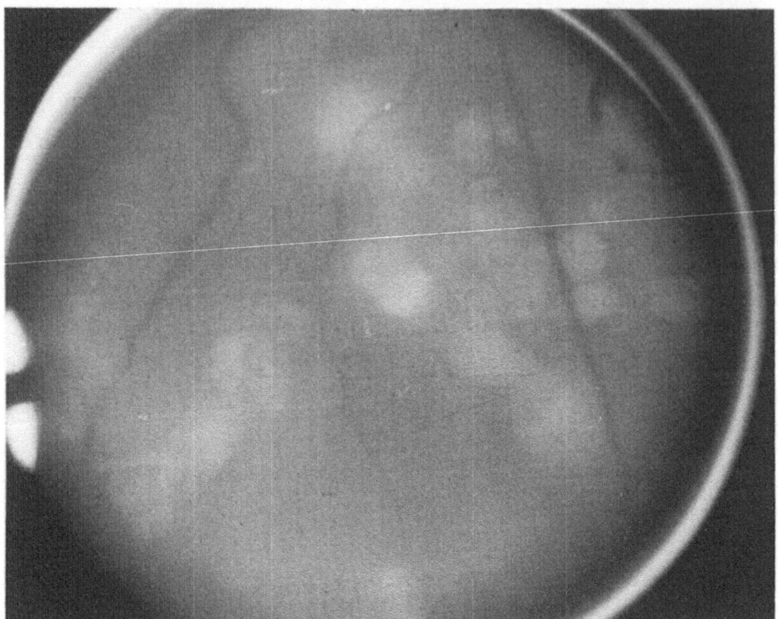

Abb. 18.1. Akute, multifokale Chorioiditis bei einem an Sepsis erkrankten Patienten. Netzhautgefäße über den Entzündungsherden der Aderhaut sichtbar

graphie außerordentlich hilfreich. Üblicherweise kommt es in der Frühphase zu
einer Auslöschung der Fluoreszenz, in der Spätphase zu einer Leakage in das
Gebiet der Chorioiditis.

Pathologie

Die pathologischen Befunde hängen vom jeweiligen Syndrom ab. Oft kommt es
zu einer Schwellung oder Zerstörung von Pigmentepithelzellen und einem mononukleären Infiltrat. Bei einer septischen Chorioiditis werden Mikroorganismen,
ebenso wie polymorphkernige neutrophile Granulozyten und Lymphozyten, oft
auch Netzhautblutung gefunden. Bei einer diffusen Entzündung der Aderhaut
(beim VKH-Syndrom oder sympathischer Ophthalmie) kommt es zu einer serösen Netzhautabhebung bei granulomatöser Reaktion in der Chorioidea, der Iris
und dem Ciliarkörper.

Differentialdiagnose

In Tabelle 18.1 sind die diversen Erkrankungen des Pigmentepithels, der Choriocapillaris und der Chorioidea angeführt. Dabei kommt es zu gewissen Überschneidungen mit Erkrankungen (wie etwa einer Candida-Infektion), die auch die

Tabelle 18.1. Ätiologien der Pigmentepitheliitis und Chorioiditis

- Septische, multifokale Chorioiditis
- Akute, multifokale, plakoide Pigmentepitheliopathie
- Vitiliginöse („birdshot") Chorioidopathie
- Serpiginöse Chorioiditis
- Sympathische Ophthalmie
- Vogt-Koyanagi-Harada-Syndrom
- Histoplasmose Syndrom
- Sarkoidose
- Infektiös (Syphilis,Tuberkulose, Candida, Zytomegalie-Virus)
- Pigmentepitheliitis (nach Deutman)
- Einseitiges „wipe-out"-Syndrom von Gass (Toxocara?)

Netzhaut betreffen können. Die Sarkoidose, Tuberkulose und das VKH-Syndrom können auch andere, eher diffuse Augenveränderungen hervorrufen.

Eine septische, multifokale Chorioiditis ist oft mit einer schweren Systemerkrankung (Fieber, Schüttelfrost) vergesellschaftet. Sie tritt beidseitig auf, wobei Rothsche Flecken in der Netzhaut ein diagnostisch hilfreiches Zeichen darstellen. Auch eine Candidiasis und eine Infektion mit dem Zytomegalie-Virus kann gelegentlich in der Chorioidea beginnen, obwohl letztere vorwiegend eine Netzhauterkrankung mit sekundärer Beteiligung der Aderhaut ist (siehe Kapitel 30). Bei der akuten, multifokalen, plakoiden Pigmentepitheliopathie, der Pigmentepitheliitis (wie von Deutman beschrieben), der vitiliginösen Chorioidopathie („birdshot choroidopathy") und der serpiginösen Chorioiditis, ebenso wie beim VKH-Syndrom, sind ebenfalls Pigmentepithel und Choriocapillaris betroffen. Die Ätiologie dieser entzündlichen oder pseudoentzündlichen Veränderungen ist unbekannt, jedoch müssen sie in die Differentialdiagnose einbezogen werden. Das von Gass beschriebene „wipe-out"-Syndrom des Pigmentepithels tritt einseitig auf und wird wahrscheinlich durch eine wandernde Toxocara-Larve hervorgerufen. Das Histoplasmose-Syndrom beginnt als systemische Infektion mit multifokaler Chorioiditis, jedoch findet sich zum Zeitpunkt des Auftretens der subretinalen Gefäßneubildung und der haemorrhagischen Makulopathie wahrscheinlich nur eine minimale oder sogar fehlende Entzündungsreaktion. Trotzdem wird diese Erkrankung, da sie primär Pigmentepithel und Choriokapillaris betrifft, in diese Gruppe eingereiht. Die Fluoreszeinangiographie ist bei der Diagnose aller dieser Erkrankungen besonders hilfreich.

Laboruntersuchungen

Bei beidseitiger, multifokaler Chorioiditis muß an die Möglichkeit einer infektiösen Ätiologie gedacht, und es müssen entsprechende Kulturen von Blut, Harn, Rachensekret, usw. (z.B. auf Candida) durchgeführt werden. Weiters empfielt sich eine interne Durchuntersuchung. Bei Verdacht auf Röteln, Zytomegalie oder andere Viruserkrankungen müssen die entsprechenden Antikörper-Tests, bei Hinweisen auf Tuberkulose oder Syphilis ein Thoraxröntgen, ein Tuberkulintest und die serologischen Nachweismethoden für eine luetische Infektion herangezogen werden. Die klinischen Zeichen der sympathischen Ophthalmie, der okulären Histoplasmose und des VKH-Syndroms sind so charakteristisch, daß Laboruntersuchungen nicht notwendig sind.

Obwohl es gelegentlich sehr schwierig sein kann, die Entzündung genau im Bereich des Pigmentepithels oder der Chorioidea zu lokalisieren, können doch meist auf Grund der klinischen Befunde die entsprechenden Syndrome identifiziert werden. Erst dann kann man die notwendigen Laboruntersuchungen veranlassen und eine entsprechende Therapie beginnen. Für die detaillierte Beschreibung der Syndrome verweisen wir den Leser auf die speziellen Kapitel.

Kapitel 19. Skleritis, Episkleritis und Uveitis

Obwohl Episkleritis oder Skleritis nur selten im Rahmen einer Uveitis auftreten, sollte der Augenarzt, wenn dies der Fall ist, eine bestimmte Gruppe von Erkrankungen in seine Überlegungen einbeziehen. So hat Watson beobachtet, daß immerhin 35% der Patienten mit Skleritis Hinweise auf eine Uveitis zeigen; bei Episkleritis ist eine Uveitis jedoch selten. Findet man also die Zeichen einer vorderen oder hinteren Uveitis sowie eine deutliche Entzündung der Sklera mit Schmerzhaftigkeit, dann sollte man an eine Skleritis denken.

Klinik

Neben den charakteristischen Zeichen und Symptomen der Iridocyclitis (Kapitel 11) findet man eine hellrote, umschriebene Verfärbung, die auf eine Episkleritis hinweist, eine eher purpurfarbene Rötung als Zeichen der Skleritis; zusätzlich ist das entzündete Areal druckschmerzempfindlich. Zur Untersuchung dieser typischen Druckschmerzhaftigkeit wird ein Lokalanästhetikum eingetropft, um die Schmerzempfindung der Bindehaut auszuschalten und mit einem Wattestäbchen das entzündete Gebiet berührt. Ist diese Berührung schmerzhaft, so spricht der Befund für eine Skleritis oder Episkleritis. Bei Iridocyclitis mit sekundärer Injektion der Bindehaut und der episkleralen Gefäße fehlt diese Schmerzhaftigkeit. Man nimmt allgemein an, daß die Iridocyclitis im Rahmen einer Skleritis sekundär als Folge der intensiven Skleraentzündung auftritt. Denoch ist die Sklerouveitis eine definierte klinische Einheit und zeigt die klinischen Zeichen sowohl der Skleritis als auch der Iridocyclitis. Zum gesamten Syndrom gehört, daß oft auch die Hornhaut beteiligt ist und zwar in Form eines Randgeschwürs in jenem Segment, das an die akute Skleritis angrenzt. Heilt die Skleritis ab, so bleibt sehr häufig, als zusätzliche Komplikation zu den Synechien der Iridicyclitis, eine Verdünnung der Sklera zurück, durch welche Uveagewebe durchschimmert.

Pathologie

Tritt die Skleritis im Rahmen einer rheumatischen Erkrankung auf, dann findet man ein charakteristisches Bild von kaskadenförmig angeordneten Entzündungszellen und Epitheloidzellen umgeben von einem Ring mononukleärer Zellen. Hat die Krankheit bereits einen langen Verlauf, findet man auch histologisch eine Verdünnung der Sklera.

Differentialdiagnose

In der Tabelle 19.1 sind jene Krankheiten zusammengestellt, bei denen gelegentlich eine Sklerouveitis beobachtet wird.

Bei der klassischen Erkrankung, der primär chronischen Polyarthritis, beherrscht die Skleritis das Bild, die Iridocyclitis tritt nur sekundär auf. Die Iridocyclitis ist in diesem Fall nicht sehr stark, wenn auch gelegentlich Zellen im Glaskörper im Rahmen einer Skleritis posterior auftreten können. Ist dies der Fall, so findet man meist auch eine sekundäre seröse Netzhautabhebung. Bei diesen Patienten ist die intraokuläre Entzündung immer sekundär, d.h. im Gefolge der Skleritis, zu beobachten. *Ohne* Skleritis ist die primär chronische Polyarthritis mit einer Iridocyclitis nicht assoziiert. In der Vergangenheit hat man oft angenommen, daß ein Zusammenhang zwischen Sklerokeratitis (mit sekundärer Iridocyclitis) und der Tuberkulose bestünde. Obwohl dieser Zusammenhang nur sehr schwer zu beweisen ist, sollten Patienten mit Sklerokeratitis und Iridocyclitis ohne begleitende rheumatische Erkrankung auf Tuberkulose untersucht werden (d.h. Thoraxröntgen und Tuberkulintest). Selten kommt eine Episkleritis oder Skleritis im Rahmen einer Sarkoidose, eines Herpes simplex, eines Herpes zoster und primärer intraokulärer Entzündungen wie etwa einer Retinochorioiditis toxoplasmotica, eines Vogt-Koyanagi-Harada-Syndroms oder einer sympathischen Ophthalmie vor. In diesen Fällen ist die Skleritis im hinteren Bulbusabschnitt, nahe der akuten Retinochorioiditis lokalisiert und bei Skleraimpression druckschmerzempfindlich.

Tabelle 19.1. Differentialdiagnose der Sklerouveitis

- Primär chronische Polyarthritis
- Syphilis
- Herpes simplex, Herpes zoster
- Mumps
- Vogt-Koyanagi-Harada-Syndrom
- Retinochorioiditis toxoplasmotica
- Periarteriitis nodosa
- Entzündliche Darmerkrankungen (Colitis ulcerosa, Morbus Crohn)
- Behçet Syndrom
- Malignes Melanom
- Tuberkulose
- Sarkoidose

Laboruntersuchungen

Bei Patienten mit Skleritis und Uveitis sind Untersuchungen auf Rheumafaktoren und Röntgenaufnahmen betroffener Gelenke indiziert. Auch sollte auf antinukleäre Antikörper (ANA), Harnsäure und LE-Zellen untersucht werden; Thoraxröntgen und Tuberkulintest sind selbstverständlich, wenn Verdacht auf Tuberkulose besteht. Wie bei allen anderen Formen der Iridocyclitis ist eine umfassende Laboruntersuchung nicht indiziert.

Tritt eine Skleritis isoliert auf, so schlagen wir folgende Routinelaboruntersuchungen vor: Hämoglobin, weißes Blutbild, LE-Zellen, Blutsenkung, Rheumafaktoren, antinukleäre Antikörper, Serumkomplement und Serum-Elektrophorese, Harnsäure und serologische Tests auf Syphilis (FTA-ABS, VDRL).

Kapitel 20. Endophthalmitis

Von manchen Klinikern wird die Endophthalmitis, sei sie nun steril oder infektiöser Genese nicht zur Gruppe der „Uveitiden" gezählt. Nach unserer Meinung ist sie jedoch eine derart wichtige Ursache der intraokularen Entzündung, daß sie bei einer Besprechung der Uveitiden nicht fehlen darf.

Eine infektiöse Endophthalmitis kann nach jedem intraokularen Eingriff (z.B. Cataract- oder Glaukomoperationen, penetrierender Keratoplastik, Operation gegen Ablatio retinae, Vitrektomie) und nach jeder perforierenden Augenverletzung auftreten. Da Berichte über diese Komplikation nur spärlich und unkoordiniert erfolgen, ist die wahre Inzidenz des Auftretens unbekannt und die zur Zeit allgemein akzeptierte Zahl (0,5%) kann durchaus ungenau sein. Die Infektion kann exogen – als Folge einer postoperativen oder traumatischen Infektion – oder endogen – von einem Infektionsherd oder einer Sepsis (zum Beispiel bei Drogensüchtigen) – erfolgen.

Während in den meisten Berichten postoperative Infektionen durch Bakterien eindrucksvoll absinken, scheint die Häufigkeit der postoperativen Pilzinfektionen und der aseptischen Uveitis im Steigen begriffen zu sein. Möglicherweise ist dies durch den vermehrten Gebrauch von systemischen Immunsuppressiva, unnötigen Antibiotika-Prophylaxen und Intraokularlinsen bedingt, die den Patienten für Pilzinfektionen und sterile Entzündungen prädisponieren.

Klinik

Tritt eine Endophthalmitis als Folge einer bakteriellen Infektion nach einem chirurgischen Eingriff oder einem Trauma auf, so beginnt sie in der Regel innerhalb von 24 bis 48 Stunden nach der Exposition. War das Auge kurz nach der Operation oder nach dem Trauma fast reizfrei, dann sind Lidschwellung, Schmerzen, Chemose, Injektion und Sehverlust als deutliche Warnsignale aufzufassen. Sehr früh geht die richtige Lichtprojektion verloren, das Auge ist massiv gemischt injiziert, die Bindehaut etwas chemotisch und die Vorderkammer zeigt massive Entzündungszeichen mit Fibrin und einem Hypopyon. Es tritt sehr rasch eine ausgeprägte zelluläre Infiltration des Glaskörpers auf, wodurch auch der rote Fundusreflex verlorengeht. Der rasche Wechsel von einem unauffälligen postoperativen Verlauf am ersten postoperativen Tag zu diesem klinischen Bild sollte den Operateur immer an die Möglichkeit einer bakteriellen Endophthalmitis denken lassen. Eine pilzbedingte Endophthalmitis andererseits kann spät beginnen, eine gute Lichtprojektion zeigen, in manchen Fällen bleibt auch ein recht gutes Seh-

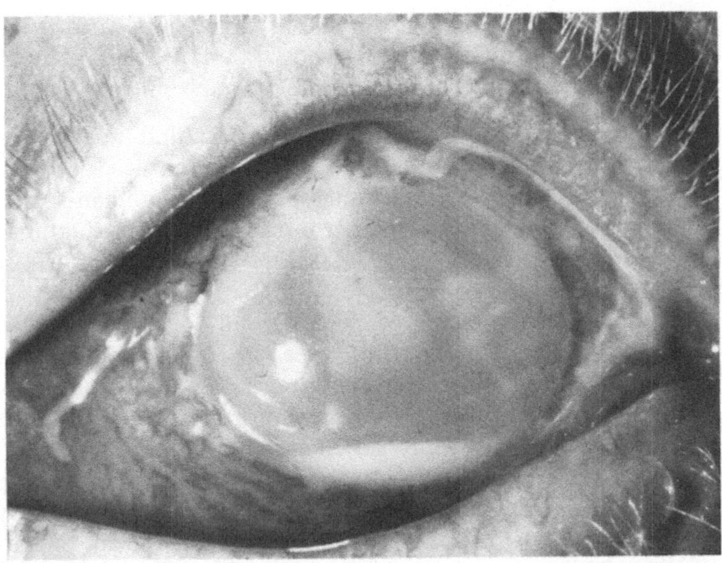

Abb. 20.1. Postoperative (exogene) bakterielle Endophthalmitis drei Tage nach einer Cataract-Extraktion. Massive gemischte Injektion, Hypopyon, getrübte Medien und starke Schmerzen sind charakteristische Zeichen

vermögen bis in den späteren Krankheitsverlauf erhalten. Sie kann 1 bis 2 Wochen nach dem chirurgischen Eingriff oder dem Trauma, aber auch nach einer Latenzperiode von Wochen oder Monaten beginnen. Tritt eine Pilzinfektion nach einer Cataractoperation auf, so findet man einen Anstieg der Zellzahl und des Tyndallphänomens in der Vorderkammer und lockere, graue bis weißliche Trübungen in den vorderen Glaskörperabschnitten, mit oder ohne Hypopyon. Eine gut erhaltene Lichtempfindung mit richtiger Projektion sind die Regel, im Gegensatz zum Befund bei bakterieller Endophthalmitis.

Eine endogene Candida-Endophthalmitis zeigt ein typisches klinisches Bild, das in Kapitel 30 besprochen wird.

Die Differentialdiagnose zu einer sterilen postoperativen Entzündung kann schwierig sein. Gelegentlich ist es unmöglich, die sterile Verlaufsform von der infektiösen zu unterscheiden und, wenn dies der Fall ist, sollte eine antibiotische Therapie begonnen werden bis die Infektion durch Laboruntersuchungen oder durch den klinischen Verlauf der Erkrankung ausgeschlossen werden kann.

Differentialdiagnose

Bei der Differentialdiagnose der Endophthalmitis müssen die folgenden Möglichkeiten in Betracht gezogen werden:

1. Bakterielle Endophthalmitis,
2. Pilz-Endophthalmitis,

3. eine Entzündung bedingt durch Linsenmaterial, und
4. eine sterile postoperative oder posttraumatische Entzündung (einschließlich
   der Uveitis, die nach der Implantation einer intraokularen Linse auftritt).

Im Falle einer schweren intraokularen Entzündung nach Trauma oder chirurgischem Eingriff muß eine Infektion immer in Betracht gezogen und eine Antibiotikatherapie mit breitem Wirkungsspektrum begonnen werden. Die klinischen Zeichen verschiedener Formen der intraokularen Entzündung können jedoch so charakteristisch sein, daß eine infektiöse Ursache oft sehr rasch ausgeschlossen werden kann.

Traumen (seien sie stumpf, penetrierend oder perforierend) und chirurgische (zum Beispiel Cataractextraktion) rufen in der Regel eine geringgradige intraokulare Entzündung hervor. Der Schweregrad der Entzündung ist dabei etwa dem Ausmaß der intraokularen Gewebszerstörung proportional. Ist jedoch die Entzündung schwerer als der Regel entspricht, so sollte man eher an eine Infektion denken. Eine Inkarzeration intraokularer Gewebe (Linsenkapsel, Rindenmaterial, Iris, oder Vitreus) in der Wunde scheint eine postoperative Entzündung zu verstärken. Tritt eine derartige Inkarzeration oder ein Sickerkissens auf, steigt auch das Risiko einer Spätinfektion. Eine Entzündung nach einem Trauma führt nur selten zu einem Hypopyon, die Lichtprojektion ist gut und es findet sich keine Chemose.

Eine Implantation einer intraokularen Linse (IOL) ist eine relativ neue „iatrogene" Ursache steriler postoperativer Entzündungen. Obwohl selbstverständlich auch Infektionen mit Bakterien oder Pilzen bei Patienten mit Intraokularlinsen auftreten können, sind doch sterile Entzündungen häufiger. Ein massives Tyndallphänomen und reichlich Zellen, ja sogar ein geringes Hypopyon, sind in der frühen postoperativen Phase keineswegs extrem selten. Die Abgrenzung zur bakteriell bedingten Endophthalmitis ist gelegentlich schwierig. Deshalb wird bei vielen Patienten eine Vorderkammerpunktion zum Ausschluß einer Infektion durchgeführt. Die Kombination einer guten Lichtprojektion mit schwerer Entzündung des vorderen Augenabschnittes läßt an eine IOL-bedingte Entzündung denken. Eine weitere Ursache für eine postoperative Entzündung ist zurückgelassenes Linsenmaterial (die phakogene Uveitis wird in Kapitel 39 besprochen). In den letzten Jahren scheint mit steigender Popularität der extrakapsulären Cataractextraktion diese Form der sterilen Endophthalmitis häufiger zu werden. Im allgemeinen ist das zurückgebliebene Linsenmaterial (Rinde oder Kern) gut sichtbar und ermöglicht dadurch eine sofortige Diagnose dieses Krankheitsbildes.

Ätiologie

Eine infektiöse Endophthalmitis ruft eine akute Entzündung aller Anteile des Augeninneren, einschließlich der Uvea, der Netzhaut und des Glaskörpers hervor. Es kommt zu einer ausgeprägten Zerstörung der Netzhautstrukturen und, bleibt die Erkrankung unbehandelt, schließlich zur Erblindung mit Phthisis bulbi. Letztlich kommt es als Folge der infektiösen Endophthalmitis zu einem intraokularen Abszeß, der wahrscheinlich für die im allgemeinen sehr schlechte Prognose verantwortlich ist. Sie bleibt trotz antibiotischer Therapie schlecht, da die Penetration von Antibiotika in einen derart umschlossenen Raum praktisch immer insuffizient bleibt. Wie noch im Folgenden erläutert wird, kann bei den meisten Fällen aus diesem Grund eine Vitrektomie indiziert sein.

Eine ganze Reihe von Mikroorganismen kann für eine derartige Endophthalmitis verantwortlich sein. So wird in etwa 50% dieser Entzündung nach einer Cataractextraktion ein *Staphylococcus aureus* und in etwa 25% ein grammnegativer Organismus, wie etwa *Pseudomonas aeruginosa* isoliert. Zu den Erregern einer Pilz-Endophthalmitis gehören *Candida albicans* und *Cephalosporium*. Nun eine kurze Auswahl der möglicher Erreger:

A. Bakterien

   Gram-positive
   - Staphylococcus aureus (am häufigsten)
   - Staphylococcus epidermidis
   - Streptococcus pneumoniae
   - Streptococcus pyogenes
   - Streptococcus viridans
   - Bacillus-Species
   - Clostridium-Species
   - Peptostreptococcus

   Gram-negative
   - Pseudomonas aeroginosa
   - Proteus-Species
   - Klebsiella pneumoniae
   - Escherichia coli
   - Enterobacter aerogenes
   - andere coliforme Erreger
   - Haemophilus influenzae

B. Pilze
   - Candida-Species
   - Fusarium-Species
   - Cephalosporium-Species
   - Paecilomycis-Species
   - Volutella-Species
   - Sporotrichum Schenkii
   - Neurospora stiophila

Diagnostische Maßnahmen

Vermutet man eine Endophthalmitis, so sollte – nach einer sofort durchgeführten Kultur – umgehend mit einer Breitspektrum-Antibiotika-Therapie begonnen werden. Im Idealfall sollten diese Untersuchungen im Operationsaal durchgeführt werden, da dann die Möglichkeit besteht, eine Vitrektomie anzuschließen, sofern sie indiziert ist. Dies ist jedoch in den meisten Fällen nicht ohne Zeitverlust möglich. Häufig sind die Patienten nicht nüchtern, sodaß eine Allgemeinnarkose nicht sofort durchgeführt werden kann. Andererseits können Glaskörper- und Kammerwasserproben nach Lokalanästhesie (oder auch gelegentlich auch einer Retrobulbär-Anästhesie) und entsprechender Vorbereitung, auch in einer Ordination, die für kleinere chirurgische Eingriffe eingerichtet ist, durchgeführt werden.

Eine Glaskörperaspiration gibt im allgemeinen verlässlichere Resultate, nur selten sind sie falsch negativ. Wir verwenden folgende Techniken:

1. Kammerwasserpunktion. Nach Lokalanästhesie wird die Parazentese im allgemeinen durch den Limbus cornae inferior und temporal, von der ursprünglichen Cataractwunde entfernt, durchgeführt. Der Bulbus wird nahe der Einstichstelle – nicht 180 Grad von dieser entfernt – fixiert, weil diese Technik eine geringere Verformung des Bulbus hervorruft. Mit einer Tuberkulinspritze und einer dünnen Nadel (25 oder 30-Gauge) können 0,1 ml Kammerwasser aspiriert werden. Befinden sich bereits 0,4 ml Bouillon in der Spritze, dann ist eine Gesamtmenge von mindestens 0,5 ml Untersuchungsmaterial für Ausstrich und Kultur vorhanden.

2. Glaskörperaspiration. Sie sollte auf Fälle mit eindeutiger Beteiligung des Glaskörpers beschränkt bleiben. Es ist jedoch wichtig zu beachten, daß eine Glaskörperpunktion ein positives Ergebnis erbringen kann, auch wenn eine Punktion der Vorderkammer negativ ausfällt. Hat man sich entschieden, daß eine Glaskörperpunktion durchgeführt werden muß, dann kann dieselbe Inzision wie für die Vorderkammerpunktion verwendet werden. Eine neue, dickere Nadel (21 oder 20-Gauge) kann durch die vordere Glaskörpergrenzschicht eingeführt und ungefähr 0,4 bis 0,5 ml Glaskörpermaterial können abgesaugt werden. Gelegentlich ist es günstiger durch eine Sklerotomie mit einer 20-Gauge-Nadel einzugehen. Dann sollte der Patient nüchtern bleiben, da die Notwendigkeit weiterer chirurgischer Eingriffe, wie etwa einer Vitrektomie innerhalb der nächsten Stunden, auftreten kann. Alle Kammerwasser- und Glaskörperproben sollten auf frischen Medien, möglichst gleich zum Zeitpunkt der Entnahme, kultiviert werden und das mikrobiologische Labor der Abteilung oder des Krankenhauses sollte verständigt werden. In unserer Praxis verwenden wir gegenwärtig folgende Medien:

1. Blutagar
2. Endoagar
3. Manitol-Salz-Agar
4. frischen Schokoladeagar
5. Sabouraud-Agar ohne Zyklohexamid
6. Thioglycollat-Bouillon
7. Herz-Hirn-Bouillon.

Wir halten auch mehrere Objektträger für die Gramfärbung oder andere Färbungen (z.B. Kalilauge für Candida) bereit.

Therapie der bakteriell oder durch Pilze verursachten Endophthalmitis

Es herrscht allgemeine Übereinstimmung, daß nach Vorderkammer- und Glaskörperpunktion lokale, subconjunctivale, und systemische Antibiotika bei allen Fällen indiziert sind. Zahlreiche Augenärzte empfehlen nun auch, zumindest bei schweren Fällen, intravitreale Antibiotika einzusetzen, jedoch hat sich diese Technik noch nicht allgemein durchgesetzt. Ist ihre Anwendung vorgesehen, so können sie durch dieselbe Vorderkammerinzision oder die Sklerotomie injiziert werden. Nach Injektion subconjunctivaler Antibiotika und Einstreichen einer antibiotischen Salbe und eines Zykloplegikums wird ein Verband angelegt.

Die Rolle der Vitrektomie bei einer bakteriellen Endophthalmitis ist zwar kaum noch umstritten, der Eingriff kommt nur meist leider zu spät. Bei der Behandlung von Pilzinfektionen hat sie sich in letzter Zeit zweifelsohne durchgesetzt. Auf jeden Fall wird der Patient zur Durchführung der soeben erwähnten Untersuchungen und Behandlung – falls nicht in der Praxis möglich – und zur sofortigen intravenösen Antibiotikatherapie an eine Augenabteilung eingewiesen. Nach unserer Meinung sollte bei jeder schweren bakteriellen Endophthalmitis (großes Hypopyon, keine Fundusdetails und reichlich Glaskörpertrübungen bei der Ultraschalluntersuchung) eine Vitrektomie durchgeführt werden, sobald der Patient anästhesiert werden kann.

Hat der Kliniker den Eindruck, daß die Entzündung über eine Periode von einigen Stunden wesentlich zunimmt, so spricht das für eine Vitrektomie. Bleiben die klinischen Zeichen jedoch stabil oder scheint eine Besserung einzutreten, dann ist eine Vitrektomie wahrscheinlich nicht erforderlich. Wir verwenden bei der Behandlung der bakteriellen Endophthalmitis auch lokale und systemische Corticosteroide, um die Folgen einer schweren Glaskörperreaktion zu vermindern. Wir geben 80 bis 100 mg eines kurzwirkenden Corticosteroids (zum Beispiel Prednison) täglich, gemeinsam mit Antazida. Auch werden lokale Gabe und periokulare Injektionen von Corticosteroiden empfohlen.

Die folgende Therapie wenden wir bei einer bakteriellen Endophthalmitis an:

1. Intravitreale Injektion von Antibiotika (0,1 ml)
   a) Gentamycin 0,1 bis 0,5 mg
   b) Cephaloridin 0,25 mg
2. Subconjunctivale Antibiotika
   a) Gentamycin 2 × 40 mg in jeweils 0,5 ml
   b) Cephaloridin 100 mg in 0,25 ml oder
   c) Cefazolin 100 mg in 0,25 ml
3. Systemische Antibiotika
   a) Gentamycin 2–3 × täglich 120 mg Gentamycin
      (oder neuer: 2 × 150 mg Netilmycin)
   b) 3 × 10 Millionen IE Penicillin
   c) 3 × 2 g Oxacillin
4. Corticosteroide – Steroide können lokal, periokular und systemisch bei bakterieller Endophthalmitis gegeben werden; Prednison 80 bis 100 mg per os täglich.
5. Zykloplegika.

Bei Verdacht auf eine Pilz-Endophthalmitis müssen nach Vorderkammer- und Glaskörperpunktion Antimykotika verwendet werden. Pilze lassen sich bei direkter Untersuchung des Materials häufiger als Bakterien nachweisen. Die Rolle der Vitrektomie scheint dabei gegenwärtig klarer abschätzbar zu sein, als bei der Behandlung einer bakteriellen Endophthalmitis, obwohl auch hier gute klinische Daten nicht zur Verfügung stehen. Im folgenden ein Therapieschema für die Behandlung einer Pilz-Endophthalmitis:

1. Punktion der Vorderkammer und des Glaskörpers.
2. Intravitreale Gabe von Antimykotika: Amphotericin B, 3 bis 5 Mikrogramm in die Mitte des Glaskörpers (dies ist wegen der Gefahr einer toxischen Wirkung auf die Netzhaut keine allgemein akzeptierte Therapie).
3. Beginn einer antimykotischen Therapie mit breitem Wirkungsspektrum in Zusammenarbeit mit den Internisten:
   a) lokal stündlich Natamycin als 5%ige Suspension
   b) orale Fluocytosine 37,5 mg pro kg alle 6 Stunden
   c) intravenös Amphotericin B (initial versuchsweise 1 mg, Gesamtdosis am ersten Tag 0,25 bis 0,3 mg pro kg, langsam auf 0,75 bis 1,0 mg pro kg pro Tag zu steigern); nur zu verwenden, wenn ein Pilz isoliert worden ist.
   d) Möglicherweise Miconazol intravenös, da dieses Antimykotikum ein relativ breites Spektrum (Candida, Dermatophyten) bei geringen Nebenwirkungen besitzt.
      Dosierung: 1. Tag 600 mg (2 Dosen 200 und 400 mg)
                 2. – 21. Tag 1200 mg (3 × 400 mg),
                 (Gesamtdosis: 24,6 g), ev. auch 10 mg subconjunctival.
4. Pars plana-Vitrektomie für Kultur und Therapie
5. Vorsicht vor der Verwendung von Corticosteroiden zur Behandlung einer conjunctivalen Injektion; sie vermindern zwar die Entzündung, führen jedoch zu einem gesteigerten Wachstum des Pilzes.

Vitrektomie bei Endophthalmitis

Theoretisch kann durch eine Pars plana-Vitrektomie der intraokulare Abszeß drainiert und wahrscheinlich eine bessere Penetration von Medikamenten erzielt werden. Andererseits steigt auch die Gefahr einer toxischen Wirkung dieser Medikamente auf die Netzhaut, da es zu einem besseren Kontakt mit der Netzhaut kommt. Deshalb müssen während und nach der Vitrektomie stärker verdünnte Lösungen der Medikamente verwendet werden als vor ihrer Durchführung. Vom technischen Standpunkt ist eine totale Vitrektomie nicht zu empfehlen. Es ist eine partielle Vitrektomie vorzuziehen, da die entzündlichen Membranen, die sich durch eine Endophthalmitis bilden können, oft an der Netzhaut adhärieren und eine totale Vitrektomie dadurch die Netzhaut selbst schwer schädigen könnte.

   Kommt es nach Implantation einer IOL zu einer bakteriellen Endophthalmitis, so ist es nicht immer notwendig, diese Linse zu entfernen. Während einer „geschlossenen" Vitrektomie können die entzündlichen Membranen in der Vorderkammer durch eine vordere Inzision entfernt werden und die Vitrektomie kann zur selben Zeit durch die Pars plana erfolgen. Bei Fällen einer Pilzendophthalmitis sollte das Implantat wahrscheinlich entfernt werden.

Modifikation der Therapie

Nach Diagnosestellen und Beginn der antibiotischen Therapie sollten Änderungen aufgrund des klinischen Verlaufs, der Verträglichkeit des Medikaments und den Ergebnissen der Laboruntersuchungen erfolgen. Sind die Ergebnisse der Kultur und Prüfung auf Resistenz eingetroffen, dann müssen die subconjunctivalen und systemischen Antibiotika entsprechend geändert werden. Aber trotz widersprechender Laborbefunde sollte niemals eine Therapie geändert werden, die zu einer klinischen Besserung geführt hat! Im allgemeinen ist es nicht notwendig, eine intravitreale Injektion zu wiederholen, sind jedoch die Kulturen positiv und findet sich ein sehr virulenter Mikroorganismus, so kann die Injektion an zweiten, dritten oder vierten Tag der Behandlung wiederholt werden. Subconjunctivale Antibiotika sollten 2× am Tag für 2 bis 3 Tage gegeben werden, gemeinsam mit systemischen Antibiotika, die über mindestens 10 Tage (bei Pilzinfektionen über mindestens 3 Wochen) verabreicht werden sollten.

Sind die Kulturen nach 48 Stunden negativ, so sollten intraokulare Antibiotika-Injektionen nicht wiederholt werden. Ist der klinische Verlauf günstig, dann können die lokalen, subconjunctivalen und systemischen Antibiotika langsam abgesetzt werden. Und noch einmal – ändern Sie nie eine Therapie, wenn sich klinisch eine Besserung zeigt!

Zusammenfassend muß gesagt werden, daß trotz zahlreicher Therapievorschläge die Prognose der Endophthalmitis im allgemeinen schlecht ist. Dennoch kann bei Verwendung rascher Kulturmethoden und sofortigem Therapiebeginn gelegentlich eine brauchbare Sehfunktion bei jenen Augen erhalten werden, die früher das Sehvermögen völlig verloren hätten.

Kapitel 21. Netzhautabhebung und Uveitis

Uveitis und Ablatio retinae können im Wesentlichen aus drei verschiedenen Ursachen gemeinsam auftreten:

1. eine exsudative Netzhautabhebung kann als Teil einer zugrundeliegenden Uveitis beobachtet werden,
2. die Uveitis kann Spätkomplikation einer lang bestehenden rhegmatogenen Netzhautabhebung sein, und
3. eine rhegmatogene oder durch Traktion hervorgerufene Netzhautabhebung kann eine Komplikation der Uveitis werden.

Klinik

Patienten mit Uveitis und Netzhautabhebung haben alle klinischen Zeichen und Symptome sowohl ihrer speziellen Verlaufsform der Uveitis als auch der assoziierten Ablatio. Ist die Netzhaut zur Gänze abgehoben, kommt es nicht nur zum Verlust des zentralen, sondern auch des peripheren Sehvermögens; ist sie nur teilweise abgehoben, bemerkt der Patient neben den üblichen „Mouches volantes" (bei Fällen sekundärer Traktions- oder rhegmatogener Abhebung) die typischen vorhang- oder wolkenartigen Schatten, die Gesichtsfeldausfälle darstellen.

Differentialdiagnose

Es ist wichtig, daß zusätzlich zu den üblichen Untersuchungen eines Patienten mit Uveitis – sie sind an anderer Stelle in diesem Buch beschrieben worden – auch mittels indirekter Ophthalmoskopie und Skleraimpression festgestellt wird, ob die Netzhautabhebung durch

1. eine subretinales seröses Exsudat,
2. eine Traktion (als Folge schrumpfender Glaskörpermembranen), oder
3. einen Netzhautriß bedingt ist.

Bei einigen Erkrankungen, wie etwa dem Vogt-Koyanagi-Harada-Syndrom oder bei hinterer Skleritis kann es zu einer sekundären exsudativen Netzhautabhebung kommen. Die möglichen Ursachen einer Ablatio retinae sind in Tabelle 21.1 zusammengestellt.

Tabelle 21.1. Ablatio retinae und mit ihr assoziierte Formen der Uveitis[a]

Seröse (exsudative) Abhebung
Vogt-Koyanagi-Harada-Syndrom
Sympathische Ophthalmie
Skleritis posterior (im Rahmen einer primär chronischen Polyarthritis)
Retinochorioiditis toxoplasmotica
Traktionsamotio
Intermediäre Uveitis
Retinochorioiditis toxoplasmotica
Jede schwere Retinitis
Rhegmatogene Amotio
Intermediäre Uveitis
Retinochorioiditis toxoplasmotica
Jede schwere Retinitis (zum Beispiel das Syndrom der akuten retinalen Nekrose)

[a] Eine Uveitis kann auch als Folge einer langdauernden, nicht sanierten rhegmatogenen Netzhautabhebung auftreten.

Charakteristischerweise findet man bei seröser oder exsudativer Netzhautabhebung eine Verschiebung der subretinalen Flüssigkeit ohne Netzhautloch oder signifikante Traktion. Die klassische entzündliche Erkrankung, welche durch eine derartige Abhebung charakterisiert ist, ist das Vogt-Koyanagi-Harada-Syndrom. Gelegentlich findet man auch bei einer sympathischen Ophthalmie ein ähnliches Exsudat, obwohl dies ein eher seltener Befund ist. Eine lokalisierte seröse Abhebung (im Gegensatz zu den multilokulären Abhebungen beim VKH-Syndrom) wird häufig bei schwerer Skleritis posterior und Uveitis im Rahmen der rheumatoiden Arthritis beobachtet. Jede schwere Retinitis (tuberkulös, syphilitisch, usw.) kann zu sekundären Netzhautlöchern führen; eine schwere toxoplasmotische Retinochorioiditis ist gelegentlich mit Exsudat, Traktion oder einer rhegmatogenen Abhebung assoziiert; ebenso kann eine intermediäre Uveitis mit einer Traktions- oder rhegmatogenen Ablatio assoziiert sein.

Laboruntersuchungen

Ihre Auswahl hängt wiederum von der primären Vermutungsdiagnose ab. Bei Fällen exsudativer Netzhautabhebung im Rahmen einer Iridocyclitis und hinteren Uveitis sollten Untersuchungen zum Nachweis von Erkrankungen des rheumatischen Formenkreises durchgeführt werden. Findet sich ebenfalls eine Retinitis, sind serologische Untersuchungen auf Toxoplasmose indiziert.

Behandlung

Die Behandlung einer Ablatio bei Patienten mit Uveitis ist oft schwierig und hängt von der spezifischen Grundkrankheit und Schwere sowie Aktivität der

Entzündung ab. Bei Patienten in Remission mit späten, sekundären, rhegmatogenen Amotiones, sind die Standardeingriffe der Netzhautchirurgie üblicherweise ohne Schwierigkeiten durchführbar. Tritt andererseits eine exsudative Netzhautabhebung im Rahmen einer aktiven Entzündung (VKH-Syndrom, hintere Skleritis) auf, dann besteht die Therapie in der Gabe von hochdosierten systemischen Corticosteroiden. Diese führen zu einer langsamen Resorption der serösen Abhebung. Ein chirurgischer Eingriff ist in diesen Fällen, außer wenn die medikamentöse Behandlung versagt, nicht indiziert.

Findet man zugleich eine rhegmatogene Abhebung und eine aktive Retinitis vor – etwa im Rahmen einer intermediären Uveitis oder Retinochorioiditis toxoplasmotica – so ist es empfehlenswert, zuerst zu versuchen, die Entzündung mit Corticosteroiden und spezifischen Antibiotika unter Kontrolle zu bringen und dann, nach einigen Tagen, den netzhautchirurgischen Eingriff anzuschließen. Bei manchen Fällen kann es erforderlich werden, den Eingriff mit einer Vitrektomie und Lensektomie (Kapitel 25) zu kombinieren.

Kapitel 22. Zystoides Makulaödem bei Uveitis

Das zystoide Makulaödem (ZMÖ) ist eine unspezifische, jedoch sehr wichtige Komplikation einer intraokulären Entzündung. Häufig ist es mit einem diffusen oder fleckförmigen Netzhautödem um die Papille oder an anderer Stelle im Fundus vergesellschaftet und eine der häufigsten Ursachen einer Sehverschlechterung bei Patienten mit Uveitis.

Klinik

Im allgemeinen findet man bei den Patienten die Zeichen einer sehr ausgeprägten Entzündung, sei es nun des vorderen Abschnittes (zum Beispiel eine Iridocyclitis im Rahmen eines Morbus Bechterew), des hinteren Augenpols (zum Beispiel eine Retinochorioiditis toxoplasmotica) oder einer diffusen Augenentzündung (zum Beispiel eine intermediäre Uveitis). Zusätzlich zu den klinischen Zeichen der primären entzündlichen Erkrankung findet man auch Veränderungen, die charakteristisch für das ZMÖ sind. Zu den Symptomen gehören eine Metamorphopsie und gestörtes zentrales Sehvermögen. Im allgemeinen findet man auch eine ausgeprägte Entzündungsreaktion im Glaskörper, selbst wenn die primäre Lokalisation der Entzündung im vorderen Abschnitt liegt. Bei Patienten mit intermediärer Uveitis, kann jedoch bei reizfreiem Auge auch nur sehr wenig Glaskörperreaktion zu beobachten sein. Dennoch ist das Sehvermögen signifikant reduziert und eine sorgfältige Untersuchung mit dem Kontaktglas oder der Hruby-Linse ist erforderlich, um festzustellen, ob ein zystoides Makulaödem vorliegt oder nicht (Abbildung 33.3). Ist es vorhanden, muß die zugrundeliegende Entzündung behandelt werden.

Pathologie

Das Ödem ist intraretinal lokalisiert und es kommt zu einer Zystenbildung in den inneren Netzhautschichten. Wie meistens bei intraokulären Entzündung gibt es nur sehr wenige histologische Berichte. Aus den vorliegenden jedoch läßt sich schließen, daß es nicht zu einer signifikanten Zunahme von Entzündungszellen im Gebiet der Makula kommt.

Differentialdiagnose

In Tabelle 22.1 sind die verschiedenen Erkrankungen entzündlicher und nichtentzündlicher Genese angeführt, die zu einem zystoiden Makulaödem führen

Tabelle 22.1. Erkrankungen und chirurgische Eingriffe, die zu einem zystoiden Makulaödem führen können

---

Intraokuläre Entzündung (Uveitis)

  Akute Iridocyclitis (bei schwerem Verlauf)
  Behçet Syndrom
  Intermediäre Uveitis
  Retinitis (Toxoplasmose, Zytomegalie, Candida, Syndrom der akuten Netzhautnekrose)
  Sarkoidose
  Vitiliginöse („birdshot") Chorioidopathie
  Endophthalmitis durch Nematoden

Chirurgische Eingriffe

  Cataract-Extraktion
  Fistulierende Operationen
  Pars plana-Vitrektomie
  Penetrierende Keratoplastik
  Netzhautchirurgische Eingriffe

Gefäßerkrankungen der Netzhaut

  Astvenenverschluß
  Zentralvenenverschluß
  Retinopathia circinata
  Diabetische Retinopathie
  Retinopathie nach Strahlenbelastung
  Netzhauterkrankungen mit Gefäßerweiterungen

---

können. Am häufigsten tritt es nach einer Cataract-Extraktion (Irvine-Gass-Syndrom) auf. Bei diesen Patienten findet man im allgemeinen Zellen im Glaskörper. Von den primär entzündlichen Erkrankungen stellt die intermediäre Uveitis jene dar, die am häufigsten mit einem zystoiden Makulaödem assoziiert ist. Bei Vorliegen eines Ödems ist eine Behandlung der intermediären Uveitis dringend indiziert (Kapitel 33). Es kann aber auch mit dem Behçet Syndrom, der Sarkoidose, einer Endophthalmitis und jeder schweren Retinitis (Toxoplasmose, Zytomegalie, usw.) vorkommen. Ein sekundäres zystoides Makulaödem kann auch im Rahmen einer akuten, schweren Iridocyclitis auftreten. Die späten Makulaveränderungen bei einem chronisch gewordenen zystoiden Makulaödem können zu einem dauernden Verlust des zentralen Sehvermögens führen, selbst wenn die Uveitis schließlich abklingt.

Laboruntersuchungen

Die klinische Untersuchung und eine Fluoreszeinangiographie sind sehr wesentlich. Ganz charakteristisch für das ZMÖ ist die späte Ansammlung von Farbstoff in den zystoiden Räumen, die wie die Blätter einer Blüte angeordnet sind.

Therapie

Die Behandlung des ZMÖ, hervorgerufen durch eine Augenentzündung ist im wesentlichen auf die Behandlung der Grundkrankheit beschränkt; es gibt keine spezifische Behandlung für das zystoide Makulaödem. Es ist jedoch klinisch häufig zu beobachten, daß eine Reduktion der Augenentzündung auch zu einer Resorption des Ödems und damit einer Verbesserung des Sehvermögen führen kann.

Neuere klinische Studien scheinen darauf hinzudeuten, daß durch präoperative und langdauernde postoperative, lokale Gabe von Indometacin-Augentropfen (1%, Indoptol) die Frequenz des postoperativen ZMÖ nach Cataract-Operation signifikant gesenkt werden kann. Empfohlene Dosierung: am Tag vor dem Eingriff 4 × ein Tropfen, ein Tropfen 45 Minuten vor der Operation, nach der Operation 4 × täglich ein Tropfen für die Dauer von 10–12 Wochen. Als Nebenwirkungen sind Brennen, Rötung, Schmerzen nach der Instillation, erhöhter intraokularer Druck, Schädigung des Hornhautepithels, Hornhautödeme und Streifenkeratopathie beobachtet worden. Systemische Nebenwirkungen sind in der Regel nicht zu erwarten.

Kapitel 23. Glaukom bei Patienten mit Uveitis

Ein Sekundärglaukom stellt eine schwere Komplikation einer intraokularen Entzündung dar. Es kommt im Rahmen verschiedener Syndrome vor und ist oft therapeutisch schwer in den Griff zu bekommen, unter anderem auch deswegen, weil die meisten Patienten auf einen chirurgischen Eingriff nicht gut ansprechen. Von außerordentlicher Bedeutung ist es, die Schwere der Entzündung festzustellen und, wenn möglich, das assoziierte Syndrom zu diagnostizieren. Die Behandlung umfaßt einerseits die Versorgung der zugrundeliegenden Entzündung, andererseits eine ausreichende Glaukombehandlung. Das Sekundärglaukom ist bei diesen Patienten durch verschiedene Pathomechanismen bedingt und es ist sehr wichtig, ihn bei jedem individuellen Fall zu identifizieren, da die Therapie davon abhängt.

Klinik

Zusätzlich zu den Zeichen und Symptomen der zugrundeliegenden Entzündung gesellt sich noch definitionsgemäß eine Erhöhung des intraokularen Druckes. Liegt zusätzlich noch eine Erkrankung der Hornhaut vor, so kann es notwendig werden spezielle Tonometer, wie etwa das McKay-Marg-Tonometer oder ein Pneumotonometer zur genauen intraokularen Druckmessung zu verwenden. Bei hohem Druckwerten kann es zu einem diffusen Epithelödem kommen, wodurch es schwierig wird, mittels der Gonioskopie zu bestimmen, ob im Kammerwinkel Synechien oder Präzipitate vorhanden sind.

Pathologie

Das Trabekelwerk kann durch Entzündungszellen oder periphere vordere Synechien blockiert sein. Bei manchen Fällen kommt es auch zu einer Iris bombé oder einer Rubeosis iridis.

Differentialdiagnose

In Tabelle 23.1 sind die wesentlichsten uveitischen Syndrome, die mit einem Sekundärglaukom assoziiert vorkommen, zusammengestellt. Ein Glaukom kann

Tabelle 23.1. Uveitis-Syndrome, bei denen ein Glaukom auftreten kann

---

- Heterochromiecyclitis Fuchs
- Posner-Schlossman-Syndrom (glaukomatocyclitische Krise)
- Herpes simplex-Uveitis
- Herpes zoster-Uveitis
- Rubella-Iridocyclitis
- Schwere akute Iridocyclitis

---

bei jeder schweren Iridocyclitis, unabhängig vom spezifischen auslösenden Syndrom, auftreten und ein Sekundärglaukom kann aufgrund peripherer vorderer Synechien auch sehr spät in Erkrankungsverlauf auftreten, wenn die Entzündung nicht länger aktiv ist.

Das Posner-Schlossman-Syndrom (die glaukomatocyclitische Krise) zeigt in der Regel einen schubhaften Verlauf mit nur geringen Entzündungszeichen. Man kann jedoch Präzipitate im Kammerwinkel sehen und der intraokulare Druck kann erheblich erhöht sein. Röteln, Herpes zoster und Herpes simplex sind oft mit einer Erhöhung des Druckes vergesellschaftet, wobei verhältnismäßig wenig Entzündungszeichen in der Vorderkammer zu beobachten sind. Diese Erkrankungen zeigen jedoch charakteristische Hornhaut- und Hautveränderungen. Bei etwa 20-50% der Patienten mit Heterochromiecyclitis Fuchs tritt ein Glaukom auf.

Ätiologie

Die zwei häufigsten Ursachen eines Sekundärglaukoms bei Patienten mit Uveitis sind:

1. eine schwer verlaufende Entzündung mit Blockade des Trabekelwerkes durch Entzündungszellen und
2. periphere vordere Synechien mit sekundärem Winkelblock (siehe Tabelle 23.2).

Tabelle 23.2. Sekundärglaukome: Ursachen, Häufigkeit, und Behandlung

Ursache der intraokularen Druckerhöhung	Häufigkeit	lokale und systemische Behandlung
Blockade des Trabekelwerkes mit Entzündungszellen	häufig	Behandlung der Entzündung Carboanhydrasehemmer, Timolol, Epinephrin
periphere vordere Synechien	häufig	Iridektomie
Iris bombé	selten	Carboanhydrasehemmer, Timolol, Epinephrin
Posner-Schlossman-Syndrom	selten	Standardbehandlung der Entzündung
Rubeosis iridis	selten	Carboanhydrasehemmer, Timolol, Epinephrin, Cyclokryotherapie
Hypersekretion	extrem selten	Carboanhydrasehemmer, Timolol, Epinephrin
Steroid-Glaukom	3 bis 10%	Absetzen der Corticosteroide

Behandlung

Die Behandlung einer akuten intraokularen Entzündung mit Drucksteigerung bedarf besonderer Überlegungen. Steht fest, daß Corticosteroide nicht die Ursache der Drucksteigerung sind, dann empfehlen wir folgende Therapie:

1. Lokale Corticosteroide jede Stunde während des Tages und alle 2 Stunden während der Nacht,
2. Acetazolamid (Diamox 4 × 250 mg pro Tag oder 500 mg in Kapselform alle 12 Stunden),
3. Epinephrin (1%ige Lösung) alle 12 Stunden oder Timolol (0.5%) alle 12 Stunden,
4. Zykloplegika 3 oder 4 × am Tag,
5. systemisches Prednison 60 mg in der Früh oder, wenn die Entzündung schwer ist, eine sub-Tenonsche Injektion eines mittellang wirkenden Corticosteroids.

Miotika sind im allgemeinen bei einem entzündlich bedingten Glaukom *kontraindiziert*. Epinephrin führt gelegentlich zu Kopfschmerzen und Unbehagen, und deswegen ist in letzter Zeit Timolol bei unspezifischem entzündlichen Glaukom zur Therapie der Wahl geworden. Andererseits bessern sich die meisten Fälle von akutem entzündlichen Sekundärglaukom auf Grund einer Verlegung des Kammerwinkels durch Entzündungszellen nach einigen Tagen einer massiven Steroidtherapie.

Das Steroidglaukom stellt als Komplikation einer intraokularen Entzündung ein differentialdiagnostisches Problem dar. Im Regelfall tritt es erst 4 bis 6 Wochen nach Beginn der Corticosteroidtherapie auf. Stellt sich heraus, daß der Patient auf Steroide mit Druckanstieg reagiert ist, sollten sub-Tenonsche und subconjunctivale Depot-Präparate vermieden werden. Häufig stellt die Behandlung für den Kliniker einen Balanceakt dar, wobei er die Vorteile einer Steroidtherapie gegen die beschränkte Tolerierbarkeit eines erhöhten Druckes abwägen muß. Kann das Glaukom nicht unter Kontrolle gebracht werden, so ist es gelegentlich notwendig, ein injiziertes Depot-Präparat zu entfernen. Benötigt ein Patient mit Steroidglaukom eine maximale medikamentöse Therapie sowohl für das Glaukom als auch für die Entzündung, dann müssen gelegentlich andere entzündungshemmende Medikamente, die in Kapitel 10 besprochen worden sind, verwendet werden.

Chirurgie beim Sekundärglaukom und entzündlichen Glaukom

Bei Iris bombé sollte in den meisten Fällen eine Iridektomie durchgeführt werden, da eine Transfixation der Iris oder eine Laser-Iridektomie oft durch einen raschen Verschluß der relativ kleinen Öffnungen kompliziert wird. Die Iridektomie sollte in der Regel in Allgemeinnarkose durchgeführt werden. Ist das Auge nicht zu stark entzündet, genügt eine Lokalanästhesie. Zum selben Zeitpunkt kann auch eine sub-Tenonsche Injektion von Corticosteroiden gegeben werden.

Für eine fistelbildende Operation, wie sie bei einem chronischen sekundären Winkelblockglaukom erforderlich ist, sollte das Auge so reizfrei wie möglich sein und selbst dann sind die Ergebnisse der Chirurgie nicht gut. Die Standard-Trabekulektomie oder andere Filteroperationen (Thermische Sklerostomie und hintere Sklerektomie) sind nur mit beschränktem Erfolg versucht worden. Oft kommt es zu einem langsamen Verschluß des Sickerkissens. Ist das Auge jedoch für einige Monate reizfrei gewesen, dann sind die Erfolgschancen für eine der üblichen fistelbildenden Operationen (Trabekulektomie, Goniotrepanation, thermale Sklerostomie) viel größer, als wenn das Auge nur sehr kurz reizfrei gewesen ist. Auch ein Krupin-Denver-Ventil kann bei manchen Fällen erfolgreich sein.

Haben sowohl fistelbildende Operationen als auch eine maximale medikamentöse Therapie versagt, empfehlen wir die Zyklokryotherapie. Unglücklicherweise ruft diese Therapie selbst eine beträchtliche Entzündung hervor, weiters besteht die Gefahr einer Phthisis bulbi. Sie sollte nur mit größter Vorsicht durchgeführt werden.

Technik der Zyklokryotherapie

Die Zyklokryotherapie kann auf verschiedene Art und Weise durchgeführt werden. Wir verwenden die Glaukom-Kryosonde unter Lokalanästhesie. Die untere Zirkumferenz des Auges wird mit zwei Reihen von Kryoapplikationen (Dauer jeweils 1 Minute bei −80 Grad Celsius) behandelt. In jedem Quadranten finden etwa 3 Applikationsstellen Platz. Die erste Reihe setzen wir etwa 2 bis 3 mm hinter dem Limbus, wobei der „Eisball" sich gelegentlich auf die Hornhaut erstrecken kann. Die zweite Reihe wird unmittelbar hinter der ersten Reihe plaziert. Indem wir zwei separate Reihen frieren, ist das doppelte Frieren an einer Stelle nicht notwendig. Dann wird ein kombiniertes Corticosteroid-Antibiotikum und ein Zykloplegikum appliziert und das Auge verbunden. Da diese Patienten in der postoperativen Phase oft starke Schmerzen haben, ist eine wirksame analgetische Behandlung erforderlich.

Kapitel 24. Uveitis in der Kindheit

Eine Augenentzündung bei Kindern unter dem 15. Lebensjahr stellt für den Augenarzt ein besonderes Problem dar, wobei zwischen 1 und 10% aller Fälle in diese Altersgruppe fallen. Praktisch alle Formen der Uveitis, die im Erwachsenenalter auftreten können, können auch beim Kind vorkommen, jedoch sollte ein Kliniker, der diese jungen Patienten behandelt, einigen Syndromen besondere Aufmerksamkeit widmen. In Tabelle 24.1 sind die Entzündungen nach ihrer Lokalisation gegliedert und für jede sind auch die möglichen assoziierten Erkrankungen bei den jungen Patienten aufgezählt. Eine richtige Diagnose ist von größter Bedeutung, da die Komplikationen einer chronischen intraokularen Entzündung zu einer Sehverschlechterung für das ganze Leben führen können.

Differentialdiagnose

Das häufigste der angeführten Syndrome ist die chronische Iridocyclitis im Rahmen der juvenilen rheumatoiden Arthritis oder einer ihrer Varianten. Eine detail-

Tabelle 24.1. Formen der Uveitis bei Kindern

Vordere Uveitis
    Juvenile rheumatoide Arthritis
    Spondylarthritis ankylopoetica
    Behçet Syndrom
    Sarkoidose
    Trauma
    Heterochromiecyclitis Fuchs
    Keratouveitis
    Herpes simplex
    Tuberkulose

Hintere Uveitis
    Retinochorioiditis toxoplasmotica
    Toxocariose

Diffuse Uveitis
    Sarkoidose
    intermediäre Uveitis
    Pseudouveitis (Leukämie, Retinoblastom)
    Vogt-Koyanagi-Harada-Syndrom

lierte Beschreibung dieser Syndrome findet sich an anderer Stelle dieses Buches. Die Augenerkrankung kann vor Befall der Gelenke zu beobachten sein. Auch andere Formen der Arthritis, die mit einer Uveitis vergesellschaftet sind, können in dieser Altersgruppe vorkommen. Obwohl selten, können auch ein Behçet Syndrom, eine Sarkoidose, eine Heterochromiecyclitis Fuchs und eine Iridocyclitis im Rahmen eines Herpes simplex bei Kindern unter 15 Jahren auftreten.

Die häufigste Entzündung des hinteren Augenabschnittes bei dieser Altersgruppe ist, wie bei Erwachsenen, die Retinochorioiditis toxoplasmotica. Auch die okuläre Toxocariose ist wichtig. Sie tritt charakteristischerweise in dieser Altersgruppe auf und sollte bei allen Kindern unter 15 Jahren mit einseitiger intraokularer Entzündung in Betracht gezogen werden.

Die intermediäre Uveitis (Pars planitis oder chronische Cyclitis) ist im allgemeinen beidseitig und hat einen Gipfel der Häufigkeit im 2. Lebensjahrzehnt, kann jedoch auch bei kleineren Kindern beobachtet werden. Unter Umständen ist eine Untersuchung in Allgemeinnarkose erforderlich, um die charakteristischen Exsudate auf der Pars plana zu entdecken. Auch eine okuläre Sarkoidose, ein Behçet Syndrom, das Vogt-Koyanagi-Harada-Syndrom und andere Formen der diffusen hinteren Augenentzündungen können bei Kindern auftreten und zeigen dieselben klinischen Zeichen und Symptome wie bei Erwachsenen. Bei Kindern unter einem Alter von 4 Jahren, ist es sehr wichtig einen intraokularen Tumor, besonders ein Retinoblastom auszuschließen. Zu den sogenannten „pseudoinflammatorischen" Veränderungen gehören ja Augentumore (z.B. Retinoblastom und Leukämie), die Augenentzündungen vortäuschen können.

Untersuchungstechniken

Da ein Retinoblastom eine intraokulare Entzündung vortäuschen kann, ist eine sehr gründliche Untersuchung beider Augen besonders bei kleineren Kindern unerlässlich. Da die Kooperation oft nur sehr mangelhaft ist, ist eine Untersuchung unter Allgemeinanästhesie unbedingt zu empfehlen, im besonderen da auch maximal dilatierte Pupillen und Skleraimpression notwendig sind. Dadurch können nicht nur verborgene Retinoblastome sondern auch die Veränderungen der intermediären Uveitis, das periphere Granulom einer Toxocariose oder periphere retinochorioiditische Narben einer Toxoplasmose entdeckt werden.

Laboruntersuchungen

Bei Kindern unter 15 Jahren mit vorwiegend vorderer Uveitis (Iridocyclitis) sollte nach Formen der juvenilen rheumatoiden Arthritis gesucht werden, wobei Untersuchungen auf antinukleäre Antikörper, Rheumafaktoren und Röntgen des Kniegelenkes zu empfehlen sind, da dieses bei Kindern am häufigsten betroffen ist. In den meisten Fällen sollte der Patient umgehend einem Kinderarzt zugewiesen werden. Ist die Uveitis vorwiegend im hinteren Augenabschnitt und einseitig lokalisiert, sollte an eine Toxocariose gedacht werden und ein ELISA-Test für Toxocara durchgeführt werden. Eine okuläre Toxocariose muß von einem Morbus Coats und verschiedenen angeborenen Veränderungen differenziert werden, die im Detail in Kapitel 27 besprochen werden.

Ist die Netzhaut betroffen, dann muß an eine Retinochorioiditis toxoplasmotica gedacht werden und eine entsprechende serologische Untersuchung durchgeführt werden. Dabei ist ein positiver Test bei jungen Patienten mit großer Wahrscheinlichkeit von größerer Aussagekraft als bei einem Erwachsenen, bei denen die serologischen Tests in beinahe 40% positiv ausfallen.

Durch eine Ultraschalluntersuchung und ein Orbitaröntgen kann Kalzium in einem Retinoblastom nachgewiesen werden. In diesem Fall ist eine Zuweisung an einen Kinderarzt und einen Onkologen unerlässlich.

Kapitel 25. Chirurgie beim Uveitispatienten

Die routinemäßig durchgeführten augenchirurgischen Eingriffe können auch bei
Patienten mit Uveitis zur Anwendung kommen, wobei es jedoch in ihrem Gefolge
zu zusätzlichen Problemen (etwa einer Blutung und vermehrter Entzündung)
kommen kann. Diese postoperativen Komplikationen – einschließlich der Aktivierung eines Entzündungsprozesses und dem Auftreten einer Phthisis bulbi –
sind immer wieder hervorgehoben worden, ohne daß ausreichend konkrete Daten
über die Prognose chirurgischer Eingriffe bei Uveitispatienten vorliegen.

Cataract-Extraktion bei Uveitispatienten

Im allgemeinen herrscht unter den Experten Übereinstimmung darüber, daß ein
Chirurg ein beträchtliches Risiko eingeht, wenn er bei einem Patienten mit Uveitis
eine Cataract-Extraktion durchführt. Es ist jedoch unklar, ob diese Verallgemei-
nerung auf alle Fälle von Uveitis oder nur auf spezifische uveitische Syndrome
zutrifft. Aufgrund unserer eigenen Erfahrung glauben wir sagen zu können, daß
bei manchen Syndromen eine Cataract-Extraktion eine gute, bei anderen hingegen eine schlechte Prognose besitzt, weshalb es uns wichtig erscheint, die Cataract-Extraktion und ihre Prognose im Hinblick darauf zu besprechen.

Je geringer die Entzündung des Auges zum Zeitpunkt des chirurgischen Eingriffes, umso besser scheint die Prognose zu sein und umso geringer ist die Wahrscheinlichkeit schwerer postoperativer Komplikationen. Wir empfehlen deshalb
eine Vorbehandlung mit hohen Dosen von Corticosteroiden für einige Tage (bis
zu einer Woche) vor dem Eingriff, sei es nun systemisch, lokal oder durch eine
sub-Tenonsche Injektion.

Bei vielen uveitischen Syndromen ist die Ursache für die Cataract nicht völlig
klar. Einerseits kann die Entzündung allein eine signifikante Cataracta complicata hervorrufen, andererseits haben die meisten Patienten große Mengen an
Corticosteroiden erhalten, die selbst wieder cataractogen wirken.

Hat ein Patient eine fortschreitende, dichte Linsentrübung bei einer intraokularen Entzündung, dann ist die Indikation für einen chirurgischen Eingriff gegeben, jedoch sollte der Zeitpunkt und die Technik der Extraktion auf den Patienten
individuell zugeschnitten werden.

Indikationen für Cataract-Chirurgie

Die Indikationen für die Cataract-Extraktion bei Patienten mit intraokularen
Entzündungen sind:

1. eine ausgeprägte Sehverschlechterung,
2. eine Cataracta matura, und
3. eine phakogene Entzündung.

Bei reizfreiem Auge – ohne jegliche aktive Entzündung – kann im allgemeinen eine Linsen-Extraktion ohne wesentliches Risiko durchgeführt werden. Liegt jedoch eine aktive Entzündung vor, dann ist Vorsicht geboten.

Ist die Cataract matur, und findet sich eine Verflüssigung des Rindenmaterials mit Beteiligung der Kapsel, dann empfiehlt sich eine Linsen-Extraktion, um eine zusätzliche linsen-induzierte Entzündungsreaktion zu vermeiden.

Eine eindeutige Indikation für einen chirurgischen Eingriff ist eine Uveitis, die durch das Linsenmaterial selbst hervorgerufen worden ist. Zum Beispiel stellt die Phakoanaphylaxis, das phakolytische Glaukom mit Cataract und eine „phako-toxische" Reaktion durch restliches Linsenmaterial (nach einer extrakapsulären Cataract-Extraktion, bei einer traumatischen Cataract usw.) eine Indikation dafür dar, die Linse oder das verbliebene Linsenmaterial auch bei Vorliegen einer aktiven Entzündung zu entfernen, da sonst die Entzündung über lange Zeiträume persistieren kann (siehe Kapitel 39).

Die richtige Wahl des Zeitpunktes hängt zu einem großen Teil von der Art des zugrundeliegenden uveitischen Syndromes ab. Ist die Prognose schlecht, wie bei juveniler rheumatoider Cataract, sollte der chirurgische Eingriff solange wie möglich hinausgezögert werden. Wie schon oben bemerkt, ist die Prognose umso günstiger, je geringer das Auge vor der Chirurgie gereizt ist.

Cataract-Chirurgie bei verschiedenen uveitischen Syndromen

Juvenile rheumatoide Arthritis und Iridocyclitis. In den Vergangenheit waren die Ergebnisse der Cataract-Extraktion bei jungen Patienten mit Iridocyclitis im Rahmen einer rheumatoiden Arthritis nicht günstig. In einem Bericht über 15 Patienten bei denen die Standardtechniken der extrakapsulären Cataract-Extraktion eingesetzt wurden (Aspiration, usw.), besaßen 11 Patienten 5 Jahre nach dem Eingriff keine Lichtempfindung mehr. Ein etwas günstigerer Bericht wurde von der Proctor Foundation, San Francisco, publiziert: 60% der Patienten hatten ein Sehvermögen von 6/60. Aus vorläufigen Berichten über diese Patienten läßt sich schließen, daß eine kombinierte Lensektomie-Vitrektomie eine bessere Prognose als eine Lensektomie alleine hat. Die Rolle der Vitrektomie bei Uveitispatienten wird später in diesem Kapitel besprochen werden.

Kommt es bei einem Patienten mit juveniler rheumatoider Arthritis zu einer fortschreitenden Trübung der Linse mit Reduktion des Sehvermögens in beiden Augen, dann ist eine Extraktion der getrübten Linsen indiziert. Gegenwärtig empfehlen wir für diese Patienten eine kombinierte Lensektomie und subtotale Vitrektomie mit Zugang entweder über den Limbus oder die Pars plana mit den Standard-Vitrektomie-Instrumenten. Wir empfehlen derzeit nicht die intraokulare Injektion von Corticosteroiden, wie sie von anderen vorgeschlagen worden ist.

Heterochromiecyclitis Fuchs. Obwohl in früheren Berichten bei diesen Patienten Blutungen aus abnormen Gefäßen im Kammerwinkel (Ward) als schwere Komplikation nach Cataract-Extraktion angegeben wurde, war dies in einer Serie von 27 Fällen, die wir selbst überblicken, keineswegs eine wesentliche Komplikation. Es scheint, daß jede eingeführte Technik ohne signifikantes Risiko intra- oder postoperativer Komplikationen durchgeführt werden kann. Gelegentlich kommt es zu einem kurzfristigen postoperativen Hyphäma, das jedoch nur selten ein Langzeitproblem darstellt. Da die Heterochromiecyclitis praktisch immer einseitig verläuft, gelten die üblichen Indikationen für eine einseitige Cataract-Extraktion. Auf Grund stärkerer Glaskörpertrübungen kann es dazu kommen, daß der Patient kein Sehvermögen von 6/6 nach der Operation erreicht.

Intermediäre Uveitis (Pars planitis, chronische Cyclitis). Diese chronische, beidseitige Uveitis ist durch Persistenz von Entzündungszellen und Trübungen im Glaskörper charakterisiert, zusammen mit Zeichen einer geringgradigen Entzündung in der Vorderkammer, die mehrere Jahre andauern kann. Bei einer signifikanten Anzahl der Patienten (42%) kommt es zu Linsentrübungen, jedoch gibt es nur sehr wenig Information über die Prognose der Cataract-Chirurgie. In einer Zusammenstellung von Kimura und Mitarbeitern an der Proctor Foundation wurden 21 Patienten mit chronischer Cyclitis nachkontrolliert. Bei 13 von 21 dieser Augen war das Sehvermögen zum Zeitpunkt der letzten Untersuchung, einige Jahre nach dem chirurgischen Eingriff, besser als 6/12. Die Komplikationsrate war nicht signifikant höher als bei Patienten ohne Entzündung und es kam in keinem Fall zu einer Phthisis bulbi oder einer überlangen Reaktivierung der Entzündung. Diamond hat ebenfalls über mehrere Fälle einer kombinierten Lensektomie-Vitrektomie bei intermediärer Uveitis ohne wesentliche Komplikationen berichtet.

Die intermediäre Uveitis selbst scheint also das Komplikationsrisiko bei der Cataract-Chirurgie nicht zu erhöhen. Ein reduziertes postoperatives Sehvermögen ist auf die Komplikationen der Krankheit selbst zurückzuführen: zystoides Makulaödem und Trübungen des Glaskörpers. Obwohl bei diesen Patienten Routine-Cataract-Extraktionen durchgeführt werden, sollte unter Umständen eine kombinierte Lensektomie-Vitrektomie vorgezogen werden, da Glaskörpertrübungen in der postoperativen Periode ein signifikantes Problem darstellen. Weitere Untersuchungen sind jedoch erforderlich.

Phakogene Uveitis (Phakoanaphylaktische Endophthalmitis, phakolytisches Glaukom, phakotoxische Uveitis). Die Entfernung der Linse (oder restlichen Linsenmaterials) ist unerläßlich und sollte so rasch wie möglich erfolgen, da sie bei der Ätiologie der Uveitis selbst den auslösenden Faktor darstellt. Auch bei der phakoanaphylaktischen Endophthalmitis ist eine sorgfältige Entfernung des gesamten Linsenmaterials äußerst wichtig. In Abhängigkeit vom Einzelfall ist eine intrakapsuläre Extraktion gelegentlich möglich, häufig jedoch nicht. Die Alternative ist eine sorgfältige, vollständige extrakapsuläre Extraktion mit Hilfe der mikrochirurgischen Techniken.

Bei Fällen von phakolytischem Glaukom ist die Linsenkapsel, obwohl sie im allgemeinen intakt ist, oft sehr fragil und der Versuch einer intrakapsulären Extraktion führt häufig zu einer Ruptur. In diesem Fall ist es notwendig, von einer intrakapsulären auf eine extrakapsuläre Technik überzugehen und das gesamte Linsenmaterial zu entfernen. Bei diesen Patienten sind vor dem chirurgischen Eingriff hohe Dosen von Corticosteroiden, systemisch, subconjunctival und lokal, sowie Osmotika zur Kontrolle des intraokularen Druckes indiziert.

Die wichtigsten Grundsätze bei der Behandlung dieser Fälle sind: Erstellung der richtigen Diagnose, Kontrolle des Druckes und der intraokularen Entzündung und Entfernung des gesamten Linsenmaterials, möglichst durch eine intrakapsuläre Extraktion. Bei diesen Fällen ist der Eingriff dringend indiziert und sollte so rasch wie möglich durchgeführt werden.

Andere uveitische Syndrome. Es liegen nur sehr wenige Berichte über die Prognose der Cataract-Extraktion bei den meisten uveitischen Syndromen vor. Obwohl eine Cataract bei einer Uveitis häufig auftritt, ist sie oft nicht so progredient, daß sie das Sehvermögen wesentlich reduziert. Hat die Entzündung intraokulare Strukturen – etwa die Retina – in Mitleidenschaft gezogen, kann der Eingriff den endgültigen Visus nicht wesentlich verbessern. Dies ist auch beim Behçet Syndrom oder anderen Formen der Vaskulitis – wobei Sehnerv und Netzhautgefäße geschädigt werden – der Fall. Aus diesem Grund liegt nur sehr wenig Information über die Ergebnisse der Cataract-Chirurgie bei solchen Patienten vor.

Wie schon oben bemerkt, ist die Prognose des Eingriffes bei reizfreiem Auge am günstigsten. So kann etwa bei einer rezidivierenden Iridocyclitis, die für einige Jahre in Remission war, eine Routine-Cataract-Extraktion ohne wesentliche Komplikationen durchgeführt werden. Bei Fällen geringgradiger chronischer Entzündung mit fortschreitender Linsentrübung ist eine vorsichtige Vorgangsweise jedoch indiziert, im besonderen, wenn Ätiologie oder ein spezifisches Syndrom nicht identifiziert werden können. Bei diesen Patienten sind wahrscheinlich intra- und postoperativ verabreichte Corticosteroide (systemisch, lokal und subconjunctival) indiziert.

Allgemeine Vorgangsweise und chirurgische Techniken der Cataract-Extraktion bei Uveitispatienten

1. Bei einem Auge mit nur minimaler oder völlig fehlender Entzündung (ohne laufende Therapie) kann jede Standardtechnik der Linsen-Extraktion durchgeführt werden, ohne daß wesentliche Komplikationen zu erwarten sind. Wahrscheinlich ist bei einem jungen Patienten, wenn die Pupille ausreichend erweitert werden kann, eine sorgfältige extrakapsuläre Extraktion die sicherste Vorgangsweise.

2. Findet sich eine chronische, aktive Entzündung des vorderen Abschnittes ohne Beteiligung des hinteren Segmentes – keine Zellen im Glaskörper, keine Retinitis, usw. – wie bei einem Fall von chronischer vorderer Iridocyclitis, so empfehlen wir eine intensive Vorbehandlung mit lokalen, sub-Tenonschen und gelegentlich systemischen Corticosteroiden, wobei diese Behandlung vor dem geplanten Eingriff begonnen werden muß. Die Indikation sollte sehr sorgfältig abgewogen werden, da das Risiko postoperativer Rezidive und anderer Kompli-

kationen nicht so gut dokumentiert und wahrscheinlich größer als bei Routinepatienten ist. Wir empfehlen die üblichen chirurgischen Eingriffe, wobei bei extrakapsulärer Extraktion, bei maximal dilatierter Pupille, darauf geachtet werden sollte, daß das gesamte Linsenmaterial entfernt wird.

3. Betrifft die Entzündung sowohl den vorderen als auch den hinteren Abschnitt mit Bildung einer Cataract und Zellen sowie Trübungen im Glaskörper, dann empfehlen wir Lensektomie und Vitrektomie zu kombinieren, da im Glaskörperraum verbliebene Entzündungszellen nach einer einfachen Cataract-Extraktion die Rezidivrate zu steigern vermögen. Kaplan und Diamond haben beschrieben, daß bei verschiedenen Formen der Uveitis eine Lensektomie und Vitrektomie erfolgreich durchgeführt werden kann. Der Eingriff erfolgt über die Pars plana mit Endoillumination und Standard-Vitrektomie-Instrumenten. Diese Technik wird auch bei der Cataract im Rahmen der juvenilen rheumatoiden Arthritis oder der intermediären Uveitis empfohlen.

Spezielle chirurgische Probleme und Überlegungen

1. Synechien. Sie können nicht nur am Pupillarrand, sondern auch in der mittleren Peripherie der Iris und zwischen den Ziliarkörperzotten und Linsenkapsel auftreten. Die Adhäsionen sollten sowohl bei intrakapsulärer als auch bei extrakapsulärer Extraktion zart gelöst werden. Häufig kann dies durch eine früh angelegte Iridektomie mit Hilfe eines Spatels und vorsichtiger Spülung durchgeführt werden. Während einer intrakapsulären Extraktion sollte eine langsame und vorsichtige Entbindung der Linse, zugleich mit Lösen der verbliebenen Synechien durchgeführt werden. Bei solchen Fällen kann gelegentlich eine kombinierte Lensektomie-Vitrektomie empfehlenswert sein.

2. Cyclitische Membranen. Bei Patienten mit chronischer Uveitis, und besonders bei juveniler rheumatoider Arthritis und Sarkoidose kann es zur Bildung von cyclitischer Membranen, die vom Ciliarkörper ausgehen und sich über die Rückfläche der Linse erstrecken, kommen. Gelegentlich kann diese Membran durch eine präoperative Ultraschalluntersuchung entdeckt werden. Führt man eine Standardprozedur über eine großen Corneoskleralschnitt aus, dann sollte die Membran mit Hilfe von Scheren in der Pupillarzone exzidiert werden. Bei „geschlossenen" endochirurgischen Techniken muß sie gemeinsam mit der Cataract und dem vorderen Vitreus entfernt werden. Es ist wichtig, daß der Chirurg darauf vorbereitet ist, diese Membranen anzugehen, und daß ein möglichst großer Teil während der Cataract-Chirurgie entfernt wird. Zieht eine cyclitische Membran am Ciliarkörper, so kann dies zu seiner Abhebung und schließlich zu einer Hypotonie und Phthisis bulbi führen.

3. Occlusio pupillae. Nicht selten bedeckt eine vaskularisierte Bindegewebsmembran, von der Iris ausgehend, die gesamte Pupille. Sie kann häufig mechanisch von der Iris und der vorderen Linsenkapsel gelöst und exzidiert werden. Obwohl eine Blutung während dieses Schrittes auftreten kann, kommt sie meist ohne wesentliche Probleme zum Stillstand. Kann die Pupille dann erweitert werden, so kann der Chirurg mit einer Routine-Cataract-Extraktion fortsetzen.

4. Eingriffe an der Iris. Eine chronisch entzündete Iris neigt während der Operation zu Blutungen, die oft von selbst zum Stillstand kommen. Bei schweren Fällen mit großflächigen Blutungen ist es gelegentlich notwendig, Diathermie für die Blutstillung zu verwenden. Auf jeden Fall sind jedoch geringstmögliche Manipulation und minimale chirurgische Eingriffe an der Iris empfehlenswert.

Bei reizfreiem Auge ohne Tendenz zur Synechienbildung (wie bei einer Heterochromiecyclitis Fuchs), kann eine periphere Iridektomie ausreichend sein. Ist der Fall jedoch komplizierter und soll eine intrakapsuläre oder extrakapsuläre Extraktion ohne Vitrektomie durchgeführt werden, dann ist eine Sektor-Iridektomie sicherer. Bei Fällen einer kombinierten Lensektomie-Vitrektomie kann es nicht zu einer postoperativen Synechienbildung zwischen der Wunde und dem Glaskörper oder der Linsenkapsel kommen, auch kann sich kein Pupillarblock entwickeln. Aus diesem Grund raten wir von Eingriffen an der Iris ab, da sie unnötig sind und zu einer postoperativen Entzündung beitragen können.

5. Entzündungszellen und Trübungen im Glaskörper. Eine Ultraschalluntersuchung kann präoperativ Glaskörpertrübungen aufdecken. Wie schon vorher erwähnt, ist bei Fällen mit ausgedehnten Glaskörpertrübungen eine Indikation für eine Lensektomie-Vitrektomie gegeben. Wird jedoch eine Standard-extra- oder -intrakapsuläre Extraktion durchgeführt, dann sollte die vordere Glaskörpergrenzschicht intakt bleiben.

6. Intraokulare Linsen bei Uveitispatienten. Es gibt keine Berichte über eine größere Serie von Uveitispatienten bei denen im Rahmen einer Cataract-Operation eine intraokulare Linse implantiert wurde. Die meisten Chirurgen stimmen darin überein, daß sie ein zusätzliches und unnötiges Risiko für alle Patienten darstellt, die schon früher eine intraokulare Entzündung durchgemacht haben, weswegen eine Korrektur mit Kontaktlinsen oder Brillen unbedingt vorzuziehen ist.

Glaukomchirurgie bei Uveitispatienten

Das Glaukom stellt eine schwere Komplikation einer intraokularen Entzündung dar und führt nicht selten zum Verlust eines brauchbaren Sehvermögens. Es kann in der akuten Phase der Uveitis durch eine Blockade der Kammerwinkelstrukturen, durch periphere vordere Synechien oder langdauernde Steroid-Applikation (bei „Steroid-Respondern") entstehen (siehe Kapitel 23).

Auch bei Patienten mit Uveitis sollten die üblichen Glaukomuntersuchungen zur Anwendung kommen. Häufig ist jedoch die Beurteilung der Papille schwierig, wenn hintere Synechien eine entsprechende Dilatation der Pupille verhindern. Dann gewinnt die Untersuchung der Gesichtsfelder an Bedeutung, wobei auch Vorliegen oder Fehlen früher hinterer, subkapsulärer Linsentrübungen in Betracht zu ziehen sind.

Die konservative und chirurgische Behandlung des Glaukoms bei Uveitispatienten ist im Detail in Kapitel 23 besprochen. Zusammenfassend kann gesagt werden, daß die Therapie der Iris bombé eine periphere Iridektomie ist. Wir ziehen einen chirurgischen Eingriff vor, weil bei chronischen Entzündungen die Öffnung, welche durch eine Laserbehandlung geschaffen wird, wieder zuwachsen kann. Tritt ein Glaukom bei einer akuten Iridocyclitis auf, so ist es im allgemeinen mit lokalen Corticosteroiden und Osmotika unter Kontrolle zu bringen. Die Indikationen für eine Filteroperation sind dieselben wie bei jedem anderen Glaukom ohne Entzündung. Unglücklicherweise sind die Resultate eines derartigen Eingriffes (Trabelektomie oder andere standardfistelbildende Operationen) oft nicht befriedigend, weil die Sklerotomieöffnung durch überschießende Narbenbildung auf Grund der Entzündung rasch zuwächst. Vor und nach der Operation sollten hohen Dosen von Corticosteroiden verabreicht werden; auch ist eine große Sklerotomieöffnung zu empfehlen.

Bandkeratopathie

Eine Liste jener Erkrankungen, bei denen eine Bandkeratopathie auftreten kann, ist in Kapitel 12 zusammengestellt. Zur Behandlung dieser Störung verwendet man Chelatbildner, welche die Kalziumablagerungen in der Basalmembran des Epithels und der Bowmanschen Membran herauslösen können. Bevor die chelierende Substanz appliziert wird, sollte das darüberliegende Epithel mit Hilfe einer verdünnten Alkohollösung, durch eine Abrasio oder mittels anderer Techniken entfernt werden. Eine verdünnte Calcium-EDTA (zum Beispiel Titriplex)-Lösung wird dann lokal appliziert, wobei wir folgende Vorgangsweise verwenden: unter dem Operationsmikroskop wird, nach Applikation eines Lokalanästhetikums und Plazieren eines Lidsperrers, das Epithel mit einer verdünnten Alkohollösung und einer Klinge entfernt. Eine Calcium-EDTA-Lösung wird 1:50 mit steriler Kochsalzlösung verdünnt und mit einem Schwamm auf die Bandkeratopathie aufgetragen, wobei nicht die gesamte Augenoberfläche mit dem chelierenden Medikament gespült, sondern nur die Hornhaut betupft wird. Das verhindert einen toxischen Effekt der Lösung auf andere Augenstrukturen. Es kann einige Minuten dauern, bevor die Ablagerung ausreichend aufgelöst ist, worauf sie dann durch vorsichtiges Schaben entfernt werden kann. Ist sie nicht ausreichend aufgelöst, kann eine stärkere Konzentration – bis zu einer Verdünnung von 1:10 – verwendet werden. Abschließend werden ein Antibiotikum und ein Zykloplegikum eingestrichen und ein Druckverband angelegt, um das Epithel zur Abheilung zu bringen.

Netzhautchirurgie, Kryotherapie und Photokoagulation zur Behandlung einer Netzhautabhebung

Die Prinzipien der Photokoagulation, Kryotherapie und der eindellenden Operationen bleiben dieselben, ob nun der Patient an Uveitis leidet oder nicht. Es gibt jedoch bei Uveitispatienten zwei spezifische Probleme:

1. signifikante Glaskörpertrübungen, und
2. jene Komplikationen, die aufgrund der Entzündung der Uvea entstehen.

Bei der Behandlung von Netzhautlöchern im Rahmen einer Uveitis wird entweder eine Photokoagulation oder eine Kryotherapie empfohlen, wobei eine Überbehandlung unbedingt vermieden werden muß, da sie leicht zu einer stärkeren Aderhautabhebung und Blutungen führen kann.

Bei Patienten mit rhegmatogener Ablatio retinae kann es sehr schwierig sein, die Defekte zu finden. Eine exzessive Manipulation bei der Lokalisation der Defekte und übermäßige Kryoapplikationen sollten vermieden werden. Da auch ein erhöhtes Blutungsrisiko aus der Chorioidea besteht, wenn subretinale Flüssigkeit drainiert wird, empfiehlt es sich, die Chorioidea im Bereich der Abhebung mit Diathermie vorzubehandeln. Prae- und postoperativ sollten, wenn möglich, Corticosteroide per os verabreicht werden, um die Entzündungreaktion und damit Komplikationen von Seiten der entzündeten und möglicherweise verdickten Chorioidea zu unterdrücken. Selbstverständlich ist es wichtig absolut sicher zu sein, daß eine Netzhautabhebung rhegmatogen und nicht serös (durch die Grundkrankheit) bedingt ist.

Von manchen Autoren ist bei Retinochorioiditis toxoplasmotica zur Rezidivprophylaxe eine Photokoagulation empfohlen worden, wobei sie anregen, die Narben mit Photokoagulaten abzuriegeln.

Obwohl es Hinweise dafür gibt, daß diese Behandlung bei manchen seltenen klinischen Konstellationen wirksam sein kann, sollte sie nur mit Vorsicht und nur nach Abheilung der Retinochorioiditis verwendet werden. Während der akuten Phase, bei zellulärer Infiltration des Glaskörpers kann sie zu Komplikationen führen.

Penetrierende Keratoplastik bei Uveitis

Zahlreiche Hornhauterkrankungen sind mit intraokularen Augenentzündungen vergesellschaftet (siehe Kapitel 12), wobei sicherlich am häufigsten Hornhautnarben durch eine Herpes simplex-Keratouveitis hervorgerufen werden. Auch bei diesen Patienten kann eine Keratoplastik erfolgreich durchgeführt werden, wobei das Auge jedoch zuerst so reizfrei wie möglich sein muß. Verschiedene Studien haben eine sehr hohe Rezidivrate der herpetischen Erkrankung bei penetrierender Keratoplastik beobachtet, wobei die Prognose umso besser zu sein schien, je länger vor dem chirurgischen Eingriff eine Abheilung eingetreten war. Wir empfehlen deshalb, bei Fällen von aktiver herpetischer Keratouveitis die penetrierende Keratoplastik so lange aufzuschieben, bis das Auge ohne Behandlung für einige Monate reizfrei war. Es kann die Standardmethode verwendet werden, wobei die üblichen Indikationen für eine visuelle Rehabilitation gelten müssen. Im Hinblick auf die hohe Rezidivrate des Herpes simplex bei sonst klaren Transplantaten bedürfen diese Patienten einer besonders aufmerksamen Betreuung. Auch sollten bei diesen Augen mit abgelaufener Entzündung periphere Iridektomien durchgeführt werden. Eine lamellierende Keratoplastik ist bei Patienten mit herpetischen Narben und Iridocyclitis nur selten indiziert.

Auch bei anderen Formen von Hornhauttrübungen im Rahmen einer Augenentzündung muß das Auge so reizfrei wie möglich sein, bevor eine Keratoplastik in Betracht gezogen wird. Andererseits kann auch eine Bindehautdeckung gelegentlich bei der Behandlung der chronischen, indolenten, nicht-infektiösen herpetischen Ulcera indiziert sein, obwohl die therapeutische Kontaktlinse die Behandlung dieser Problemfälle ohne Zweifel revolutioniert hat.

Vitrektomie bei Uveitispatienten

Gegenwärtig gibt es keine allgemein akzeptierte Indikation für eine Vitrektomie als alleinigen Eingriff zur Behandlung einer intraokularen Entzündung. In Kombination mit einer Lensektomie hat sie jedoch eine große Bedeutung, da diese Technik offensichtlich nicht durch eine Verschlechterung der Entzündung oder eine Phthisis kompliziert wird.

Diagnostische Vitrektomie

Es gibt verschiedene Formen intraokularer Entzündungen, bei denen die Indikation zur Durchführung einer diagnostischen Vitrektomie bestehen kann. Es sind im allgemeinen ältere Patienten mit beidseitiger chronischer Entzündung und reichlich Zellen im Glaskörper, bei denen der Verdacht auf das Vorliegen eines Retikulumzell-Sarkoms besteht. Da diese Erkrankung eine schlechte Prognose quoad vitam aufweist, wird eine diagnostische Vitrektomie mittels der Standard-Pars plana-Techniken empfohlen. Am günstigsten ist es, wenn die Probe nur mittels der Aspiration – die verschiedenen Vitrektomiegeräte zerstören nämlich die Zellen – gewonnen und sofort in ein zytologische Labor gebracht wird. Oft findet man bei diesen Patienten einen verflüssigten Glaskörper, wodurch die Aspiration möglich und das Schneiden unnötig wird.

Eine diagnostische Vitrektomie kann auch bei jungen Patienten mit Verdacht auf Toxocara canis-Endophthalmitis oder eine infektiöse Endophthalmitis anderer Genese (im besonderen durch Pilze verursacht) indiziert sein (siehe Kapitel 20). Eine Lensektomie sollte bei diesen Fällen vermieden werden, da die Linse im allgemeinen klar ist und eine Gemisch von Linsenmaterial und Glaskörperinhalt für den Zytologen ein Problem darstellen kann.

Therapeutische Vitrektomie

Es gibt gegenwärtig keine Hinweise, daß eine alleinige Vitrektomie bei der Behandlung irgendeines uveitischen Syndroms von therapeutischem Nutzen ist. Findet man jedoch eine fortgeschrittene Cataract oder irgendeine Form von Occlusio pupillae bei einem Patienten mit intraokularer, vorwiegend vitrealer Entzündung, dann kann eine kombinierte Lensektomie-Vitrektomie empfehlenswert sein. Besonders Patienten mit chronischer Uveitis und dichter Cataract oder unspezifischer, schwehlender Entzündung des hinteren Abschnittes und Cataract sind für einen derartigen Eingriff geeignete Kandidaten. Diamond und Kaplan haben beobachtet, daß diese Patienten die Lensektomie-Vitrektomie gut tolerieren und daß es offensichtlich nicht zu häufigeren postoperativer Entzündungen, Phthisis bulbi oder anderen Komplikationen, die bei diesem Routineeingriff beobachtet werden, kommt.

Unsere Indikation für einen derartigen Eingriff erfordert mindestens zwei der vier angeführten Punkte:

1. erforderliche Sehverbesserung,
2. progredientes Leiden (Hypotonie, die Zeichen einer beginnenden Phthisis),
3. Komplikationen, die einen chirurgischen Eingriff erforderlich machen (zum Beispiel Netzhautabhebung),
4. Iris bombé (verschlossener Kammerwinkel mit Synechien *und* Hypotonie (weist auf eine cyclitische Membran hin).

Technische Hinweise

Es ist sehr wichtig vor dem Eingriff den potentiellen Visus dieser Patienten abzuschätzen. Ein Elektroretinogramm (ERG) und die Messung der visuellevozierten Potentiale (VEP) sind erforderlich, um den Zustand der Netzhaut und des Nervus opticus bestimmen zu können; eine Ultraschalluntersuchung hilft festzustellen, ob es zu einer Aderhautverdickung oder einer cyclitischen Membran, die wesentliche Probleme während des Eingriffes verursachen könnte, gekommen ist. Eine verdickte Chorioidea läßt auf eine Stauung der Aderhautgefäße oder eine cyclitische Membran schließen, wobei letztere wiederum ein Eindringen über die Pars plana schwieriger und Komplikationen, wie etwa eine Blutung oder eine Dialyse, wahrscheinlicher machen kann.

Findet man eine verdickte Chorioidea oder eine cyclitische Membran, dann sollte eine längere Infusionskanüle im Bereich der Pars plana verwendet werden. Auch ist es notwendig, so viel wie möglich von der Linse zu entfernen, bevor die Infusionskanüle geöffnet wird. Dadurch kann man eher sicher sein, daß die Kanüle wirklich durch die Pars plana und die cyclitische Membran gedrungen ist. Ist das Auge vor dem chirurgischen Eingriff hypoton, so findet man meist eine derartige Membran, auch wenn sie echographisch nicht nachweisbar ist. Eine Lensektomie kann über die Pars plana durchgeführt werden, mit der Infusionsnadel auf einer Seite der Linse und dem Vitrektomiegerät auf der anderen. Synechien sollten bei dem chirurgischen Eingriff sehr früh gelöst werden. Sind sie sehr dicht, wie dies oft bei Patienten mit juveniler rheumatoider Arthritis der Fall ist, sollte eine Inzision am Limbus durchgeführt werden und die Synechien mit einem Cyclodialysespatel oder einem ähnlichen Instrument eröffnet werden. Dies erleichtert den chirurgischen Eingriff ganz wesentlich, da dann die Pupille dilatiert werden kann.

Eine subtotale Vitrektomie ist bei den meisten Fällen wichtig; versucht man jedoch die organisierten Glaskörperveränderungen im Bereich der Glaskörperbasis zu entfernen, so kann es zu einem unnötigen Zug an der peripheren Retina kommen. Derartige periphere Auflagerungen scheinen postoperativ kein wesentliches Problem darzustellen. Eine sorgfältige indirekte Ophthalmoskopie mit Skleraimpression am Ende des Eingriffes ist erforderlich, um Netzhautdialyse oder Netzhautlöcher auszuschließen.

Wir empfehlen ebenfalls eine präoperative Verwendung von systemischen, subconjunctivalen und lokalen Corticosteroiden mit Fortführung der Therapie nach der Operation. Netzhautkomplikationen sollten zum Zeitpunkt der Vitrektomie behoben werden.

Wir haben selbst mit der Lensektomie-Vitrektomie bei 20 Augen Erfahrung sammeln können. Bis jetzt haben wir als Folge des chirurgischen Eingriffes noch kein Auge verloren, eine Aderhautblutung ist in einem Fall aufgetreten und war die wesentlichste Komplikation in unserer Serie. Das Auge wurde mit einem guten Ergebnis nochmals operiert. Diamond und Kaplan haben beobachtet, daß das zystoide Makulaödem, welches wir bei den meisten unserer Patienten beobachtet haben, im Verlauf eines Jahres (oder noch länger) langsam resorbiert wird, wobei es zu einer beachtlichen Besserung des Sehvermögens kommen kann.

Wir nehmen an, daß die Lensektomie-Vitrektomie im zunehmenden Maße bei der Behandlung von Patienten mit Cataract und Uveitis eine Rolle spielen dürfte.

Klinische Syndrome

Kapitel 26. Retinochorioiditis toxoplasmotica

Die Toxoplasmose ist wahrscheinlich – mit einer Frequenz von 30–50% aller Fälle – die häufigste entzündliche Erkrankung des hinteren Augenabschnittes. Sie ruft eine Retinitis mit einer sekundären Chorioiditis und Iridocyclitis hervor. Der Erreger, *Toxoplasma gondii*, ist ein intrazellulärer Parasit. Dieses Protozoon ist neurotrop und greift nicht nur die Netzhaut, sondern auch andere Nervengewebe an. Der Hauptwirt ist die Katze, der Mensch infiziert sich wahrscheinlich über den Gastrointestinaltrakt durch kontaminiertes, ungekochtes Fleisch oder andere Nahrungsmittel.

Klinische Befunde

Die Anamnese ist insofern wichtig, als gelegentlich vom Patienten angegeben wird, daß er rohes Fleisch (wie zum Beispiel „Steak tartare") gegessen hat. In der Regel ist die Krankheit nur an einem Auge aktiv, obwohl man oft in beiden Fundi alte Narben beobachtet. Die ersten Symptome sind „Mouches volantes" und unscharfes Sehen aufgrund einer zellulären Infiltration des Glaskörpers; die Entzündungszellen stammen von einem aktiven Retinitisherd, der meist nahe bei einer alte Narbe liegt. Schreitet die Retinitis fort, können auch Aderhaut und Sklera schwer in Mitleidenschaft gezogen werden, ein Befund der klinisch als sekundäre Chorioiditis imponiert und beim Patienten eine lokalisierte Druckschmerzhaftigkeit bewirkt. Auch können die Zeichen einer schweren Iridocyclitis dazukommen, wie etwa speckige Präzipitate, Synechien, Sekundärglaukom, Schmerzen und Photophobie. Es ist bei diesen Patienten oft schwierig, die Pupille zu erweitern.

Im Erwachsenenalter ist eine toxoplasmotische Retinitis meist als „Satelliten"-Herd in der Nähe einer alten retinochorioidalen Narbe zu sehen. Bei der Untersuchung kann das Auge entweder reizfrei sein oder einen entzündeten vorderen Abschnitt aufweisen, wie oben besprochen. Immer finden sich Entzündungszellen im Glaskörper, die am besten mit dem Funduskontaktglas gesehen werden können. Ihre größte Dichte findet man über dem Fokus der aktiven Retinitis. Kommt es zu einer sehr starken Exsudation in den Glaskörper, kann gelegentlich die Netzhaut auch mit der stärksten Beleuchtung des indirekten Ophthalmoskops kaum ausgenommen werden und selbst dann kann gelegentlich nur die Andeutung der aktiven Retinitis wie ein weißes „Grubenlicht im Nebel" gesehen werden. Wird der Glaskörper langsam wieder klar, kann der Herd schließlich als grauweißer Fleck mit unscharfen Grenzen, meist direkt an eine

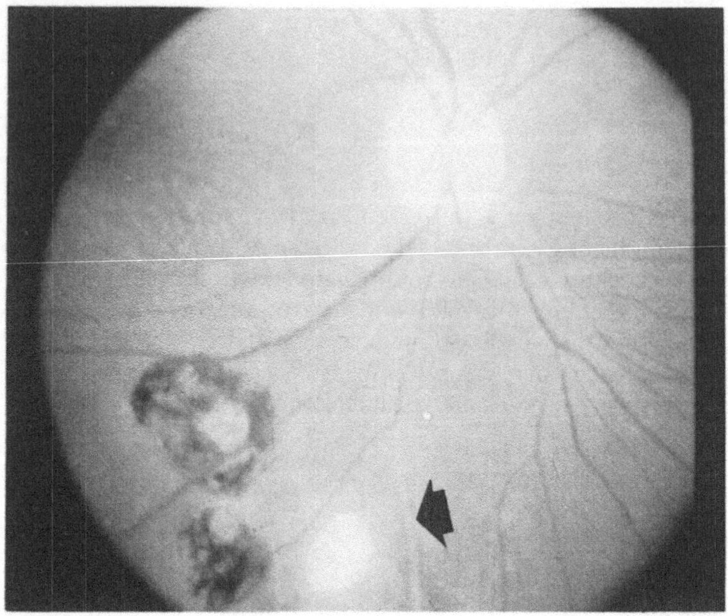

Abb. 26.1. Retinochorioiditis toxoplasmotica. „Satelliten"-Herden neben alter Narbe, Einscheidung der Netzhautgefäße (Pfeil)

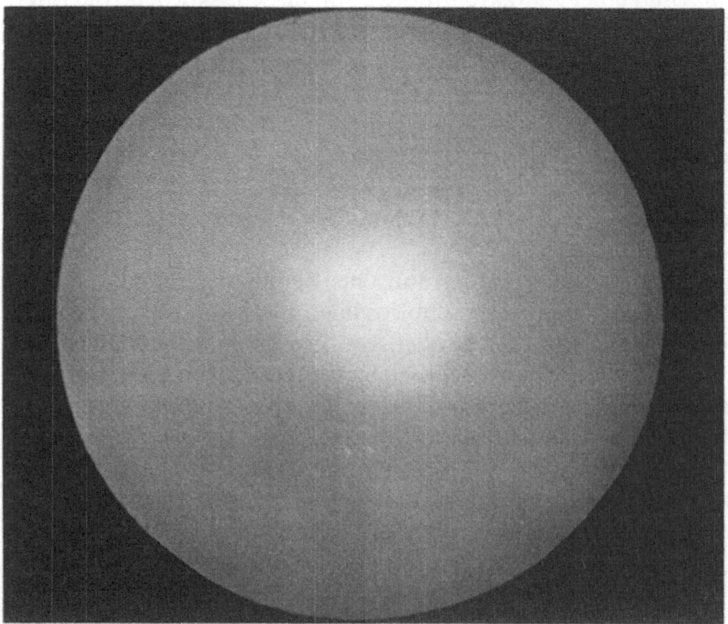

Abb. 26.2. Massive Glaskörpertrübung verhindert den Einblick auf den Fundus, jedoch kann der aktive Erkrankungsherd wie ein „Grubenlicht im Nebel" mit dem indirekten Ophthalmoskop gesehen werden

chorioretinale Narbe grenzend gesehen werden. Solche Narben zeigen eine verschiedene Größe, sie können entweder größer oder kleiner als die aktive Entzündung sein. Netzhautgefäße in der Nähe des aktiven Herdes können entzündliche Einscheidungen aufweisen. Sobald die Läsionen abheilen, verschwinden diese Einscheidungen, ohne daß sie eine Ischämie hervorgerufen haben. Auch kann neben einer ausgedehnten größeren Läsion eine umschriebene seröse Netzhautabhebung beobachtet werden. Die sekundäre Chorioiditis kann auch auf die Sklera übergreifen, was einen umschriebenen Druckschmerz hervorruft.

Ob eine Störung des Sehvermögens nach Abheilung der Retinitis zurückbleibt, hängt von der Lokalisation und Größe der Entzündung ab. Sind die Herde groß (mit einem Durchmesser von mehr als 3 Papillendurchmessern) und tritt reichlich Exsudat in den Glaskörper über, so treten häufig Komplikationen auf und es ist eine massive Therapie erforderlich. Auch kleinere Läsionen, in der Nähe der Makula oder um die Papille, können eine deutliche Reduktion der Sehschärfe hervorrufen und sollten unbedingt behandelt werden. Andererseits können kleine oder mittelgroße Läsionen fernab vom hinteren Pol auch ohne Behandlung abheilen, ohne daß eine Sehstörung zurückbleibt. Eine peripapilläre toxoplasmotische Retinitis ist wahrscheinlich eine der Ursachen der Chorioiditis juxtapapillaris (Jensen). Im natürlichen Verlauf der Erkrankung kommt es zu einer langsamen Abheilung, sobald die Abwehrkräfte des Wirten (d.h. seine zelluläre Immunabwehr) die Infektion überwinden können. Meist hellt sich der Glaskörper – mit Ausnahme geformter Trübungen – vollständig auf. Es entsteht eine scharf begrenzte, chorioretinale Narbe mit deutlicher Pigmentierung am Rand und einem weißen Zentrum, wo eine Nekrose der Retina und Aderhaut die Sklera an der Basis der Entzündung freilegt. Die Heilungsphase dauert einige Wochen bis Monate und hängt von der Größe der Läsion und der Abwehrlage des Patienten ab. Immunsupprimierte und ältere Patienten zeigen im allgemeinen einen schwereren Verlauf mit häufigeren Komplikationen.

Pathologie

Die durch *Toxoplasma gondii* hervorgerufene Retinitis ist eine Entzündungsreaktion, welche einerseits durch die sich vermehrenden Mikroorganismen, andererseits durch eine Überempfindlichkeitsreaktion auf mikrobielle Proteine hervorgerufen wird. Die Hauptlokalisation der Entzündung ist die Retina, aber oft sind Chorioidea und Sklera sekundär beteiligt. Iris, Ciliarkörper und Glaskörper sind mit Rundzellen infiltriert. Die Entzündungsreaktion ruft häufig eine Nekrose hervor, die zur völligen Zerstörung der Netzhaut und Freilegung der Sklera führt. Eine überschießende Proliferation von Pigmentepithel ruft die typischen Pigmentationen um das weiße Zentrum hervor. Die Toxoplasmen werden im entzündeten Retinagewebe als freie Organismen oder in Zysten eingeschlossen gefunden. Diese Zysten enthalten hunderte inaktive Protozoen, welche gegen eine medikamentöse Behandlung resistent sind. Sie werden auch in nicht entzündlich veränderter, „normaler" Netzhaut gefunden.

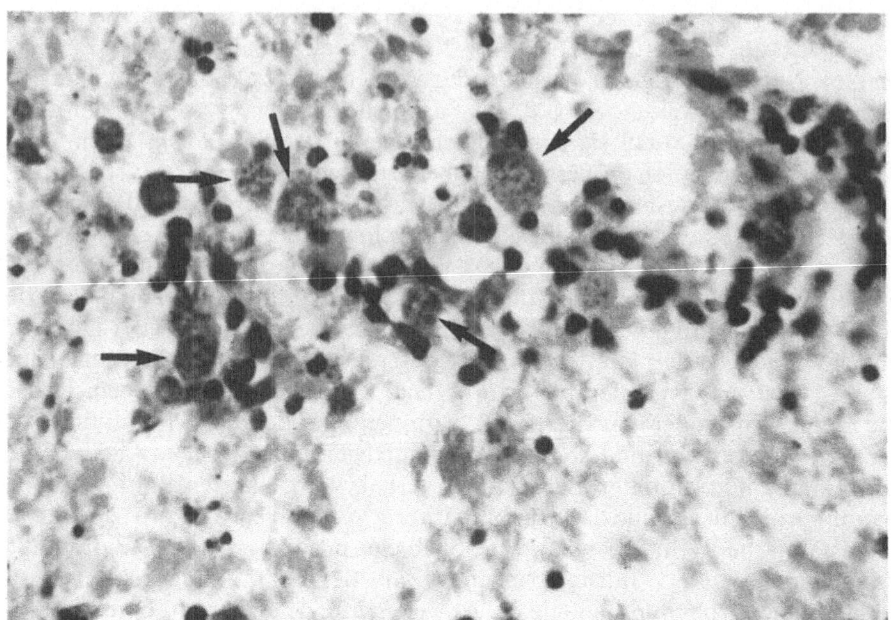

Abb. 26.3. Toxoplasma-Zysten in der Netzhaut mit zahlreichen „ruhenden" Parasiten (H & E, × 100) (Pfeil)

Ätiologie

Es gibt zwei Formen dieser Augenerkrankung – die kongenitale Form und die akquirierte. Die seltene, erworbene Toxoplasmoseinfektion führt in jedem Alter zu einer Lymphadenitis und praktisch niemals zu einer primären Beteiligung der Netzhaut. Wahrscheinlich sind nur etwa 1% aller aktiven Fälle von Retinitis toxoplasmotica erworben. Trotzdem sollte bei Patienten mit aktiver Retinitis und einem, der infektiösen Mononukleose ähnlichem Krankheitsbild (d.h. Lymphadenopathie, Fieber, Übelkeit) an Toxoplasmose gedacht werden. Die meisten Fälle einer okulären Toxoplasmose dürften jedoch Rezidive um eine toxoplasmotische Narbe nach intrauteriner Infektion darstellen. Erkrankt eine Schwangere an systemischer Toxoplasmose, so wird die Infektion auf dem Blutweg über die Plazenta auf den Föten übertragen. Während des ersten Trimenons sind Gehirn und Augen des Kindes besonders gefährdet. Die Läsionen sind bei der Geburt oft vollkommen abgeheilt, die Narben, oft auf beide Augen verteilt, werden gelegentlich bei einer Routineuntersuchung entdeckt. Oft ist die Makula eines Auges durch diese Narben betroffen.

Es ist bis jetzt ungeklärt, wodurch ein Rezidiv einer toxoplasmotischen Retinochorioiditis ausgelöst wird. Die Organismen sind während der Ruhephase in ihren Zysten sehr gut eingeschlossen. Sie werden sowohl im Gebiet der Narben als auch in „normaler" Retina beobachtet. Bei einem Rezidiv zerreißen diese Zysten, die Organismen vermehren sich und setzen Antigene frei, ein Prozeß, der die aktive Entzündung auszulösen scheint. Sowohl die Vermehrung der Organismen als auch eine Überempfindlichkeitsreaktion scheinen eine Rolle zu spielen. Streß, Schwangerschaft und andere physiologische und psychologische Ausnahmesituationen scheinen diese Erkrankung reaktivieren zu können.

Die Katze ist der Hauptwirt dieses Parasiten. Er reift in ihrem Darm heran und wird mit dem Stuhl ausgeschieden. Andere Tiere oder Vögel können dann als Zwischenwirt für den Parasiten fungieren. Mit großer Wahrscheinlichkeit infiziert sich der Mensch durch den Genuß von zu wenig gekochtem Fleisch, etwa einem „Steak tartare".

Differentialdiagnose

Die toxoplasmotische Retinochorioiditis muß von anderen Formen der Retinitis (Kapitel 17) abgegrenzt werden: Candidiasis, Zytomegalie-Virus Erkrankung und seltenere Krankheitsbilder, wie eine syphilitische oder tuberkulöse Retinitis müssen in Betracht gezogen werden. Die Toxoplasmose ist meist nur in einem Auge aktiv, wohingegen eine Candidiasis meist beidseitig mit multifokalen, kleineren, eher „lockeren" Läsionen der Netzhaut (im frühen Stadium) in Erscheinung tritt. Diese brechen etwas später in den Glaskörperraum ein und rufen eine Endophthalmitis hervor. Auch findet man keine alten Narben.

Die Retinitis durch das Zytomegalie-Virus breitet sich langsam aus, wobei am Rand der Netzhautveränderung Netzhautblutungen auftreten, die bei der Retinochorioiditis toxoplasmotica normalerweise nicht beobachtet werden. Eine syphilitische oder tuberkulöse Retinitis ist selten; fehlen in der Anamnese Hinweise auf diese Erkrankungen, so stellen sie im allgemeinen kein differentialdiagnostisches Problem dar. Das für die Toxoplasmose so typische Satellitenphänomen ist für die meisten anderen Netzhauterkrankungen keineswegs charakteristisch. Obwohl das Syndrom der okulären Histoplasmose klinisch mit einer aktiven toxoplasmotischen Retinitis nicht verwechselt werden sollte, möchten wir sie hier in die Differentialdiagnose einbeziehen: bei der ersteren finden sich subretinale Gefäßneubildungen und Blutungen um sehr kleine, inaktive Narben der Chorioidea, wobei keine Zellen im Glaskörper beobachtet werden. Die Größe der peripapillären und peripheren Narben, die sehr charakteristisch ist, hilft sie von inaktiven Narben der Toxoplasmose zu differenzieren. Letztere sind wesentlich größer, wesentlich stärker pigmentiert und zerstören das Pigmentepithel und die Chorioidea, wobei oft die unbedeckte Sklera zurückbleibt.

Laboruntersuchungen

Die Diagnose basiert in der Regel auf den klinisch sehr typischen Läsionen der Netzhaut: dem Bild der fokalen, nekrotisierenden Retinitis. Können im Patientenserum gegen Toxoplasma gerichtete Antikörper nachgewiesen werden, so wird dadurch die Diagnose bestätigt. Der Sabin Feldmann-Test wird, da für seine

Durchführung lebende Mikroorganismen benötigt werden, in letzter Zeit immer mehr durch indirekte Immunfluoreszenzuntersuchungen, Agglutinations-Assays und die ELISA-Methoden verdrängt. *Jeder* positive Titer, auch im unverdünnten Serum ist signifikant, da histopathologisch verifizierte Fälle von toxoplasmotischer Retinitis auch bei Patienten beobachtet worden sind, bei denen der spezifische Antikörper nur in unverdünntem Serum nachgewiesen werden konnte.

Weitere interne Untersuchungen sind nicht notwendig, da nur selten eine aktive Systembeteiligung gleichzeitig auftritt.

Behandlung

Die Behandlung muß von der Lokalisation und dem Schweregrad der aktiven Entzündung abhängig gemacht werden. Selbstverständlich muß jede Retinitis in der Nähe der Makula oder des Sehnerven, die das zentrale Sehvermögen bedroht, behandelt werden. Auch sollten folgende Veränderungen immer behandelt werden: frische, große, exsudative Läsionen mit einem Durchmesser von mehr als 3 bis 4 Papillendurchmesser, entzündliche Herde mit massiver Exsudation in den Glaskörper und stark vermindertem Einblick, ebenso andere Komplikationen wie etwa eine seröse Netzhautabhebung. Obwohl keine klinischen Doppelblindstudien vorliegen, um die Überlegenheit einer bestimmten medikamentösen Therapie zu beweisen, wird häufig die „Tripel-Therapie" (Pyrimethamin-Sulfonamid-Corticosteroid) verwendet. Pyrimethamin (Daraprim) wird am ersten Tag mit einer oralen Dosis von 100 mg begonnen, für die nächsten 4 bis 6 Wochen werden dann 2 × täglich 25 mg verabreicht. Das Sulfonamid (z.B. Sulfamethoxypyridazin, Paramid-Supra-Tabletten) wird am ersten Tag mit 2 bis 3 Tabletten (je 500 mg) und dann mit 1 Tablette täglich dosiert. Die Behandlungsdauer sollte 4 bis 6 Wochen nicht überschreiten. Als weiteres, hochwirksames Antibiotikum steht auch noch Clindamycin (Dalacin-C) zur Verfügung, wobei 4 × 2 Kapseln (zu je 300 mg) pro Tag für 3 Wochen verordnet werden können. Ein kurz wirksames orales Corticosteroid (zum Beispiel Prednison) wird in den ersten 7 bis 10 Tagen mit 80 bis 100 mg pro Tag dosiert, diese Dosis wird dann sehr rasch auf 20 bis 30 mg jeden 2. Tag reduziert, bis sie schließlich abgesetzt wird. Während der Behandlung wird die Dosierung dem Grad der Entzündung angepaßt.

Als Komplikation von Daraprim kann eine Thrombopenie und Leukopenie als Folge einer Knochenmarksdepression auftreten, sodaß wöchentliche Blutbildkontrollen erforderlich sind. Auf jeden Fall sollte Daraprim nicht länger als 60 Tage verwendet werden und bei Verschlechterung der Blutbefunde oder beim Auftreten von Übelkeit und Erbrechen sofort abgesetzt werden, da diese Symptome eine Knochenmarksdepression anzeigen können. Die Gabe von Folsäure (Leucovorin) kann diese Knochenmarksdepression verhindern; sie kann parenteral oder oral gegeben werden. Sulfonamide können allergische Reaktionen hervorrufen oder zu Ausbildung von Kristallen in den Nieren führen. Reichliche Flüssigkeitszufuhr und Alkalisierung des Harns verhindern die Bildung dieser Kristalle, sind aber in den meisten Fällen wahrscheinlich nicht notwendig.

Orale Corticosteroide sollten *nie* ohne gleichzeitige antibiotische Therapie verordnet werden. Periokulare Injektionen von Corticosteroiden haben gelegentlich auch zu einer deutlichen Verschlechterung der Retinitis geführt und sollten bei dieser Erkrankung *nicht* gegeben werden. Jedoch kann während der akuten Phase der Retinitis ein kurz wirksames orales Corticosteroid entsprechend dem oben angegebenen Dosierungsschema, je nach Ausmaß der Entzündung verordnet werden.

Clindamycin (Dalacin C) ist ein neues Medikament, das im Tierversuch eine sehr gute Wirkung gezeigt hat. Es wird im allgemeinen sowohl subconjunctival als auch oral sehr gut vertragen. Als Komplikation ist eine pseudomembranöse Colitis beschrieben worden, die wahrscheinlich durch eine sekundäre bakterielle Darminfektion hervorgerufen wird und durch gleichzeitige Gabe anderer Antibiotika (zum Beispiel Vancomycin) verhindert werden kann. Chlortetracyclin und Spiromycin haben in vitro eine antitoxoplasmotische Wirkung, werden jedoch kaum verwendet. Tetracyclin (Hostacyclin) kann bei jenen Patienten, bei denen Sulfonamide nicht verwendet werden können, eingesetzt werden.

Kommt es auch zu einer signifikanten Iritis oder Iridocyclitis, müssen lokale Corticosteroide und Zykloplegika verordnet und die Iridocyclitis überwacht werden.

Auch Photokoagulation und Kryotherapie sind zur Rezidivprophylaxe eingesetzt worden, haben sich jedoch nicht allgemein durchgesetzt.

Spezielle Hinweise

1. Als „spill over"-Phänomen bezeichnet man eine Begleitreaktion im vorderen Augenabschnitt (Zellen in der Vorderkammer, speckige Präzipitate, Synechien, Sekundärglaukom, usw.). Es tritt bei schwerer Retinitis – besonders bei Retinochorioiditis toxoplasmotica – auf und ist für zahlreiche Fehldiagnosen verantwortlich. Es ist häufig notwendig, die Iridocyclitis mit massiver lokaler Steroidtherapie und Zykloplegika für einige Tage zu behandeln, bevor die Pupille für die indirekte Ophthalmoskopie genügend erweitert werden kann.

2. Periokuläre Corticosteroide (ob lang oder kurz wirkend) sollten wahrscheinlich bei dieser Erkrankung nicht verwendet werden, da sie eine Verschlechterung der Retinitis bewirken können.

3. Immunsupprimierte Patienten (etwa nach Nierentransplantation, bei Tumoren, Chemotherapie, usw.) sind nicht nur durch Herpes simplex-, Zytomegalie-Virus- oder Pilzinfektionen (wie zum Beispiel Candida) gefährdet, sondern auch durch systemische Toxoplasmose. In diesem Sinn ist die Toxoplasmose als eine opportunistische Infektion zu betrachten und sollte bei der Differentialdiagnose der Augenentzündungen dieser Patienten immer eingeschlossen sein.

4. Findet man im Glaskörper bei Untersuchung mit der Kontaktlinse keine Zellen, so sollte die Diagnose einer aktiven Toxoplasmose-Retinochorioiditis nicht gestellt werden, auch wenn einige Autoren eine tiefe retinale Form der Erkrankung beschrieben haben.

5. Bei der Beurteilung der serologischen Befunde muß man sich immer vor Augen halten, daß ein Nachweis von Antikörpern auch im unverdünnten Serum

als signifikant zu werten ist. Der ELISA-Test ist empfindlich und zuverlässig und wird in den Speziallabors durchgeführt.

6. Die Chorioiditis juxtapapillaris „Jensen" ist wahrscheinlich häufig eine peripapilläre Toxoplasmose. Da sie einen bleibende Schädigung des Sehnervenkopfes und des papillomakulären Bündels hervorrufen kann, sollte sie immer behandelt werden.

7. Die sekundäre Iridocyclitis der Toxoplasmose ist im Regelfall „granulomatös" mit speckigen Präzipitaten.

8. Ein Sekundärglaukom ist häufig, wenn die Begleitiridocyclitis einen schweren Verlauf nimmt.

Zusammenfassung: *Retinochorioiditis toxoplasmotica*

Type der Uveitis: Retinitis, Retinochorioiditis.
Einseitig wenn aktiv, häufig *beidseitige* Narben.
Geschlecht: betrifft Männer und Frauen.
Alter: vorwiegend kongenital, selten akquiriert. Rezidive bei jungen Erwachsenen.
Verlauf: akut und rezidivierend.
Laboruntersuchungen: Sabin Feldmann-Test, indirekte Immunfluoreszenz und Agglutinations-Test, ELISA-Test in Speziallabors.
Komplikationen: sekundäre vordere Uveitis, Synechien, Sekundärglaukom, Cataracta complicata und seröse (akut!) oder Traktions-Ablatio (späte Komplikation).
Therapie: Läsionen, welche die Makula und den Sehnerven bedrohen oder große Entzündungsherde mit massiver Glaskörperbeteiligung müssen behandelt werden. Eine Dreifachtherapie (mit Daraprim, Sulfonamiden und oralen Corticosteroiden) wird empfohlen. Periokulare Steroide sollten vermieden werden.
Prognose: die Prognose einer aktiven Retinitis abseits der Makula und des Sehnerven ist gut. Makuläre Herde führen zu Zentralskotomen. Glaskörpertrübungen brauchen Monate zur Aufhellung.

Kapitel 27. Okuläre Toxocariose

Die okuläre Toxocariose tritt üblicherweise im Kindesalter auf. Sie stellt ein besonders schwerwiegendes Problem dar, da das Sehvermögen bleibend geschädigt werden und damit der Patient sein Leben lang behindert bleiben kann. Nicht nur wegen der Gefährdung des Visus ist es wichtig, die Diagnose zu stellen, sondern auch weil die Erkrankung bei jungen Kindern mit einem Retinoblastom verwechselt werden kann. Die okuläre Toxocariose ist erstmals 1950 beschrieben worden, gegenwärtig werden drei Formen unterschieden:

1. Endophthalmitis,
2. ein retinochorioidales Granulom im Bereich der Makula und
3. periphere retinochorioidale Granulome.

Die Krankheit wird durch einen Fadenwurm (Toxocara canis) hervorgerufen, der bei bis zu 50% ansonst gesunder Hunde als Parasit auftritt. Etwa 10% der Bevölkerung sind mit dieser Askaride in Kontakt gekommen, wie aus einem positiven serologischen Befund geschlossen werden kann.

Klinik

Die okuläre Toxocariose tritt praktisch immer einseitig auf, obwohl seltene bilaterale Fälle beobachtet worden sind. Die Erkrankung beginnt meist zwischen dem 2. und 30. Lebensjahr, ist aber nach dem 12. Lebensjahr selten. Das durchschnittliche Alter bei Erstmanifestation ist 7,5 Jahre. Knaben sind häufiger betroffen als Mädchen, wahrscheinlich weil sie aufgrund sportlicher Betätigung häufiger mit infiziertem Boden in Kontakt kommen. Eine genaue Befragung der Eltern ist sehr wichtig, da die Kinder sich häufig durch das Essen von Erde infizieren. Die vorderen Abschnitte des Auges können reizfrei sein, gelegentlich tritt jedoch auch eine minimale gemischte Injektion und Photophobie auf. Auch kann es aufgrund des reduzierten Sehvermögens des betroffenen Auges zu einem Strabismus kommen. Manche Kinder werden erst nach einer Schuluntersuchung zugewiesen, gelegentlich führt auch eine Leukokorie die Eltern zum Augenarzt. Dieser auffällige klinische Befunde können durch folgende Entzündungsformen bedingt sein:

1. Eine Endophthalmitis. Sie tritt am häufigsten bei Kindern im Alter von 2 bis 9 Jahren auf, die auffälligsten Zeichen sind ein sehr stark getrübter Glaskörper, eine geringe Entzündung des vorderen Augenabschnittes und oft eine Cata-

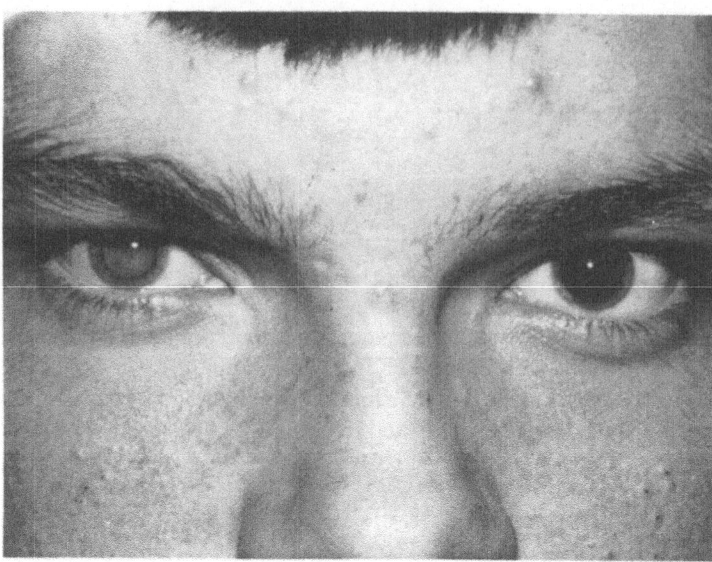

Abb. 27.1. Leukokorie bei okulärer Toxocariose als erstes klinisches Zeichen einer Toxocara-Endophthalmitis

racta complicata. Gelegentlich beobachtet man eine geringe Photophobie, oft ist das Auge jedoch völlig reizfrei. Durch die chronische Endophthalmitis kann es zum Auftreten einer sekundären Netzhautabhebung oder cyclitischer Membran kommen. Dann ist das Sehvermögen meist auf Lichtempfindung und Handbewegungen reduziert oder es fehlt eine Lichtempfindung zur Gänze.

2. Ein chorioretinales Granulom im Bereich der Makula. Bei dieser Form sind die Patienten meist 6 bis 14 Jahre alt, ihr Sehvermögen ist reduziert, das weiße, solitäre Granulom am hinteren Pol kann eine deutliche Leukokorie hervorrufen. Es finden sich keine Entzündungszeichen in der Vorderkammer, aber gelegentlich einige Entzündungszellen im Glaskörper über dem Granulom selbst, die man am besten mit dem Funduskontaktglas sieht. Gelegentlich beobachtet man eine umschriebene seröse Netzhautabhebung und eine Verziehung der Gefäße am Sehnervenkopf. In schweren Fällen tritt auch eine subretinale Blutung auf. Die übrigen Abschnitte des Auges sind nicht pathologisch verändert.

Das Sehvermögen ist oft auf Fingerzählen oder in den Bereich von 6/60 oder weniger reduziert, in Abhängigkeit von der Größe der makulären Läsion. Das periphere Gesichtsfeld ist intakt.

3. Periphere chorioretinale Granulome. Diese Verlaufsform wird im höheren Alter (6 bis 40 Jahren) beobachtet. Dies dürfte dadurch bedingt sein, daß das Sehvermögen oft nicht wesentlich betroffen ist und keine anderen Augenbeschwerden auftreten, sodaß gelegentlich die Veränderung erst spät im Leben des Patienten entdeckt wird. Glaskörperzug kann auch bei dieser Form zu einer Verziehung der Makula führen. Die Granulome liegen peripher und treten gelegentlich auch multipel auf, meistens findet man aber nur eine Läsion im Äquatorbereich oder etwas davor. Das Auge ist reizfrei, die Vorderkammer klar und es treten nur einige Entzündungszellen im Glaskörper über dem Granulom auf.

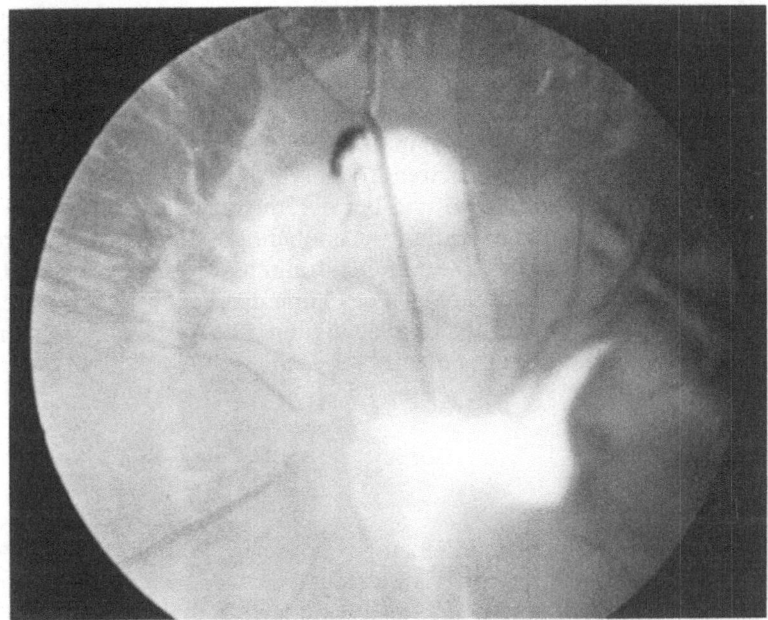

Abb. 27.2. Chorioretinales Granulom im Bereich des hinteren Pols mit ausgeprägter Verziehung der Gefäße der Papille

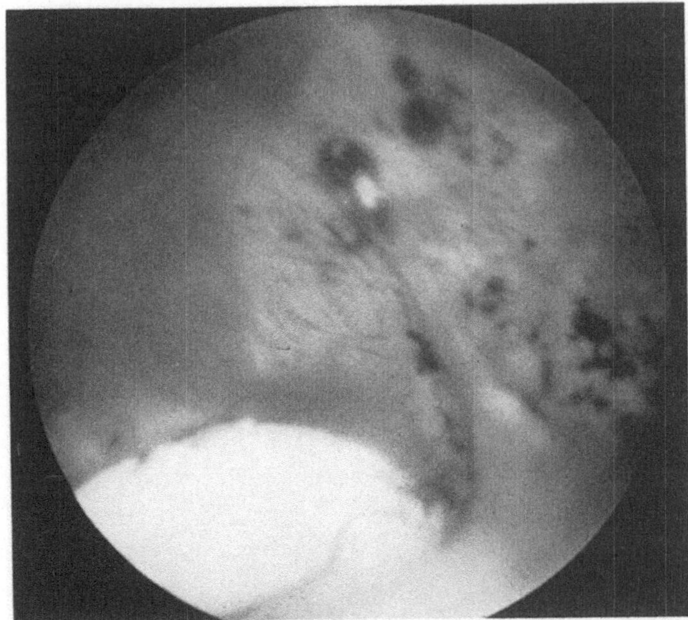

Abb. 27.3. Peripheres Toxocara-Granulom mit Glaskörpersträngen als gutartigste Verlaufsform. (Mit freundlicher Genehmigung von R. W. Welch, M.D.)

Häufig kommt es jedoch zur Ausbildung von Glaskörpersträngen, die sich von dem Granulom in der Peripherie bis auf den hinteren Pol erstrecken. Sie können die Gefäße vom Sehnervenkopf in Richtung der Läsion ziehen, die Makula verziehen und einen Pseudostrabismus mit Heterotopie der Makula hervorrufen. Einen ähnlichen Befund kann man auch bei der retrolentalen Fibroplasie erheben. Da die Läsionen der okulären Toxocariose nicht immer in der temporalen Peripherie zu liegen kommen, wie bei der retrolentalen Fibroplasie, wird die Makula oft im vertikalen Meridian verschoben. Bei der intermediären Uveitis ist sie meist in die Gegend des unteren Quadranten verzogen, wo sich das Exsudat angesammelt hat. Das Sehvermögen des Patienten liegt meist im Bereich von 6/9 bis 6/36, abhängig von der Makulabeteiligung. Oft werden die Läsionen nur bei einer Routineuntersuchung entdeckt.

Pathologie

Histopathologisch findet man einen eosinophilen, granulomatösen Abszeß, der jede Toxocara-Larve umgibt. Es entsteht eine zonal gegliederte Entzündung, bestehend aus eosinophilen und neutrophilen Granulozyten, Epitheloidzellen und gelegentlichen Riesenzellen. Es ist unbekannt, warum die einzelnen klinischen Formen bei bestimmten Patienten auftreten. Da die eosinophilen Granulozyten um die Larve konzentriert sind, könnte dies eine toxische oder allergische Reaktion auf den Parasiten darstellen.

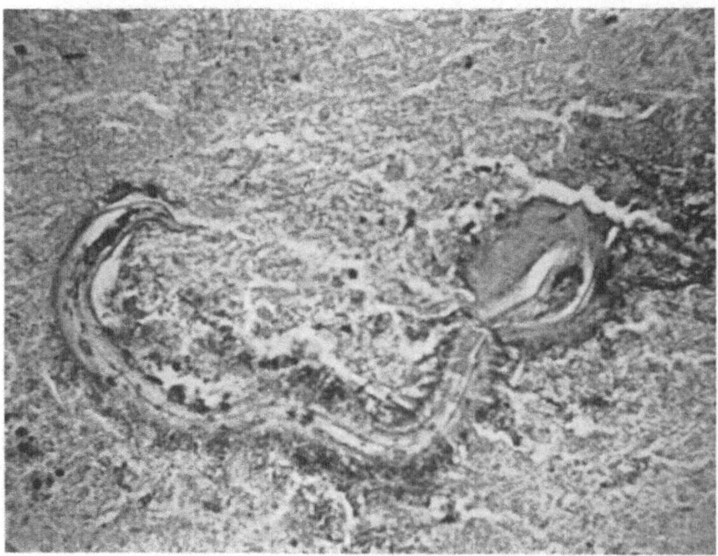

Abb. 27.4. Eosinophiler Glaskörperabszeß um Toxocara-Larve (H & E, × 40). (Mit freundlicher Genehmigung von D. S. Minckler, M.D.)

Ätiologie

Toxocara ist wahrscheinlich der häufigste Parasit sowohl beim Hund (T. canis) als auch bei der Katze (T. cati). Die Eier des Parasiten werden vom Tier geschluckt, reifen bis in das Larvenstadium und gelangen vom Intestinaltrakt über den Blutstrom in die Lungen. Von dort aus bewegen sie sich die Trachea aufwärts, werden noch einmal verschluckt und produzieren Eier, die über den Stuhl ausgeschieden werden. Diese sind sehr widerstandsfähig und können für Monate und Jahre im Erdreich überleben. Der Mensch als Nebenwirt nimmt den Organismus mit verunreinigtem Erdreich, ungekochtem Gemüse usw. auf. Im Epithel des Magen-Darmtraktes wandeln sich die Eier in das Larvenstadium um, durchdringen die Wände der Blut- und Lymphgefäße, breiten sich in die Leber und Lungen und von dort in alle Körperregionen, einschließlich des Auges, aus. Die Larven reifen jedoch im Menschen nicht aus, sodaß im Stuhl keine Eier ausgeschieden werden. Interessanterweise tritt bei Patienten mit der Augenerkrankung nur selten eine systemische Erkrankung mit der Larva migrans auf. Nur 2% aller Patienten haben Zeichen einer akuten Infektion. Obwohl beide klinischen Syndrome ohne jeden Zweifel durch denselben Parasiten hervorgerufen werden, tritt bei Systemerkrankung, gekennzeichnet durch Fieber, Hepatosplenomegalie und eine ausgeprägte Eosinophilie, selten ein Befall des Auges auf. Einige Untersucher glauben, daß eine absterbende Larve die Entzündungsreaktion hervorruft. Deshalb bestehen gewisse Bedenken, diese Erkrankung mit Anthelminthika zu behandeln.

Differentialdiagnose

Sie variiert entsprechend der Art der Augenbeteiligung. Hauptsächlich muß man bei der Differentialdiagnose, wenn die Toxocariose als Endophthalmitis bei jungen Kindern auftritt, an das Retinoblastom denken. Gelegentlich ist der Einblick derart schlecht, daß es unmöglich ist, diese zwei Krankheiten klinisch zu unterscheiden. Anamnese, Labortests und Echographie können wertvolle Hilfestellung bieten. Kann jedoch ein Retinoblastom nicht ausgeschlossen werden, sollte das betroffene Auge enukleiert werden.

Bei jener Verlaufsform, die durch Granulome am hinteren Pol gekennzeichnet ist, sollte eine toxoplasmotische Retinochorioiditis in die Differentialdiagnose einbezogen werden, obwohl letztere oft beidseitig auftritt und der klinische Befund des Toxocara-Granuloms meist sehr charakteristisch ist. Die peripheren Granulome können überall im Fundus auftreten. Sie müssen von angeborenen Falten der Netzhaut, der retrolentalen Fibroplasie, dem Morbus Coats und gelegentlich von einem Retinoblastom differenziert werden. Auch sollte an eine intermediäre Uveitis gedacht werden. Letztere tritt jedoch meist beidseitig auf, wobei das Exsudat über den unteren Abschnitten der Pars plana zu finden ist, während bei der peripheren Toxocariasis weniger Glaskörperzellen zu sehen sind und die solitäre Läsion nicht auf den unteren Abschnitt der Pars plana beschränkt bleibt. Die retrolentale Fibroplasie findet sich immer in der temporalen Peripherie, in der

Anamnese wird zusätzlich eine Frühgeburt und Sauerstoffbeatmung zu erheben sein. Die Toxoplasmose tritt als Satellitenläsion um alte Narben auf. Um ein Retinoblastom auszuschließen, sollte die Ultraschalluntersuchung sowie ein Orbitaröntgen (zum Nachweis von Verkalkungen) durchgeführt werden, ebenso wie eine sorgfältige klinische Untersuchung und Erhebung der Familienanamnese.

Laboruntersuchungen

Wie bei vielen Formen der Augenentzündung hängt die Diagnose im wesentlichen vom klinischen Bild ab. Es ist jedoch in letzter Zeit ein Enzyme-linked Immunosorbent Assay (ELISA) für Toxocara entwickelt worden, der für die Diagnose dieser Erkrankung von sehr großer Bedeutung ist. Bei einer Serumverdünnung von 1:8 kann er in etwa 90% der Fälle die Erkrankung diagnostizieren. Wird die Untersuchung mit Kammerwasser durchgeführt, ist sie noch sensitiver. Trotz des eosinophilen Granuloms um die Larve wird eine Eosinophilie, obwohl diese bei systemischer Erkrankung sehr deutlich ausgeprägt ist, bei der okulären Toxocariose meist nicht beobachtet. Auch gibt es keine verlässlichen Hauttests, da es beträchtliche Kreuzreaktionen mit anderen Askariden gibt und viele „gesunde" Personen einen positiven Hauttest zeigen.

Im Glaskörperaspirat können eosinophile Granulozyten nachgewiesen werden, was zur Differentialdiagnose gegenüber dem Retinoblastom sehr hilfreich ist. Da jedoch immer die Gefahr einer iatrogenen Ausbreitung von Tumorzellen besteht, ist diese Vorgangsweise nur bei Kindern über 3 Jahren (bei denen ein Retinoblastom selten auftritt) und bei einseitigen Fällen mit negativer Anamnese gelegentlich indiziert. Die Entscheidung muß auf Grund klinischer Befunde getroffen werden; nach unserer Erfahrung ist es jedoch nur selten notwendig, eine Glaskörperpunktion durchzuführen. Andererseits sollten die Eltern darauf vorbereitet sein, daß eine Enukleation durchgeführt werden muß, wenn ein Tumor gefunden wird.

Therapie

Granulome des hinteren Pols oder der Peripherie zeigen meist nur geringe Entzündungszeichen und benötigen deshalb keine spezifische Therapie, außer bei Auftreten von Sekundärkomplikationen zum Beispiel einer Netzhautabhebung. Kommt es jedoch zu einer signifikanten Entzündung, so sind systemische Corticosteroide oder periokulare Injektionen hilfreich, obwohl nicht kurativ wirksam. Findet sich eine Endophthalmitis, und ist ein Retinoblastom ausgeschlossen worden, kann ein Versuch mit kurz wirkenden Corticosteroiden (zum Beispiel Prednison) für 7 bis 10 Tage unternommen werden. Kommt es nicht zu einer deutlichen Besserung, sollte das Medikament wieder abgesetzt werden. Nimmt jedoch die Entzündung im Glaskörper ab und kommt es zu einer Verbesserung des Sehvermögens, sollte die Therapie für einige Wochen weitergeführt und die entzündungshemmende Wirkung genau beobachtet werden. Ist das Kind kooperativ, so können anstelle der systemischen Corticosteroide auch lokale Depot-Steroide verwendet werden. Kommt es zu einer Besserung, so ist sie im allgemeinen nach 1 bis 2 Injektionen, im Abstand von wenigen Wochen gegeben, zu beobachten.

Spezifische Anthelminthika, wie zum Beispiel Thiabendazol (Minzolum) oder Mebendazol (Pantelmin) haben bei der Behandlung dieser Augenerkrankung nur eine untergeordnete Rolle. Es gibt keine übereinstimmende Meinung über ihre Nützlichkeit und einige Augenärzte glauben, daß ein abgestorbener Parasit mehr Schaden anrichten kann, als ein lebender. Wenn sie eingesetzt werden, so sollten sie zusammen mit systemischen Corticosteroiden verabreicht werden. Die Dosis für Thiabendazol wird mit 20–50 mg pro kg Körpergewicht und die maximale tägliche Dosis mit 3000 mg angegeben. Bei dieser Form der Behandlung sollte ein Kinderarzt zugezogen werden.

Nur selten ist es notwendig, das Auge zu enukleieren, sicherlich nie, wenn die Erkrankung als Granulom des hinteren Pols oder der Peripherie auftritt. Kann jedoch ein Retinoblastom nicht mit Sicherheit ausgeschlossen werden und ist keine Verbesserung des Visus zu erwarten, so ist diese Maßnahme indiziert.

Die Prävention dürfte die wichtigste therapeutische Maßnahme darstellen: nämlich die Ausrottung der Toxocariose bei den Haustieren. Das Entwurmen von Hunden und Katzen kann von jedem Tierarzt durchgeführt werden.

Spezielle Hinweise

1. In den letzten Jahren hat sich die Interpretation des Toxocara-ELISA geändert. Ebenso wie beim serologischen Nachweis der Toxoplasmose ist ein positiver Titer auch im unverdünnten Serum wichtig. Einige Labors bezeichnen ihre Ergebnisse nur als „negativ" oder „positiv", ohne eine Serumverdünnung anzugeben. In diesem Fall sollte der Augenarzt verlangen, daß die Untersuchung auch mit unverdünntem Serum durchgeführt wird, wenn das Ergebnis in verdünntem Serum negativ war.

2. Eine Laboruntersuchung auf Parasiteneier oder Parasiten erbringt selbst bei Verdacht auf okuläre Toxocariose keine Ergebnisse, da der Mensch nur ein Nebenwirt für den Parasiten darstellt, in dem er nicht zur Reife kommt.

Zusammenfassung: Okuläre Toxocariose

Type der Uveitis: Endophthalmitis, chorioretinale Granulome am hinteren Pol oder in der Peripherie.
Einseitig.
Geschlecht: häufiger das männliche als das weibliche Geschlecht.
Alter: 2 bis 40 Jahre; mittleres Lebensalter beim Auftreten: 7,5 Jahre.
Verlauf: chronisch und subakut.
Laboruntersuchungen: ELISA für Toxocara.
Komplikationen: Netzhautabhebung, Cataract, cyclitische Membranen bei der endophthalmitischen Verlaufsform. Narben im Makulabereich, Heterotopie der Makula, Pseudostrabismus bei der peripheren Verlaufsform.

Therapie: kurz wirksame systemische oder periokulare Corticosteroide für die aktive Endophthalmitis. Nützlichkeit von Thiabendazol nicht geklärt. Enukleation, wenn ein Retinoblastom nicht ausgeschlossen werden kann. Keine Behandlung für Granulome in der Makula oder Peripherie, wenn die Entzündung nur minimal ist.

Prognose: schlechtes Sehvermögen bei Endophthalmitis und Granulom der Makula, gute Prognose hinsichtlich des Sehvermögens für die Verlaufsform mit peripherem Granulom.

Kapitel 28. Das Syndrom der okulären Histoplasmose

Das Syndrom der okulären Histoplasmose, eine Erkrankung junger Erwachsener, wurde erstmals in den frühen 60er-Jahren beschrieben und wird nun in jenen Gebieten, wo *Histoplasma capsulatum* endemisch ist, häufig als *Verdachtsdiagnose* beobachtet. Man nimmt an, daß Narben im Fundus, nach einer systemischen Infektion mit diesem Pilz, den Patienten für eine aktive Erkrankung der Makula empfänglich machen. Sie ist durch Flüssigkeitsaustritt und Blutungen um die alten Narben charakterisiert. Es gibt in den Vereinigten Staaten ungefähr 3 Millionen Patienten mit einem positiven Histoplasmin-Hauttest. Ungefähr 40% von ihnen zeigen periphere oder peripapilläre Narben und ungefähr 1 Million weisen kleine Narben am hinteren Pol auf, die den Patienten für die aktive Erkrankung prädisponieren. Wenn nur 20% von diesen Fällen aktiv werden, so läßt sich die Zahl der jedes Jahr an makulärer Histoplasmose erkrankten Fälle in den USA mit ungefähr 100 000 annehmen. Es ist dieses Syndrom also eine wesentliche Ursache für den Verlust des zentralen Sehvermögens bei jungen Erwachsenen.

Klinik

Klinisch findet man bei diesem Syndrom eine seröse oder hämorrhagische Abhebung der Makula, peripapilläre und periphere Narben und einen klaren Glaskörper. Schmerzen und Photophobie fehlen. Der Patient bemerkt am Beginn eine Metamorphopsie, die in ein Zentralskotom mit reduziertem Visus übergehen kann. Oft jedoch sucht der Patient erst einen Augenarzt auf, wenn das zentrale Sehvermögen des zuerst betroffenen Auges stark reduziert ist. Gelegentlich wird diese Visusreduktion nur zufällig entdeckt, wenn das Partnerauge aus anderen Gründen verbunden werden muß. Zusätzlich zu den Veränderungen der Makula findet man 1 bis 30 peripapilläre und periphere, ausgestanzte, atrophische chorioidale Narben in einem oder beiden Augen. Peripapilläre Narbenbildung, ebenso wie lineare Veränderungen in der Peripherie (erst vor kurzem beschrieben), sind auch Teil dieses Syndroms. Außerordentlich wichtig ist, daß Glaskörper und Vorderkammer keinerlei Entzündungszeichen zeigen.

Ein Krankheitsschub kann auch um peripapilläre Narben beginnen, wobei sich subretinal Flüssigkeit unter die Makula ausbreiten kann. Auch dies führt zu Metamorphopsie und einem reduzierten zentralen Sehvermögen. Auch in der Peripherie können disciforme Veränderungen entstehen, die jedoch meist asymptomatisch bleiben, da sie die Makula nicht betreffen.

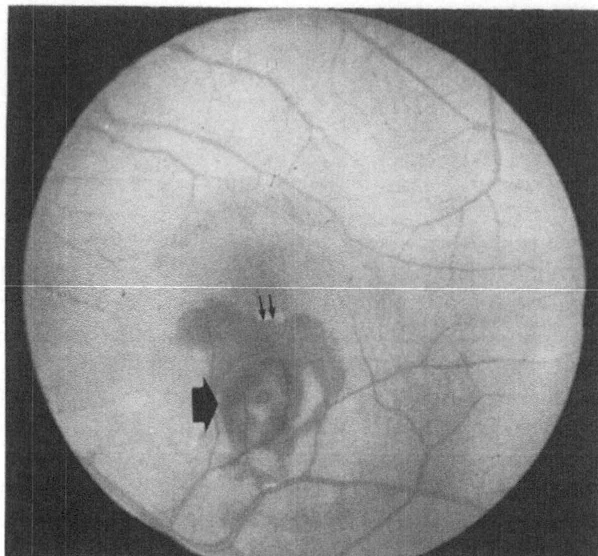

Abb. 28.1. Hämorrhagische, scheibenförmige Veränderung beim Syndrom der okulären Histoplasmose. Die zentrale Zone (Pfeil) ist das Gebiet der subretinalen Neovaskularisation, aus der es zu einer hämorrhagischen und serösen Abhebung der Makula gekommen ist (Doppelpfeil)

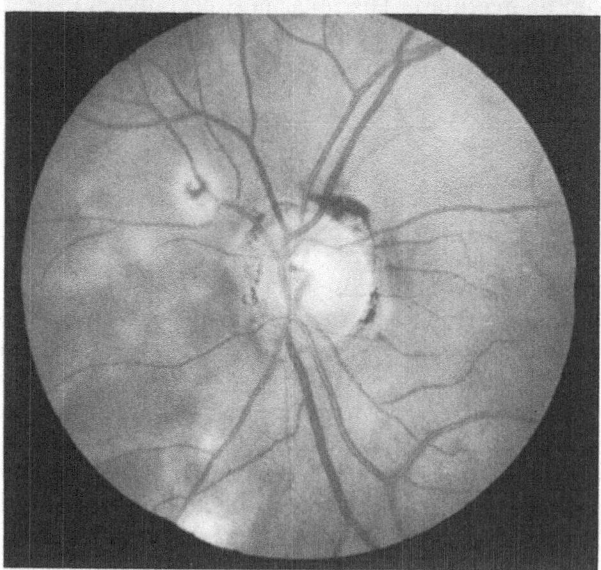

Abb. 28.2. Inaktive periphere und peripapilläre Narben bei okulärer Histoplasmose. Sie können in verschiedenster Form und Anordnung auftreten

Der klinische Verlauf der Makulabeteiligung kann variieren. Manche Fälle zeigen eine spontane Remission mit Wiederherstellung des Sehvermögens, bei anderen wiederum ist der Verlust irreversibel. Im allgemeinen habe jene Fälle, bei denen die Fovea nicht direkt betroffen ist (mit subretinaler Neovaskularisation und Blutung) eine bessere Prognose als Patienten, bei denen die Fovea einbezogen ist. Die Fluoreszeinangiographie hilft, diese Fälle auseinander zu halten. Nach Auftreten einer primären haemorrhagischen, scheibenförmigen Läsion kann es rezidivierende Episoden eines Flüssigkeitsaustrittes geben und die Krankheit kann für einige Monate oder Jahre aktiv bleiben. Andererseits können die Veränderungen auch spontan in die Remission übergehen, wobei die gesamte subretinale Flüssigkeit aufgesaugt wird und kein Hinweis auf eine subretinale Neovaskularisation zurückbleibt. Auch gibt es Fälle, die immer asymptomatisch bleiben.

Die *Verdachtsdiagnose* der okulären Histoplasmose darf nur gestellt werden, wenn das Auge reizfrei ist, kein Schmerz oder Photophobie besteht und keinerlei Entzündungszeichen im Kammerwasser oder Glaskörper zu finden sind. (In den seltenen Fällen einer Endophthalmitis durch H. capsulatum ist die gesamte Uvea betroffen, aber diese Verlaufsform ähnelt in keiner Weise dem in diesem Kapitel beschriebenen Syndrom).

Pathologie

Vom Syndrom der okulären Histoplasmose liegen bereits pathologische Befunde vor. Sie reichen von einfachen Defekten im Pigmentepithel der Netzhaut mit geringer Narbenbildung in der oberflächlichen Chorioidea bis zu multiplen Herden chronischer mononukleärer Zellinfiltrationen in den peripheren chorioidalen Narben, die sonst asymptomatisch erscheinen. Untersuchungen der aktiven Läsionen der Makula haben ebenfalls Rundzellinfiltrationen und Blutungen im subretinalen Raum und in den intraretinalen Spalten erbracht. Auch kommt es bei scheibenförmigen Veränderungen in der Makula zu subretinaler Neovaskularisation. Nur selten ist ein Pilz – einem H. capsulatum ähnelnd –, beobachtet worden, auch konnte er niemals aus einem Auge mit den typischen Veränderungen kultiviert werden. Obwohl die Pathogenese dieses Syndroms unbewiesen bleibt, wird allgemein angenommen, daß der Patient in der Kindheit in endemischen Gebieten, wie etwa dem Mississippi-Ohio-Missouri-Tal, mit dem Erreger in Kontakt kommt. Im Rahmen einer systemischen Fungämie entsteht eine milde Erkrankung des oberen Respirationstraktes, der Patient sucht meist keinen Arzt auf. Sie heilt spontan ab, wobei der Histoplasmin-Hauttest positiv wird und die spezifischen komplementbindenden Antikörper-Titer erst ansteigen und dann langsam abfallen. Zum Zeitpunkt der ursprünglichen Fungämie entwickelt der Patient multiple Entzündungsherde, die spontan abheilen, jedoch in den befallenen Organen (Granulome in der Lunge, Leber und Milz genauso wie in der Chorioidea) Narben zurücklassen. Die Veränderungen in der Lunge und Milz können mit der Zeit verkalken und das im Röntgenbild so typische Aussehen annehmen. Innerhalb weniger Wochen verschwindet der Organismus aus allen befallenen Organen – Lunge, Leber, Milz und Auge. Letzterer Befund ist durch Laboruntersuchungen bestätigt worden. 10 bis 20 Jahre nach der ursprünglichen Infektion entsteht aus Gründen, die gegenwärtig nicht erklärt werden können, eine subretinale Neovaskularisation in der Makula oder den peripapillären Narben. Diese Veränderung führt zur Ansammlung von Flüssigkeit, zu Blutungen und zu den Symptomen, die wiederum von der Lokalisation der Narben abhängen. Das Wiederaufflackern kann in Form der subretinalen Neovaskularisation erfolgen, bei anderen Fällen kommt es auch zu einer Entzündung. Eine antimykotische Therapie ist jedoch nicht indiziert, da es unwahrscheinlich ist, daß der Mikroorganismus noch vorhanden ist.

Differentialdiagnose

Die Diagnose eines „klassischen" Falles stellt im allgemeinen keinerlei Schwierigkeit dar; gelegentlich ist die subretinale Blutung so ausgedehnt und erscheint wegen des intakten Pigmentepithels so dunkel, daß die scheibenförmige Läsion mit einem malignen Melanom verwechselt werden könnte. Eine Fluoreszeinangiographie und eine sorgfältige Untersuchung der Fundi beider Augen, um typische Narben zu entdecken, sollte bei der Erarbeitung der Differentialdiagnose nützlich sein. Bei der Retinochorioiditis toxoplasmotica findet man im Glaskörper Entzündungszellen, auch ist die weiß-graue Retinitis von der tieferen, subretinalen Veränderung der Histoplasmose abzugrenzen. Entzündungszeichen im Glaskörper oder der Vorderkammer schließen eine Histoplasmose praktisch aus. Eine subretinale Neovaskularisation mit Entwicklung einer scheibenförmigen Veränderung im Bereich der Makula wird auch bei Rupturen der Chorioidea, hoher Myopie, „Angioid Streaks", die Veränderungen Bruchschen Membran hervorrufen, beobachtet. Andere klinische Zeichen helfen jedoch diese Fälle von der Histoplasmose abzugrenzen.

Laboruntersuchungen

Serologische Untersuchungen (zum Beispiel der Komplementfixationstest) helfen in der Regel bei der Diagnose nicht; der Test kann negativ ausfallen, weil die ursprüngliche Infektion viele Jahre oder sogar Jahrzehnte vor dem Beginn der aktiven Makulaerkrankung stattgefunden hat. Der Histoplasmin-Hauttest bestätigt nur die klinische Diagnose. Wie mit allen Hauttesten zum Nachweis einer Überempfindlichkeit vom verzögerten Typ (Typ IV), zeigt ein positiver Test ausschließlich an, daß der Patient mit diesem Mikroorganismus in Kontakt gekommen ist. Obwohl diese Untersuchung bei atypischen Fällen zur Diagnosestellung hilfreich sein kann, so besteht doch Sorge, daß nach einem Histoplasmin-Hauttest um alte Narben ein Aufflackern der Erkrankung auftreten könnte. Die Berichte darüber sind jedoch widersprüchlich. Wahrscheinlich stellt dieser Test keine echte Gefährdung dar, jedoch ist auch sonst nur selten ein Grund vorhanden ihn durchzuführen. Bei einem typischen Fall sind keinerlei Laboruntersuchungen notwendig. Sehr wichtig ist jedoch, besonders bei atypischen Fällen, eine Fluoreszeinangiographie. Bei asymptomatischen Patienten muß der Augenarzt subklinische Narben entdecken, die eine Kontrolluntersuchung erforderlich machen. Auch inaktive Narben in der Makula und die Ausdehnung der subretinalen Gefäßneubildung können mit dieser Technik untersucht werden.

Therapie

Ist die okuläre Histoplasmose – sie wird oft im Rahmen einer Routineuntersuchung entdeckt – völlig inaktiv und asymptomatisch, so ist keine Therapie indiziert. Eine asymptomatische Narbe neben der Makula sollte beobachtet aber nicht behandelt werden, da der Patient für immer beschwerdefrei bleiben kann. Eine prophylaktische Photokoagulation dieser Narben wird nicht empfohlen, sie ist eher kontraindiziert.

Die Behandlung von Läsionen der Makula ist noch immer umstritten. An einigen Kliniken wird die Photokoagulation durchgeführt, jedoch werden keine Steroide verwendet. Andere Spezialisten verwenden sowohl die Photokoagulation als auch Corticosteroide bei subretinaler Neovaskularisation in einem behandelbaren Gebiet, das außerhalb der kapillarfreien Zone der Fovea liegt. Die Wirkung dieser Behandlung ist im Einzelfall nicht vorhersehbar. Wir verwenden derzeit folgendes Therapieschema:

1. Hat ein Patient eine aktive Erkrankung der Makula mit einer frühen disciformen Veränderung und Ansammlung von Flüssigkeit jedoch ohne Blutung, führen wir eine Fluoresceinangiographie durch und beginnen mit 100 mg Prednison pro Tag oder einer sub-Tenonschen Injektion von Depot-Corticosteroiden. Das Auge wird nach ein paar Tagen noch einmal untersucht und das Fluoreszeinangiogramm nach einer Woche wiederholt. Hat die Flüssigkeitsansammlung zugenommen oder ist eine Blutung entstanden und findet sich das subretinale Netz der Gefäße außerhalb der kapillarfreien Zone, so führen wir eine Argonlaserkoagulation durch.

2. Findet sich eine Blutung und eine subretinale Neovaskularisation innerhalb der gefäßfreien Zone, so glauben wir, daß dieser Zustand durch Photokoagulation nicht behandelt werden kann und beginnen eine systemische oder retrobulbäre Cortisontherapie. Die Prognose bei diesen Patienten ist schlecht.

Verwendung von Corticosteroiden

Bei systemischer Corticosteroidgabe müssen die möglichen Komplikationen in Betracht gezogen werden (Kapitel 10). Wir beginnen üblicherweise mit 100 mg Prednison jeden Morgen für die Dauer von 7 Tagen, bei gleichzeitiger Gabe eines Antazidums. Nach einer Woche verabreichen wir dieselbe Dosis nur jeden 2. Tag und reduzieren sie dann über den Zeitraum von einigen Wochen und Monaten. Als Alternative wenden wir auch eine einzige retrobulbäre oder hintere sub-Tenonsche Injektion mit Depot-Corticosteroiden an.

Verwendung der Photokoagulation

Obwohl primär eine Xenonlaserphotokoagulation verwendet worden ist, scheint eine bessere Wirkung mit dem Argonlaser zu erzielen sein. Es ist notwendig, das subretinale neugebildete Gefäßnetz genau zu lokalisieren und sichtbar zu machen, wozu die Fluoreszeinangiographie verwendet wird. Zur genauen Lokalisation der Fovea ist während der Fluoreszeinangiographie ein Fixationsobjekt erforderlich. Ist es zusätzlich zu einer Blutung gekommen, die das gesamte subretinale Netz verdecken kann, ist die Behandlung wesentlich schwieriger und gefährlicher. Ist das Gefäßnetz darstellbar, dann setzen wir eine Reihe von Koagulaten als Barriere zwischen dem Netz und der Fovea und verwenden sie als weitere Markierung für die Photokoagulation. Es wird anschließend das gesamte subretinale Netz massiv koaguliert, da zahlreiche Berichte ein rasches Fortschreiten der Erkrankung nach inadäquater Behandlung gezeigt haben. Innerhalb weniger Tage sollte dann auch die Fluoreszeinangiographie wiederholt werden, um den Therapieerfolg kontrollieren zu können.

Behandlung des Partnerauges

Oft verliert der Patient das zentrale Sehvermögen an einem Auge, während das andere Auge keinerlei Symptome zeigt. Diese Patienten sind verständlicherweise über den weiteren Verlauf der Erkrankung sehr besorgt. Findet man bei genauer Untersuchung, unter Umständen auch mit einer Angiographie keinerlei Narben im Bereich der Makula am Partnerauge, so kann der Patient dahingehend beruhigt werden, daß nur eine sehr geringe Wahrscheinlichkeit besteht, daß sich eine aktive Makulaerkrankung entwickeln könnte. Findet man jedoch kleine atrophe Areale, so sollte der Patient aufgeklärt werden, daß in etwa 20% eine Makulaerkrankung auftreten kann. Durch frühe Erkennung von Metamorphopsien oder anderen Beschwerden und eine sofortige Corticosteroidtherapie oder frühe Argonphotokoagulation der Läsion hat das zweite Auge meist eine bessere Prognose als das erste. Wir empfehlen jedoch keine prophylaktische Photokoagulation der atrophen Narben im Partnerauge, weil angenommen wird, daß auch durch eine Photokoagulation eine subretinale Neovaskularisation stimuliert werden kann.

Spezielle Bemerkungen

1. Der graue Ring um eine scheibenförmige Läsion in der Makula als Folge eines okulären Histoplasmose-Syndroms ist ein unverwechselbares Kennzeichen einer subretinalen Neovaskularisation. Dieser sogenannte „Siegelring" zeigt das Ausmaß des Netzes an.

2. Die Photokoagulation ist bei Vorliegen einer Blutung risikoreicher als sonst, da die Energie auch die Nervenfaserschicht treffen und Skotome durch Unterbrechung der Nervenfasern bewirken kann. Eine subretinale Neovaskularisation ist nicht unbedingt eine Indikation für eine Behandlung, da wir derartige Veränderungen über Jahre im Bereich des papillomakulären Bündels beobachtet haben, ohne daß signifikante Probleme aufgetreten wären. Eine genaue Kontrolle ist jedoch unerlässlich. Eine Photokoagulation von inaktiven und asymptomatischen Narben im Partnerauge ist nicht indiziert, weil durch sie eine subretinale Gefäßneubildung stimuliert werden kann.

3. Wir möchten nochmals betonen, daß Entzündungszeichen im Glaskörper oder in der Vorderkammer dieses Syndrom praktisch ausschließen, außer man kann sie durch eine zweite Erkrankung erklären.

Zusammenfassung: Syndrom der okulären Histoplasmose

Typ der Uveitis: Chorioiditis, scheibenförmige Makulopathie.
Beidseitig oder *einseitig.*
Geschlecht: Männer und Frauen.
Alter: junge Erwachsene.
Verlauf: subakut, chronisch.
Laboruntersuchungen: Histoplasmin-Hauttest (oft unnötig), Fluoreszeinangiographie.
Komplikationen: subretinale Blutungen, Zentralskotom, Narben in der Makula.
Therapie: inaktive, asymptomatische Narben: keine. Aktive Makulaläsionen ohne Blutung: systemische oder periokulare Steroide. Aktive Makulaläsionen mit Blutungen: Steroide und Laserphotokoagulation, wenn die subretinale Neovaskularisation außerhalb der gefäßfreien Zone liegt.
Prognose: schlecht, wenn sich diese Gefäßneubildung in der gefäßfreien Zone der Fovea findet, gut wenn keine Blutung auftritt und die Aktivität außerhalb der gefäßfreien Zone liegt.

Kapitel 29. Zytomegalie-Virus-Retinitis

Das Zytomegalie-Virus, ein Mitglied der Herpes virus-Gruppe, ruft bei Neugeborenen, Kindern und immunsupprimierten Erwachsenen eine charakteristische Retinitis hervor. Sie ist in der Regel als exsudative Retinitis mit okklusiver Vaskulitis und Netzhautblutungen ausgebildet. Ein großer Prozentsatz der Bevölkerung ist mit dem Virus bereits in Kontakt gekommen, wie aus der hohen Zahl gesunder Probanden mit komplementfixierenden Antikörpern hervorgeht. Die Zahl der positiven Titer steigt mit dem Alter der Untersuchten. Dieses opportunistische Virus kann bei kompromittierten Erwachsenen oder bei Kindern, die bei der Geburt ein überwältigendes Inokulum übertragen erhalten haben, eine schwere Augenentzündung hervorrufen. Sie tritt zwar relativ selten auf; es ist aber sehr wichtig, sie zu erkennen, besonders bei immunsupprimierten Patienten.

Klinik

Angeborene Zytomegalie-Virus-Infektion

Neben den Augenbefunden zeigen die infizierten Kinder auch eine Systembeteiligung: Fieber, Thrombozytopenie, Pneumonie und Hepatosplenomegalie. Es treten kongenitale Cataracte auf, die sehr rasch zur völligen Linsentrübung führen, weiters entstehen multiple periphere oder zentrale retinochorioidale Narben und perivaskuläre Exsudate. Obwohl auch große, konfluierende Bezirke einer exsudativen Retinitis auftreten können, so sind sie doch seltener als bei der erworbenen Form der Erkrankung. Die kongenitalen Veränderungen können mit einer toxoplasmotischen Retinochorioiditis verwechselt werden.

Erworbene Zytomegalie-Virus-Infektion

Obwohl die akquirierte Form eine Verschlechterung des Sehvermögens bewirkt, ist das Auge in der Regel im vorderen Abschnitt reizfrei. Gelegentlich jedoch kommt es zu einer sekundären Iridocyclitis mit Schmerzen, Photophobie und Rötung. Auch bei dieser Form steht eine exsudative Retinitis mit okkludierender Vaskulitis und Netzhautblutungen im Vordergrund. Im Glaskörper finden sich Entzündungszellen, auch können sich Präzipitate an der hinteren Glaskörpergrenzschicht ablagern. Es finden sich große, konfluierende Areale von Netzhautnekrose, hervorgerufen durch eine lauffeuerartige Ausbreitung des Virus von

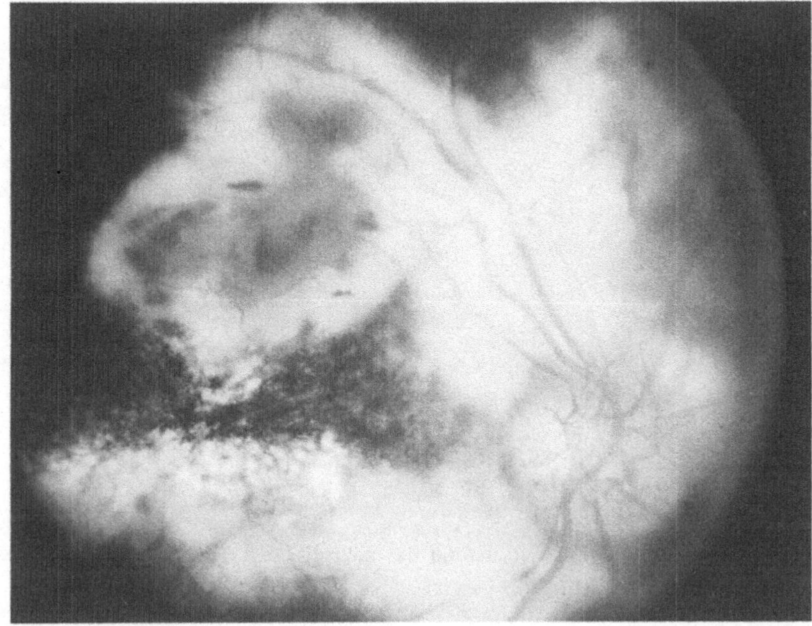

Abb. 29.1. Zytomegalie-Virus-Retinitis. Der Patient mit immunsuppressiver Therapie nach Nierentransplantation bemerkte eine Sehverschlechterung auf beiden Augen. Das klassische Erscheinungsbild umfaßt gelbliche, sub- und intraretinale Exsudate und Netzhautblutungen, die eine konfluierende Ausbreitungstendenz zeigen, sowie eine okklusive Vaskulitis

Zelle zu Zelle. Sobald die Netzhaut in das atrophe Stadium übergeht, nimmt sie ein graubraunes Aussehen an. Die progredienten Ränder der großen konfluierenden Zonen sind in jenen Bereichen weiß, in denen sich die Entzündung findet und hellrot im Bereich der Netzhautblutung. Die Netzhautgefäße zeigen Einscheidungen durch mononukleäre Leukozyten.

Die klinische Anamnese ist für die erworbene Form charakteristisch: es handelt sich um immungeschwächte Erwachsene, die an Leukämie oder Lymphomen erkrankt sind oder durch Medikamente nach einer Nierentransplantation immunsuppressiv behandelt werden. Das klinische Bild ist so charakteristisch, daß darauf die Diagnose basieren kann. Die Krankheit tritt oft beidseitig auf, ist jedoch gewöhnlich in einem Auge stärker ausgeprägt.

Pathologie

Das Zytomegalie-Virus hat eine Vorliebe für die Netzhaut. Infizierte Zellen zeigen große, eosinophile, intranukleäre und multiple, basophile, zytoplasmatische Einschlußkörperchen. Diese Zellen sind oft extrem vergrößert (daher „Zytomegalie-Virus"). Auch findet sich histologisch eine intensive Entzündungsreaktion mit polymorphkernigen, neutrophilen Granulozyten und mononukleären Zellen.

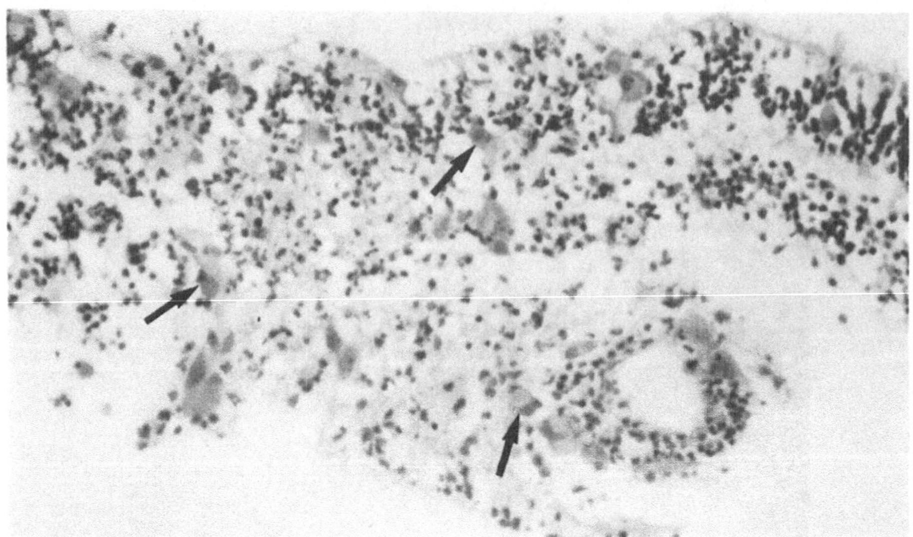

Abb. 29.2. Histopathologischer Befund der nekrotischen Netzhaut mit extrem vergrößerten Zellen (Pfeile) (H & E, × 63)

Erstere treten wahrscheinlich als Folge der Netzhautnekrose auf. Die Chorioidea und Sklera können sekundär durch die Entzündung betroffen sein, die Netzhautgefäße sind eingescheidet und, wenn sie verschlossen sind, können zusätzliche Gebiete der Ischämie und der Netzhautnekrose auftreten.

Ätiologie

Es ist sehr wahrscheinlich, daß die Vermehrung des Virus bei Patienten nach Nierentransplantation, bei lymphoproliferativen Erkrankungen oder bei einer Chemotherapie durch die Immunsuppression gefördert wird. Glücklicherweise zeigt die Systemerkrankung meist nicht einen so schweren Verlauf wie die Netzhautinfektion.

Differentialdiagnose

Sowohl die angeborene als auch erworbene Form der Erkrankung müssen von der Retinochorioiditis toxoplasmotica abgegrenzt werden. Eine aktive Toxoplasmose tritt meist als „Satellit" um eine alte Netzhautnarbe auf, ein Befund, der normalerweise bei der Zytomegalie-Virusinfektion nicht zu finden ist. Auch sind die Netzhautveränderungen der Viruserkrankung eher konfluent, mit einer haemorrhagischen Komponente an ihren progredienten Rändern und Verschluß der Netzhautgefäße. Patienten mit Toxoplasmoseinfektion sind meist gesunde Erwachsene, die in der Ordination behandelt werden, während Patienten mit Zytomegalie-Viruserkrankung meist hospitalisiert sind und immunsupprimiert werden.

Laboruntersuchungen

Das Virus wird von den erkrankten Patienten ausgeschieden und kann in Harn, Speichel, subretinaler Flüssigkeit und in Lymphozyten des Blutes isoliert oder als intrazelluläre Einschlußkörperchen nachgewiesen werden. Man findet es jedoch nicht im Kammerwasser. Steigen die Komplementfixationstiter über einige Wochen an, so ist das ein deutlicher Hinweis auf eine frische Infektion, während ein einziger positiver Komplementfixationstest nur eine geringe Aussagekraft besitzt, da viele gesunde Personen diese Antikörper aufweisen. Ab dem Alter von 5 Monaten, wenn das Kleinkind keine mütterlichen Antikörper mehr besitzt, hat ein positiver Komplementfixationstest größere Aussagekraft. In diesem Fall kann ein einziger positiver Komplementfixationstest, zusammen mit den Augen- und systemischen Befunden die Diagnose sichern.

Therapie

Zum gegenwärtigen Zeitpunkt gibt es keine gegen das Zytomegalie-Virus spezifisch wirkenden Medikamente. Da die zelluläre Immunabwehr des Patienten die Infektion unter Kontrolle bringen muß, kann eine Reduktion der immunsuppressiven Therapie durch die Erholung der natürlichen Abwehrkräfte eine Besserung der Befunde bewirken. Andererseits kann eine Reduktion der immunsuppressiven Medikamente ein ansonst funktionierendes Nierentransplantat gefährden. Deshalb erscheint die Diagnosestellung einer Zytomegalie-Virusretinitis bei Nierentransplantierten außerordentlich wichtig zu sein. Eine enge Zusammenarbeit zwischen Augenarzt, Onkologen, Internisten und Transplantationschirurgen ist erforderlich, um die für den Patienten optimale immunsuppressive Therapie auszuarbeiten.

Neue Virustatika, deren Brauchbarkeit derzeit noch klinisch studiert wird (etwa das Acycloguanosin, Zovirax) dürften in der Zukunft bei dieser Erkrankung eine größere Rolle spielen. Adenin-Arabinosid und andere Virustatika, die intravenös verwendet worden sind, haben zweifelhafte Ergebnisse erbracht. Immunstimulierende Faktoren, einschließlich des Transfer-Faktors, verbessern die zellmediierte Immunität und werden gegenwärtig untersucht.

Hat der Augenarzt eine Zytomegalie-Virusretinitis diagnostiziert, so sollte auch ein Virologe konsultiert werden.

Spezielle Beobachtungen

1. Es ist früher angenommen worden, daß ein Schädelröntgen beim Neugeborenen (um Verkalkungen in den periventrikulären Gebieten darzustellen), bei der Differentialdiagnose Zytomegalie-Virusinfektion – kongenitale Toxoplasmose hilfreich sein könnte. Da jedoch ähnliche Verkalkungen auch gelegentlich bei systemischer, kongenitaler Toxoplasmose beobachtet werden, ist diese Untersuchung nicht sehr hilfreich.

2. Obwohl einige Entzündungszellen im Glaskörper gefunden werden, tritt meist keine massive entzündliche Glaskörperreaktion auf, wie sie bei anderen opportunistischen Infektionen (etwa Candida) beobachtet wird. Die Erkrankung scheint auf eine langsam progrediente, geographisch verteilte Netzhautnekrose mit Netzhautblutungen an den progredienten Rändern beschränkt zu sein. Deshalb können die Patienten einen erstaunlich reizfreien vorderen Abschnitt bei stark vermindertem Sehvermögen aufweisen. Sind Makula und Sehnerv betroffen, ist diese Visusreduktion meist bleibend.

3. Die allgemeine Anamnese des Patienten kann helfen, opportunistische Netzhautinfektionen (durch Candida oder Zytomegalie-Virus) zu differenzieren. Im ersteren Fall haben die Patienten oft Katheter zur intravenösen Ernährung oder eine langdauernde systemische Antibiotikatherapie oder sind Drogensüchtige, die schlecht sterilisierte Nadeln verwendet haben. Die letztere Infektion tritt meist bei immunsupprimierten Patienten auf.

Zusammenfassung: Zytomegalie-Virus-Retinitis

Type der Uveitis: Retinitis, Retinochorioiditis.
Beidseitig.
Geschlecht: Männer und Frauen.
Alter: Neugeborene, Kinder, immunsupprimierte Erwachsene.
Verlauf: akut, subakut.
Laboruntersuchungen: Virusnachweis im Harn, Speichel, Leukozyten und in der subretinalen Flüssigkeit; steigende Komplementfixationstiter.
Komplikationen: sekundäre vordere Uveitis, hintere Synechien, Sekundärglaukom, Cataract und ausgedehnte Netzhautnekrose mit Narbenbildung.
Therapie: Reduktion der Corticosteroide und anderer immunsupprimierender Substanzen. Niedrige Dosierung von Corticosteroiden kann die Entzündung unterdrücken, ohne eine schädliche Immunsuppression hervorzurufen. Neuere antivirale Substanzen und Immunmodulatoren könnten in der Zukunft eingesetzt werden. Eine enge Zusammenarbeit mit den Internisten und Virologen ist erforderlich.
Prognose: Wird die Makula und der Sehnerv ausgespart, so ist ein brauchbares Sehvermögen möglich. Die Ausdehnung und die Lokalisation der Nekrosen bestimmen den endgültigen Visus.

Kapitel 30. Candida-Retinitis und Candida-Endophthalmitis

In den letzten Jahren spielt *Candida* als Erreger einer hinteren Uveitis eine zunehmend wichtigere Rolle. Diese Infektion stellt eine Komplikation einer immunsuppressiven Therapie anderer Systemerkrankungen dar, ähnlich wie der Befall durch Zytomegalie- und Herpes simplex-Virus. Obwohl dieser Pilz auch die Chorioidea befallen kann, manifestiert sich die Erkrankung vorwiegend als Retinitis, dann als Vitritis und schließlich, bei unbehandelten Fällen als Endophthalmitis. Eine rasche Diagnose in einem frühen Stadium ist sehr wichtig, da nur eine sofortige Therapie einen Erfolg bringen kann. Eine Candida-Retinitis muß also immer als akuter Notfall betrachtet werden.

Klinik

Die Erkrankung ist charakterisiert durch einen direkten Befall der Retina und Chorioidea durch proliferierende Mikroorganismen mit einer ausgeprägten Entzündungsreaktion im umgebenden Gewebe. Sie tritt gewöhnlich bei hospitalisierten Patienten mit liegenden Dauerkathetern (etwa zur parenteralen Ernährung nach ausgedehnter Abdominalchirurgie), oder wenn über lange Zeit wegen schwerer Verletzungen systemische Antibiotika gegeben werden mußten, auf. Auch immunsupprimierte Patienten (bei Malignomen oder nach Nierentransplantationen) sind gefährdet.

Weiters wird die Erkrankung im zunehmenden Maß bei Drogensüchtigen beobachtet, die nicht sterile Nadeln und Spritzen verwendet haben. Bei diesen Fällen kann das erste Symptom einer systemischen Candidiasis die Augenbeteiligung sein.

Die ersten Beschwerden der Patienten mit Candida-Retinochorioiditis sind Visusabfall, „Mouches volantes" und Skotome. Oft findet man multiple Herde ohne alte Narben, was bei der differentialdiagnostischen Abgrenzung gegenüber der Retinochorioiditis toxoplasmotica hilft. Am Beginn sind es baumwollartige, lockere weiße Veränderungen in der Netzhaut mit zellulären Infiltraten im darüberliegenden Glaskörper. Diese Veränderungen nehmen an Größe zu, und brechen schließlich in Form von zahlreichen „flauschigen" Bällchen in den Glaskörper ein. In dieser frühen Phase sind die Netzhautläsionen für Candida außerordentlich charakteristisch. Obwohl die Veränderungen meist beidseitig auftreten, findet man häufig zahlreichere Herde in einem Auge im Vergleich zum anderen, auch kann die Krankheit früher in einem Auge auftreten. Wichtig sind die Anamnese und das gesamte klinische Bild des Patienten. Eine unbehandelte

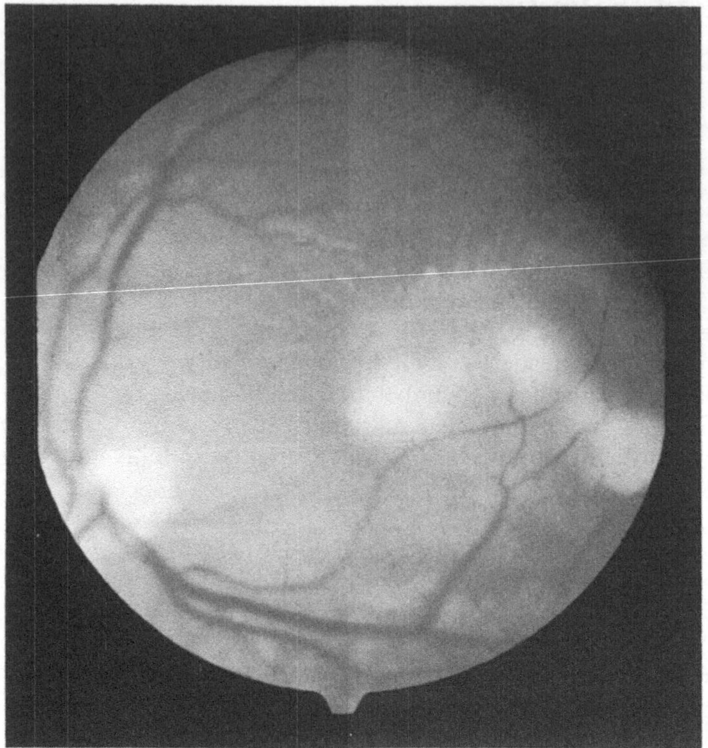

Abb. 30.1. Candida-Retinitis. Multiple weiße Herde in beiden Augen eines 26jährigen Mannes, der nach einem Autounfall mit systemischen Antibiotika behandelt wurde. (Mit freundlicher Genehmigung von Alan Friedman, M.D.)

Candida-Retinochorioiditis kann in eine Endophthalmitis mit Nekrose der Netzhaut, Ablatio, Hypotonie und schließlich Phthisis bulbi übergehen. Tritt eine derartige Retinitis auf, so ist es immer ein Hinweis auf eine systemische Infektion, auch wenn sonst keine signifikanten systemischen Symptome auftreten. Es ist also auch bei diesen Patienten eine enge Zusammenarbeit zwischen dem Augenarzt und dem Internisten erforderlich.

Pathologie

Der Pilz scheint als erstes die Chorioidea zu befallen, aber dann sehr rasch auf die Retina überzugreifen. Sprossende Organismen in der Hefe-Phase treten in der Netzhaut und in der Chorioidea auf. Die massive, diffuse Entzündungsreaktion betrifft große Gebiete der Netzhaut und Aderhaut aber auch den Glaskörperraum, wo man Ansammlungen von Entzündungszellen und Organismen findet, die in der Biopsie diagnostisch sind. Blutungen sind im allgemeinen keine wesent-

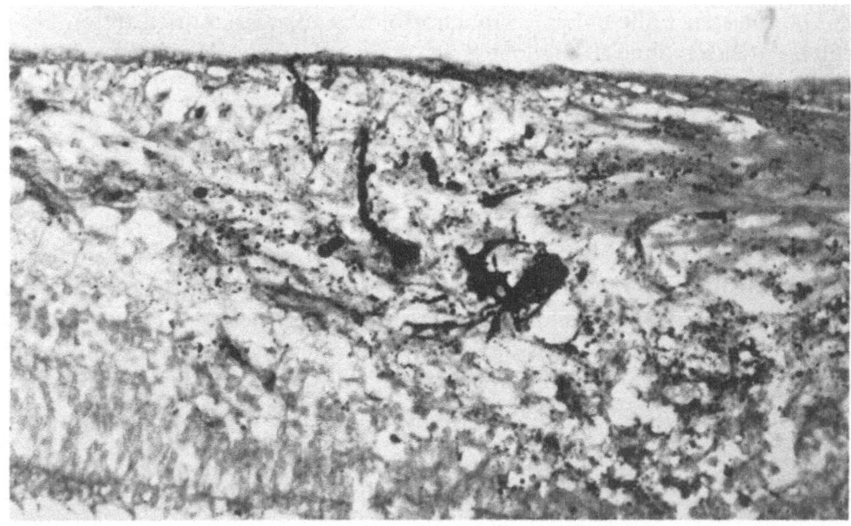

Abb. 30.2. Candida in der Netzhaut, mit GMS-Färbung schwarz gefärbte Organismen. Vergrößerung × 63. (Mit freundlicher Genehmigung von Alan Friedman, M.D.)

liche Komplikation der Entzündung, was zur Differentialdiagnose von der
Zytomegalie-Virusinfektion verwendet werden kann.

Ätiologie

Nur der kompromittierte Patient ist durch eine Infektion mit Candida gefährdet.
Dieser Pilz ist auf der Haut fast aller gesunden Menschen zu finden. Die kurzzei-
tige Fungämie, welche wahrscheinlich nach kleineren Hautverletzungen (wie zum
Beispiel beim Setzen einer intravenösen Nadel) auftreten kann, wird gewöhnlich
vom Wirt leicht unter Kontrolle gebracht. Dies scheint jedoch bei kompromittierten Patienten nicht der Fall zu sein.

Differentialdiagnose

Sie umfassen andere Ursachen einer Retinitis: Infektion mit Zytomegalie-Viren,
Toxoplasmose, Syphilis und Tuberkulose. Die Zytomegalie-Virusinfektion tritt
unter ähnlichen Gegebenheiten wie die opportunistische Candidainfektion auf,
jedoch häufiger bei Patienten nach Nierentransplantationen, während der
Candida-Patient oft lange parenteral ernährt oder mit systemischen Antibiotika
behandelt worden ist. Die Zytomegalie-Infektion ruft mehr diffuse Läsionen
hervor, mit Blutungen am progredienten Rand, die üblicherweise nicht in den
Glaskörper einbrechen, sondern auf die Netzhaut beschränkt sind.

Die meisten Fälle einer Retinochorioiditis toxoplasmotica treten bei ambulanten Patienten ohne zusätzliche Systemerkrankung auf. Sie beginnen als Satellitenretinitis um alte Narben.

Laboruntersuchungen

Wichtig sind der klinische Hintergrund und die Konsultation mit dem behandelnden Internisten oder Onkologen. Wird Candida im Blut, Harn und Rachenabstrichen oder am Katheter nachgewiesen, so ist das ein wichtiger Hinweis. Es ist auch wichtig das Labor auf diese Möglichkeit hinzuweisen, da manche Mikrobiologen Candida eher als Verunreinigung bewerten. Eine direkte Diagnose kann durch Glaskörperaspiration über die Pars plana gestellt werden.

Therapie

Es ist sehr wichtig, daß die Diagnose einer Candida-Endophthalmitis (oder jeder anderen Pilz-Endophthalmitis) gesichert ist, bevor die Behandlung beginnt, da Amphotericin B, das Medikament der Wahl, zahlreiche unangenehme Nebenwirkungen besitzt. Läßt sich die Diagnose aus den oben erwähnten Kulturen nicht sicher stellen, dann ist eine Glaskörperpunktion vor Beginn der Therapie zu empfehlen.

Wird die Diagnose bestätigt, beginnt man mit systemischer Amphotericin B- oder Flucytosin-Therapie.

Amphotericin B wird in 5%iger Glukoselösung langsam intravenös infundiert. Man beginnt üblicherweise mit einer Dosis von 0,25 mg pro kg pro Tag, die langsam bis auf 1,0 mg pro kg Körpergewicht pro Tag erhöht werden kann, bis ein optimaler Spiegel erreicht ist. Dabei müssen regelmäßig Blut-, Leber- und Knochenmarkskontrollen vorgenommen werden. In jedem Fall muß die Behandlung mit dem Chemotherapeuten abgesprochen werden. Amphotericin B kann auch subconjunctival (0,5 ml einer 0,3%igen Suspension) jeden 2. Tag für einige Tage gegeben werden, kann aber für die Bindehaut sehr toxisch sein. Im allgemeinen empfehlen wir keine intravitreale Gabe von Amphotericin B, solange die Entzündung auf Netzhaut und Aderhaut beschränkt ist. Ist jedoch der Glaskörper ebenfalls massiv betroffen, so ist eine systemische Therapie nicht ausreichend und eine intravitreale Gabe indiziert. Es wird dann auch die Vitrektomie empfohlen, wobei Standardtechniken über die Pars plana zusammen mit Lensektomie, falls die Linse getrübt ist, durchgeführt werden sollten. Man glaubt, daß durch diesen Eingriff das Gerüst, auf welchem die Organismen sich leicht vermehren können, entfernt und die Diffusion der Medikamente in die Glaskörperhöhle erleichtert wird. Diese Vitrektomie sollte sehr frühzeitig, sofort nachdem der Pilz durch die Retina in den Glaskörperraum durchgebrochen ist, durchgeführt werden. 5 Mikrogramm Amphotericin B in 500 ml Spülflüssigkeit können während der Vitrektomie verwendet werden, auch sollte die systemische Behandlung anschließend fortgeführt werden. Übelkeit, Fieber, Erbrechen, Störungen der Nierenfunktion und Knochenmarksdepression sind bekannte Nebenwirkungen. Wahrscheinlich sollte eine Gesamtdosis von ungefähr 1500 mg Amphotericin B nicht überschritten werden. 5-Flucytosin (Ancotil) ist ebenfalls gegen Candida wirksam, obwohl manche Stämme während der Behandlung resistent werden können. Dieses Mykostatikum ist also eher in Kombination mit Amphotericin B denn als Monotherapie zu empfehlen. 5-Flucytosin wird systemisch in Dosen von 200 mg pro kg Körpergewicht gegeben, mit einer Gesamtmenge von 4 bis 6 g pro Tag. Eine 1%ige wässrige Lösung kann auch lokal verwendet werden. Durchfall, Übelkeit, und Knochenmarksdepression sind die Nebenwirkung einer systemischen Therapie. Auf jeden Fall muß die Behandlung mit dem Internisten abgesprochen werden, um Nebenwirkungen so gering wie möglich zu halten. Dabei muß der Augenarzt die Veränderungen am hinteren Pol sorgfältig kontrollieren; Zeichen einer Verbesserung sind eine geringere Entzündungsreaktion im Glaskörper und eine schärfere Begrenzung der Herde in der Netzhaut.

Ist nur ein Auge betroffen, und hat dieses das Sehvermögen praktisch verloren, so ist bei schwerer progredienter Endophthalmitis mit ausgelöschten ERG eine Therapie nicht indiziert, da keine Besserung zu erwarten ist. Neue Antimykotika mit geringerer Toxizität, wie etwa das Miconazol (Daktar) oder Ketoconazol (Nizoral) versprechen für die Zukunft bessere Ergebnisse. Diese Substanzen sind weniger toxisch als Amphotericin B und können sowohl intravenös als auch subconjunctival verwendet werden. Sie werden mit großer Wahrscheinlichkeit das Amphotericin B bei der Behandlung der Candida-Infektion ersetzen.

Spezielle Hinweise

1. Einige mikrobiologische Laboratorien werten ein Wachstum von Candida als normalen Befund und geben diesen gelegentlich nicht an. Deswegen ist es wichtig, das Labor darauf hinzuweisen, nach diesem Erreger zu fahnden.

2. Drogensüchtige, die nicht sterilisierte Nadeln und Spritzen verwendet haben, sind häufig gefährdet. Eine „Talk-Retinopathie" kann in gewisser Weise eine Candidainfektion bei diesen Patienten nachahmen.

3. Eine Candida-Retinitis ist ein Notfall und es sollte jeder Versuch unternommen werden, die klinische Diagnose durch Kulturen zu bestätigen. Ein früher Beginn einer Therapie mit systemischem Amphotericin B und eine frühe Vitrektomie, sobald die Läsionen durch die Netzhaut durchgebrochen sind, sind indiziert. Die Prognose ist jedoch in den meisten Fällen ungünstig.

4. Neue Medikamente, wie etwa das Miconazol oder Ketoconazol, werden in der Zukunft eine wichtige Rolle bei der Behandlung dieser Erkrankung spielen, sodaß ein regelmäßiges Literaturstudium nach dokumentierten Verlaufsberichten unerläßlich ist.

Zusammenfassung: *Candida*-Retinitis und Candida-Endophthalmitis

Uveitistyp: Retinochorioiditis, Endophthalmitis.
Meist beidseitig.

Geschlecht: betrifft Männer und Frauen.
Alter: jedes Lebensalter.
Verlauf: akut, subakut.
Laboruntersuchungen: Kulturen von Blut, Harn, Kathetern, infizierten Wunden usw. Glaskörperaspiration oder Biopsie für mikroskopische Untersuchung und Kultur.
Komplikationen: progressive Endophthalmitis, Netzhautabhebung, Phthisis.
Therapie: Amphotericin B intravenös, subconjunctival, intervitreal. Frühe Vitrektomie, wenn der Glaskörper involviert ist.
Prognose: im allgemeinen schlecht, außer die Krankheit wird sehr früh und massiv systemisch und intravitreal behandelt.

Neuere Antimykotika sollten ebenfalls eingesetzt werden.

Kapitel 31. Sympathische Ophthalmie

Die sympathische Ophthalmie ist eine beidseitig auftretende Chorioiditis und Iridocyclitis nach perforierender Verletzung (einschließlich chirurgischer Traumen) eines (des „sympathisierenden") Auges. Sie tritt nach einer Latenzzeit von mindestens 2 Wochen auf, das am häufigsten beobachtete Intervall zwischen Verletzung und Beginn der Uveitis beträgt 4 bis 8 Wochen; 90% der Fälle treten innerhalb eines Jahres auf, selten ist der Zeitraum zwischen Perforation und Beginn der Erkrankung mehrere Jahre. Die sympathische Ophthalmie ist praktisch nach jeder Form eines intraokularen Eingriffes, einschließlich der Vitrektomie, beschrieben worden.

Heutzutage ist die Frequenz einer sympathischen Ophthalmie außerordentlich gering, was im Besonderen auf die modernen mikrochirurgischen Operationstechniken mit der besseren Versorgung penetrierender oder perforierender Augenverletzungen zurückgeführt wird. Der praktizierende Augenarzt wird vielleicht einen Fall während seiner gesamten Berufslaufbahn zu sehen bekommen, 50% der Kollegen werden vielleicht niemals diese Entzündung diagnostizieren müssen.

Klinik

In der Regel hat sich das sympathisierende Auge nie zur Gänze von der ursprünglichen Verletzung erholt. Es ist chronisch entzündet – mit Tyndall und Entzündungszellen in Vorderkammer und Glaskörper sowie großen Präzipitaten auf der Hornhauthinterfläche – und oft hypoton. Diese Befunde können selbstverständlich im postoperativen Verlauf durch Gaben von Corticosteroiden verdeckt sein.

Die frühesten klinischen Zeichen im sympathisierten Auge sind Akkomodationsverlust und Auftreten von Entzündungszellen im retrolentalen Raum, gefolgt von subakuter Iridocyclitis mit oder ohne großen, speckigen Präzipitaten und Zellen im Glaskörper. Charakteristische, weiße Exsudate unterhalb des Pigmentepithels können über den gesamten Fundus verteilt sein (Dalen-Fuchssche Knötchen). Zu den systemischen Manifestationen gehören Vitiligo, Poliosis und Alopecie, was gelegentlich zu einer Verwechslung dieser Erkrankungen mit dem Vogt-Koyanagi-Harada-Syndrom (Kapitel 32) geführt hat.

Pathologie

Die sympathische Ophthalmie ist eine echte „Uveitis". Es kommt zu einer diffusen Verdickung der Chorioidea und der Iris sowie einer granulomatösen entzünd-

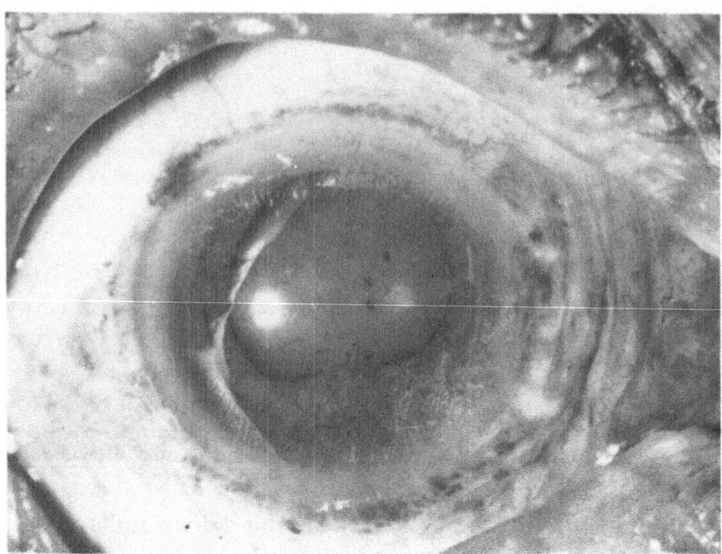

Abb. 31.1. Granulomatöse Iridocyclitis mit hinteren Synechien im sympathisierten Augen eines 48jährigen Mannes, der am Partnerauge einige Wochen vorher eine penetrierende Verletzung erlitten hatte

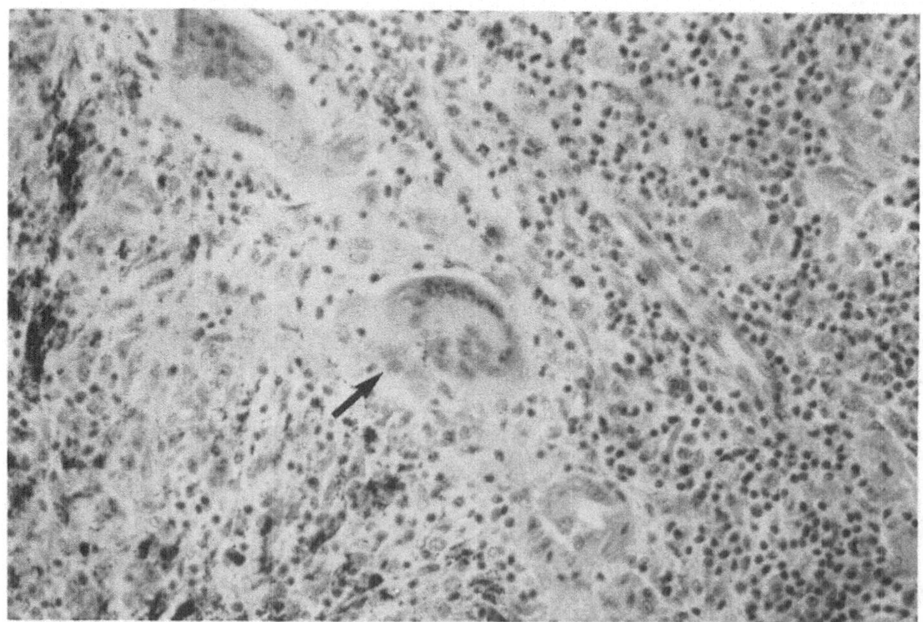

Abb. 31.2. Die Histopathologie der sympathischen Ophthalmologie zeigt eine granulomatöse Reaktion mit Riesenzellen (Pfeil) und Lymphozyten in einer diffus vedickten Aderhaut

lichen Reaktion. Die Zellinfiltrate bestehen aus Lymphozyten, Epitheloidzellen und gelegentlichen Eosinophilen. Die Choriokapillaris ist normalerweise nicht betroffen, charakteristisch ist eine Phagozytose von Uveapigment durch Epitheloidzellen und das Auftreten von Dalen-Fuchsschen Knötchen, die aus proliferierenden Pigmentepithelzellen bestehen. Der granulomatöse Prozeß kann sich auch in die Sklerakanäle und auf den Sehnervenkopf erstrecken. Bei etwa 20% der Augen mit sympathischer Ophthalmie ist gleichzeitig eine phakoanaphylaktische Reaktion auf Linsenmaterial beobachtet worden.

Ätiologie

Die exakte Pathogenese ist unbekannt. Eine Virusätiologie ist postuliert worden, jedoch fehlen dafür die endgültigen Beweise. Als wahrscheinlichste Erklärung ist eine Autoimmunreaktion auf verändertes Pigment (des Pigmentepithels oder der Uvea) zu vermuten, zumindest scheinen Tierversuche darauf hinzudeuten.

Laboruntersuchungen

Bei einem typischen Verlauf sind keine Laboruntersuchungen für die Diagnose erforderlich. Ist es notwendig, ein Vogt-Koyanagi-Harada-Syndrom auszuschließen, so kann eine Lumbalpunktion nützliche Hinweise erbringen. Hautteste mit Uveapigment haben keine Bedeutung. Eine Echographie und elektrophysiologische Untersuchungen des sympathisierenden Auges sind wichtig, wenn die intraokularen Strukturen nicht genau gesehen werden können.

Differentialdiagnose

Patienten mit dem VKH-Syndrom weisen kein Trauma in der Anamnese auf. Sie zeigen auch umschriebene, seröse Netzhautabhebungen, die bei sympathischer Ophthalmie nur sehr selten gesehen werden. Auch tritt das VKH-Syndrom bevorzugt bei der orientalen Rasse auf. Nur extrem selten dürfte ein zufälliges Zusammentreffen von Iridocyclitis in einem Auge und Perforation im anderen Auge auftreten.

Therapie

Konservative Therapie

Die wichtigste therapeutische Maßnahme besteht in der Gabe von Corticosteroiden, sowohl lokal, als auch in Form sub-Tenonscher Injektionen und systemisch.

Die lokalen Steroide können stündlich gegeben werden, um die Entzündung so rasch wie möglich in den Griff zu bekommen. Dann kann die Dosis langsam reduziert werden, während die Entzündungszeichen im vorderen Abschnitt genau kontrolliert werden. Eine Injektion von langwirkenden Corticosteroiden sollte in schweren Fällen gegeben werden; normalerweise braucht man nur eine oder zwei Injektionen um die Entzündung unter Kontrolle zu bringen.

Weiters empfehlen wir hochdosierte, kurzwirkende systemische Corticosteroide (zum Beispiel 100 bis 150 mg Prednison) in der Früh für die Dauer von 1 bis 2 Wochen. Sobald die Entzündung auf die Behandlung anspricht, kann die Dosierung über einen Zeitraum von 7 bis 10 Tagen reduziert werden. Tritt die Entzündung in eine chronische Phase über, dann sollten kurzwirksame Steroide jeden 2. Tag gegeben werden. Gelegentlich müssen Patienten über mehrere Monate mit einer derartigen Therapie behandelt werden.

Die Erkrankung kann auch rezidivieren, in diesem Fall sollte jedes Rezidiv genauso wie der erste Schub behandelt werden. Die üblichen Nebenwirkungen einer Steroidtherapie sind im Auge zu behalten.

Spricht die Erkrankung auf Corticosteroide nicht an, dann können andere immunsuppressive Medikamente eingesetzt werden. Durch die Behandlung mit Azathioprin, Methotrexat und Chlorambucil (die Dosierung ist an anderer Stelle angegeben) ist manchen Patienten geholfen worden. Bedauerlicherweise zeigt die sympathische Ophthalmie eine Neigung zu Rezidiven, sobald die entzündungshemmende Therapie reduziert wird.

Chirurgische Therapie

Es gibt noch immer widersprüchliche Berichte über den Nutzen einer Enukleation bei dieser Erkrankung. In der Vergangenheit wurde allgemein angenommen, daß die Enukleation des sympathisierenden Auges nach Beginn der Uveitis keinen Nutzen bringt. Rezente Studien haben jedoch gezeigt, daß auch nach Beginn der Entzündung im sympathisierten Auge ein günstiger Effekt erzielt werden kann. Theoretisch wird ja durch diesen Eingriff die Menge des antigenen Materials (d.h. des Uveapigments?) welches mit dem Immunsystem des Patienten in Kontakt kommt, reduziert. Es soll jedoch betont werden, daß nach unserer Meinung nur dann ein Auge für eine Enukleation in Betracht kommt, wenn aufgrund der ursprünglichen Verletzung oder des anschließenden Verlaufes keinerlei Hoffnung mehr vorhanden ist, daß eine brauchbare Funktion erhalten werden kann. So etwa bei vollständiger Netzhautabhebung mit fehlender Lichtempfindung und ausgelöschten ERG. Andererseits sollte ein nur minimal verletztes Auge mit intakter Netzhaut und Sehnerven nicht enukleiert werden.

Spezielle Hinweise

1. Es ist bekannt, daß eine sympathische Ophthalmie auch nach Eviszeration auftreten kann, da Uveagewebe in den Emissarien der Sklera zurückbleibt. Des-

halb glauben wir, daß es nur sehr wenige Indikationen für eine Eviszeration gibt. Mögliche Ausnahmen sind Endophthalmitis oder Patienten mit sehr schlechtem Allgemeinzustand.

2. Die sympathische Ophthalmie läßt sich vom VKH-Syndrom (abgesehen davon, daß bei letzterem ein Trauma auszuschließen ist) durch das Fehlen einer serösen Netzhautabhebungen abgrenzen. Dieser Unterschied beruht wahrscheinlich darauf, daß die Entzündung beim VKH-Syndrom die Choriakapillaris erfaßt, sodaß seröse Flüssigkeit Zugang zum subretinalen Raum erhält, während die Choriokapillaris bei der sympathischen Ophthalmie nicht betroffen ist.

3. Während des Korea- und Vietnamkrieges ist kein einziger Fall einer sympathischen Ophthalmie unter den Verletzten beobachtet worden, was darauf hindeutet, daß eine rasche Behandlung von Verletzungen die Inzidenz dieser Erkrankung drastisch vermindert.

4. Gelegentlich wird eine phakoanaphylaktische Endophthalmitis mit einer sympathischen Ophthalmie verwechselt, meist jedoch eher bei der histopathologischen Untersuchung als klinisch. In der Regel entsteht diese phakoanaphylaktische Endophthalmitis nur in einem verletzten oder operierten Augen, bei welchem Linsenmaterial zurückgeblieben ist, und eine Entzündungsreaktion persistiert. Die Behandlung besteht dann in der Entfernung des verbliebenen Linsenmaterials. Normalerweise tritt dann kein „sympathisierendes" Auge auf; jedenfalls sind in den letzten Jahren keine Berichte darüber erschienen.

Zusammenfassung: Sympathische Ophthalmie

Uveitistyp: Iridocyclitis, Cyclitis, Chorioiditis.
Beidseitig.
Geschlecht: männlich oder weiblich.
Alter: jedes Lebensalter nach Verletzung eines Auges oder intraokularen Eingriffen.
Verlauf: chronisch, subakut.
Labortests: keine.
Komplikationen: hintere Synechien, Sekundärglaukom, Cataracta complicata, Phthisis bulbi.
Therapie: Corticosteroide (lokal, periokulär, systemisch); andere Immunsuppressiva, wenn Steroide versagen. Enukleation des sympathisierenden Auges, aber nur wenn die Funktion des Auges sehr schlecht ist.
Prognose: gut für das sympathisierte Auge, wenn die Behandlung früh und intensiv mit entzündungshemmenden Substanzen einsetzt; möglicherweise durch eine Enukleation des blinden,sympathisierenden Auges zu verbessern.

Kapitel 32. Vogt-Koyanagi-Harada-Syndrom

Das Vogt-Koyanagi-Harada-Syndrom (VKH-Syndrom) ähnelt der sympathischen Ophthalmie insofern, als es sich um eine echte „Uveitis" mit Beteiligung der Chorioidea, des Ciliarkörpers und der Iris handelt. Es hat auch einige, sehr charakteristische Systemmanifestationen, die Haut (Alopecie, Poliose, Vitiligo), Innenohr (Dysakusis) und Gehirn (Meningismus u.a.) betreffen. Ursprünglich wurde von Vogt und Koyanagi eine vordere Iridocyclitis kombiniert mit Vitiligo, Alopecie und Dysakusis als Sonderform erkannt, die Beteiligung des hinteren Augenabschnittes (in Form der serösen Netzhautabhebung) wurden später von Harada dem Komplex angegliedert. Das VKH-Syndrom, das gegenwärtig als „Uveoencephalitis" betrachtet wird, scheint bei pigmentierten, insbesondere orientalen Rassen besonders verbreitet zu sein.

Klinik

Tritt die Iridocyclitis als erstes Symptom auf, so ist der Beginn durch intensive Schmerzen und Photophobie gekennzeichnet. Beginnt das Syndrom jedoch mit der exsudativen serösen Netzhautabhebung, kommt es bei reizfreiem Auge zu einem Visusverlust. Die Iridocyclitis und die Netzhautabhebungen können auch gleichzeitig auftreten. Die meisten Patienten zeigen im Verlauf der Erkrankung sowohl eine Beteiligung des vorderen und als auch des hinteren Abschnittes. In der Regel sind beide Augen betroffen, jedoch kann ein Auge einige Tage oder Wochen vor dem anderen befallen sein. Die Iridocyclitis ist durch ein massives Tyndall-Phänomen und zahlreiche Entzündungszellen, Präzipitate auf der Hornhauthinterfläche und Synechien gekennzeichnet, auch kann es zu einem Sekundärglaukom kommen. Zusätzlich findet man zahlreiche Entzündungszellen im Glaskörper. Die multiplen, hinteren exsudativen Netzhautabhebungen können einerseits nur gering eleviert und um den hinteren Pol konzentriert, andererseits auch groß und bullös (mit fluktuierender subretinaler Flüssigkeit) und im unteren Bulbusabschnitt lokalisiert sein. Der Fundus weist aufgrund der massiven, diffusen Chorioiditis, die für das VKH-Syndrom charakteristisch ist, ein gesprenkeltes Aussehen auf. Sie bewirkt an manchen Stellen eine seröse Netzhautabhebung, an anderen eine Abhebung des Pigmentepithels. In der Abheilungsphase nimmt das gesprenkelte Aussehen des Fundus auf Grund des Verlustes von Pigmentepithelzellen in den entzündeten Gebieten stärker zu.

Oft kommt es zu einer lokalisierten Pigmentablagerung im Gebiet der Makula, auch kann eine Papillitis mit später Sehnervenatrophie und resultierendem

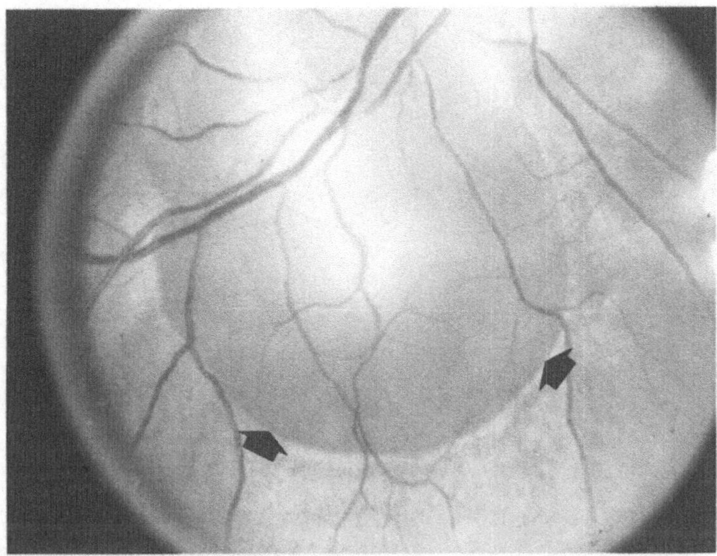

Abb. 32.1. Beidseitige multifokale seröse Netzhautabhebungen sind charakteristisch für die Beteiligung des hinteren Augenabschnittes beim VKH-Syndrom. Eine diffuse Chorioiditis verursacht den Flüssigkeitsaustritt unter die Retina (Pfeil)

schlechten Sehvermögen auftreten. Andererseits kann der Visus auch sehr gut bleiben, trotz permanenter Pigmentveränderungen am hinteren Pol und in der Peripherie. Die Entzündung kann rezidivieren, scheint aber dann auf den vorderen Augenabschnitt beschränkt zu bleiben. Späte Komplikationen der Erkrankungen des hinteren Pols sind eine subretinale Neovaskularisation und retinochorioidale arteriovenöse Anastomosen. Die Alopecie kann auf umschriebene Areale beschränkt bleiben oder den gesamten Kopf betreffen. Eine Vitiligo kann sehr ausgeprägt sein und entweder vor Auftreten der Augensymptome oder einige Wochen nach ihrem Beginn beobachtet werden. Die Poliose, ein sehr häufiges Zeichen dieses Syndroms, tritt oft plötzlich auf, meist einige Wochen nach Beginn der Augensymptome. Die Dysakusis, gekennzeichnet durch Tinnitus oder Ertaubung, ist nicht so häufig wie die anderen Zeichen, jedoch ist eine otologische Untersuchung angezeigt. Eine meningeale Reizung – die dabei auftretenden Kopfschmerzen können sehr schwer sein – ist durch Auftreten von Lymphozyten im Liquor cerebrospinalis gekennzeichnet. Ein Koma, Paresen, Verwirrung, Psychosen und abnorme Elektroenzephalogramme sind beschrieben worden. Aus diesem Grunde ist eine neurologische Untersuchung der Patienten mit ausgeprägtem VKH-Syndrom unbedingt angezeigt.

Die diffuse Chorioiditis mit serösen Netzhautabhebungen ist am besten durch eine Fluoreszeinangiographie nachzuweisen. In der frühen Phase blockieren die Herde der Chorioiditis die Fluoreszenz, in der Spätphase kommt es zum Flüssigkeitsaustritt, deren Ansammlung im subretinalen Raum zu den Abhebungen führt. Die Fluoreszeinangiographie hilft besonders bei der Diagnose atypischer Fälle, und ist bei der Kontrolle des Therapieerfolges eine wertvolle Hilfe. Die

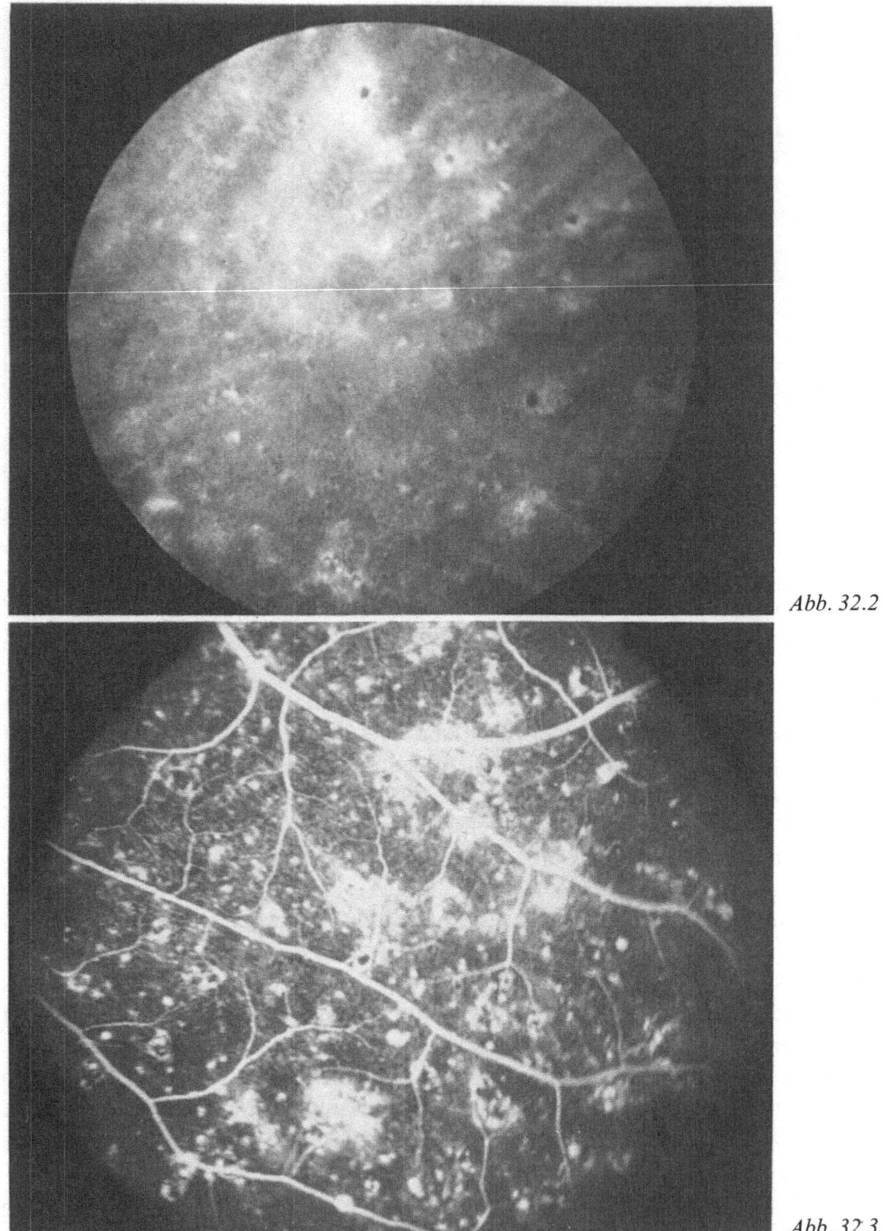

Abb. 32.2

Abb. 32.3

Abb. 32.2. Späte Veränderungen des Pigmentepithels mit Defekten und Pigmentproliferation

Abb. 32.3. Im Fluoreszeinangiogramm treten zwar Pigmentepitheldefekte auf, jedoch fehlen Zeichen der aktiven Entzündung mit Flüssigkeitsaustritt

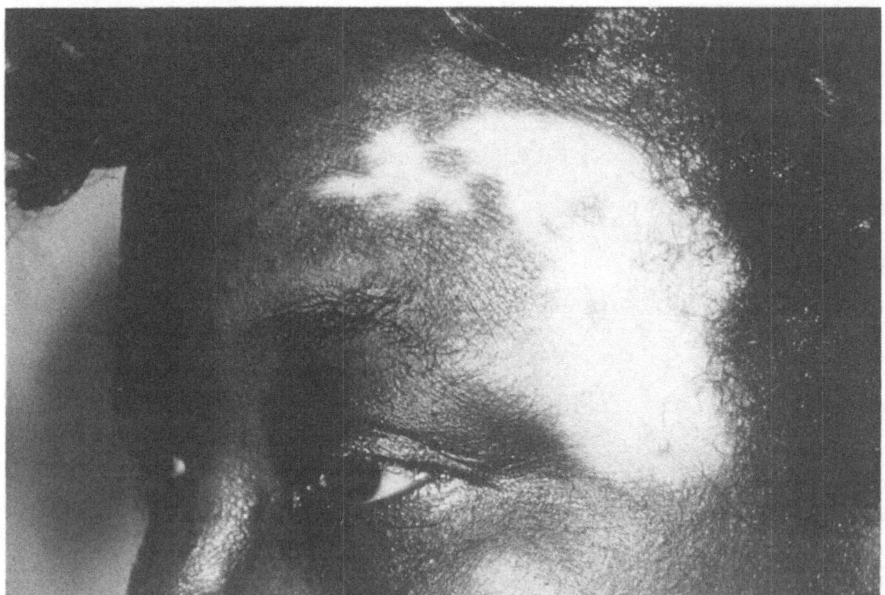

Abb. 32.4. Vitiligo tritt bei einem großen Prozentsatz der Patienten mit VKH-Syndrom auf und kann entweder spontan verschwinden oder unverändert persistieren

typischen Zeichen des VKH-Syndroms können auch ohne jegliche Systemmanifestation auftreten.

Pathologie

Histopathologische Untersuchungen zeigen eine diffuse Chorioiditis mit Lymphozyten und Epitheloidzellen. Sie ist jedoch weniger diffus als bei der sympathischen Ophthalmie und ohne jeden Zweifel ist die Choriokapillaris involviert. Wahrscheinlich kommt es aus diesem Grund zu einer deutlicher ausgeprägten Proliferation des Pigmentepithels der Netzhaut.

Ätiologie

Die Ätiologie des VKH-Syndroms ist unbekannt. Von manchen Autoren wird eine Autoimmunreaktion gegen Pigmentepithel und Uveapigment angenommen, andere wiederum glauben, daß eine virale Erkrankung nicht ausgeschlossen werden kann.

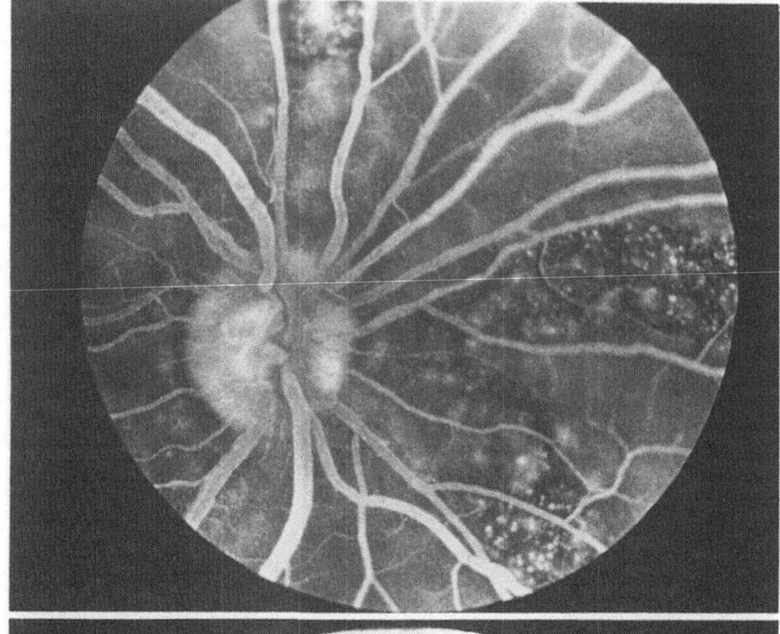

Abb. 32.5

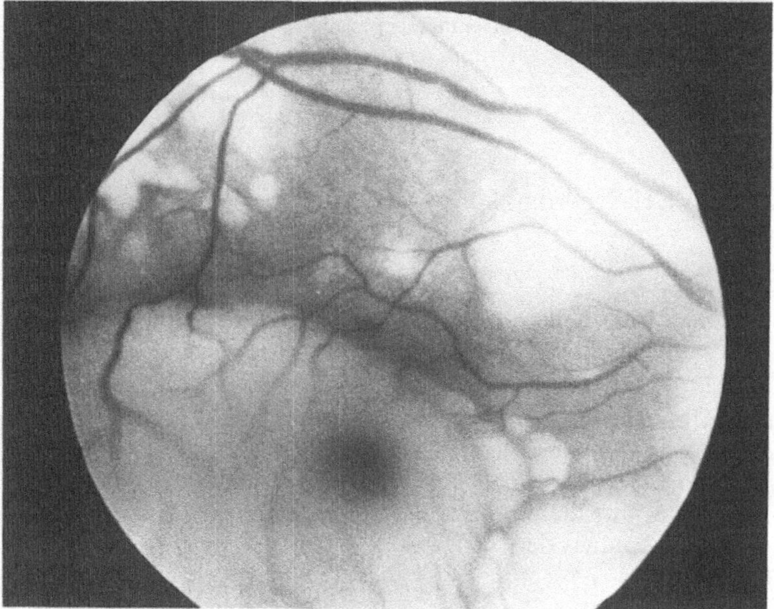

Abb. 32.6

Abb. 32.5. Fluoreszein-Angiographie. In der frühen Phase chorioidale Herde mit Austritt von Fluoreszein unter die Netzhaut

Abb. 32.6. Späte Phase des Angiogramms mit Farbstoffansammlung in den serösen Abhebungen

Laboruntersuchungen

Bei den meisten Patienten sind die klinischen Zeichen des Syndroms so typisch, daß keine Laboruntersuchungen notwendig sind. Eine Ausnahme stellen die Fälle mit neurologischen Problemen dar. In der akuten Phase findet man im Liquor cerebrospinalis zahlreiche Lymphozyten und annähernd normale Proteinspiegel. Bestätigen diese Befunde die Diagnose, sollte unbedingt ein Neurologe zugezogen werden. Auf die Bedeutung der Fluoreszeinangiographie ist schon im ersten Abschnitt eingegangen worden.

Differentialdiagnose

Sympathische Ophthalmie

Beim VKH-Syndrom fehlt in der Anamnese jeglicher Hinweis auf ein Trauma oder einen ophthalmochirurgischen Eingriff, weiters ist die seröse Netzhautabhebung, ein diagnostisches Zeichen des VKH-Syndroms bei der sympathischen Ophthalmie sehr selten.

Seröse Netzhautabhebungen

Fehlen die Zeichen einer vorderen Uveitis und die neurologischen Symptome, müssen andere Ursachen für die serösen Netzhautabhebungen in Betracht gezogen werden. Durch sorgfältige Untersuchung können diese jedoch meist ausgeschlossen werden. Zum Beispiel findet man bei Patienten mit seröser Netzhautabhebung bei primär chronischer Polyarthritis auch eine schwere Skleritis und eine eindeutige Anamnese der Grundkrankheit.

Iridocyclitis unbekannter Herkunft

Fälle von VKH-Syndrom ohne seröse Netzhautabhebung zwingen den Augenarzt, andere Ursachen der Iridocyclitis in Betracht zu ziehen. Sind die typischen Zeichen (an Haut, Haaren und Innenohr) vorhanden, so kann die Diagnose auf Grund der klinischen Befunde gestellt werden. Fehlen jedoch seröse Abhebungen und systemische Zeichen so kann eine sichere Diagnose aufgrund der Iridocyclitis allein nicht gestellt werden (für die Besprechung der Iridocyclitis siehe Kapitel 11).

Therapie

Die Uveoencephalitis des VKH-Syndroms sollte früh und massiv mit hohen Dosen von systemischen Corticosteroiden, sub-Tenonscher Injektion von langwirkenden Corticosteroiden und, bei schwerer vorderer Uveitis, durch häufige Gaben lokaler Corticosteroide behandelt werden. Da man bei der systemischen Dosierung variabel sein muß, empfiehlt sich meist eine Gabe kurz wirksamer Präparate wie Prednison (100 bis 120 mg pro Tag). Sie wird in Form einer Einzeldosis in der Früh mit dem Frühstück verabreicht. Die sub-Tenonsche Injektion mit lang wirksamen Corticosteroiden wird nicht häufiger als 2 × pro Monat, in Abhängigkeit vom Schweregrad der Entzündung gegeben. Die Vorderkammer, der Glaskörper und die Netzhautabhebungen werden auf den Therapieerfolg hin genau kontrolliert.

Die seröse Ablatio kann innerhalb weniger Tage auf die hohen Corticosteroiddosen reagieren, ganz im Gegensatz zur Iridocyclitis, die oft nur auf eine lange, intensive Therapie anspricht.

Obwohl die Prognose früher sehr schlecht war, hat sie sich nun, was den Visus betrifft, wegen der hochdosierten Steroidtherapie wesentlich gebessert. Diese Therapieempfehlung gilt jedoch nur für die Augenmanifestationen. Obwohl die simultan auftretenden neurologischen Probleme auch auf diese Therapie ansprechen können, sollte doch ihre Behandlung dem Neurologen oder Internisten vorbehalten sein. Die Alopecie, Vitiligo und Poliose können innerhalb von Wochen und Monaten spontan verschwinden oder für immer bestehen bleiben.

Spezielle Hinweise

1. Obwohl die serösen Netzhautabhebungen multilokulär auftreten, können sie doch klein bleiben und leicht übersehen werden, besonders im Partnerauge, falls nur an einem Auge subjektive Beschwerden auftreten. Sorgfältige Untersuchung des Partnerauges kann deshalb bei der Diagnose eines sonst unklaren Falles helfen. Bilaterale seröse Abhebungen sind praktisch für das VKH-Syndrom pathognomonisch.

2. Gelegentlich kann die Polioses oder Vitiligo vor Beginn der Augenerkrankung auftreten und auch vor deren Beginn verschwinden. Aus diesem Grunde ist eine sorgfältige Anamnese, auch Hörprobleme betreffend, sehr hilfreich.

3. Eine chronische Blepharitis ist häufiger Ursache der Poliose als das VKH-Syndrom, was bei den diagnostischen Überlegungen bedacht werden muß.

4. Das Fluoreszeinangiogramm zeigt ein sehr charakteristisches Bild und ist zur Überwachung des Therapieerfolges geeignet.

5. Obwohl die Netzhautabhebungen gelegentlich sehr hochblasig sind, so ist eine Punktion nicht empfehlenswert, da es meist spontan zu einer Wiederanlegung kommt, wohingegen eine Drainage zu schweren Komplikationen führen kann.

Zusammenfassung: Vogt-Koyanagi-Harada-Syndrom

Uveitistyp: Iritis, Iridocyclitis, Cyclitis, Chorioiditis.
Beidseitig.
Geschlecht: Männer und Frauen.

Alter: Erwachsene.
Verlauf: akut, rezidivierend, chronisch.
Laboruntersuchungen: Lumbalpunktion während der akuten Erkrankung. Zuweisung zum Neurologen oder Internisten.
Komplikationen: Sekundärglaukom, Synechien, Cataract, Netzhautabhebung, Netzhautpigmentation und subretinale Neovaskularisation.
Therapie: intensive systemische, periokulare und lokale Steroidtherapie; niedere Dosen von Corticosteroiden können über Monate erforderlich werden; andere immunsuppressive Medikamente können bei therapieresistenten Fällen über lange Zeiträume nötig sein.
Prognose: oft gut, wenn die Behandlung früh einsetzt und die serösen Netzhautabhebungen sich rasch wieder anlegen.

Kapitel 33. Intermediäre Uveitis („Pars planitis")

Die intermediäre Uveitis ist eine häufige Entzündung im Kindesalter und bei jungen Erwachsenen. Im Laufe der Jahre ist sie mit zahlreichen Namen belegt worden – „Cyclitis" (1908, Fuchs; 1942, Duke-Elder), „periphere Uveitis" (1950, Schepens), „periphere Cyclitis" (1960, Brockhurst und Schepens), „Pars planitis" (1960, Welsh, Maumenee und Whalen), „chronische Cyclitis" (1961 Kimura, Hogan und Thygeson), und „Vitritis" (1968, Gass). Sie alle beschreïben dasselbe Syndrom und geben schon einen Hinweis darauf, daß die Ätiologie dieser Erkrankung völlig ungeklärt ist. Es erscheint uns wichtig darauf hinzuweisen, daß jeder Augenarzt viele Patienten mit dieser Erkrankung zu betreuen hat und deshalb diesem Krankheitsbild große Aufmerksamkeit widmen sollte.

Klinik

Der erste Erkrankungsgipfel tritt bei Teenagern, der zweite bei jungen Erwachsenen (in der dritten und vierten Lebensdekade) auf. Betroffen sind beide Geschlechter und es kann, obwohl die Erkrankung praktisch immer beidseitig auftritt, ein Auge wesentlich stärker betroffen sein als das Partnerauge. Die Symptome sind „Mouches volantes" und eine deutliche Sehverschlechterung, sobald die Makula betroffen ist, in der Regel fehlen aber Schmerzen, Rötung und Photophobie, sowie weitere Zeichen einer Iridocyclitis. Meist führen die Veränderungen eines Auges den Patienten zum Arzt, obwohl das Partnerauge, auch wenn es völlig symptomfrei ist, schon Zeichen der Erkrankung aufweisen kann. Gelegentlich kommt ein Patient auch wegen einer akuten Glaskörperblutung zum Arzt, und zwar dann, wenn es zu einer Organisation des Exsudates auf der Pars plana gekommen ist und sogenannte „Schneebänke" entstanden sind. Die vorderen Abschnitte des Bulbus sind meist reizfrei, obwohl der erste Schub von einer Iridocyclitis begleitet sein kann. Bei manchen Patienten findet man einige wenige, kleine Hornhautpräzipitate, die Vorderkammer zeigt jedoch meist nur ein geringes Tyndallphänomen und 1 + Zellen. In der Regel läßt sich die Pupille leicht erweitern, obwohl Synechien in einem oder zwei Quadranten entstehen können. Die auffälligsten klinischen Zeichen findet man im zellulär infiltrierten Glaskörper, wo es zur Ausbildung zahlreicher schneeballartiger Trübungen und verdichteter Glaskörpermembranen kommen kann. Diese Trübungen sind meist präretinal im unteren Abschnitt konzentriert und können am besten mit dem direkten Ophthalmoskop oder an der Spaltlampe gesehen werden. Häufig kommt es auch zu einer hinteren Glaskörperabhebung.Die Netzhaut kann eine fleckige, peri-

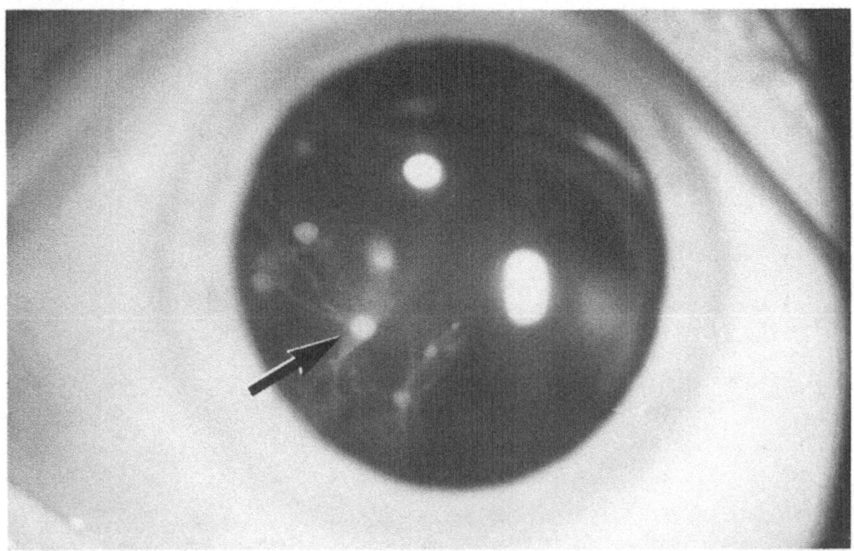

Abb. 33.1. Reizfreier vorderer Abschnitt, Pupille leicht zu erweitern, deutliche Trübungen (Pfeil) in den vorderen Abschnitten des Glaskörpers bei einem jungen Patienten mit intermediärer Uveitis

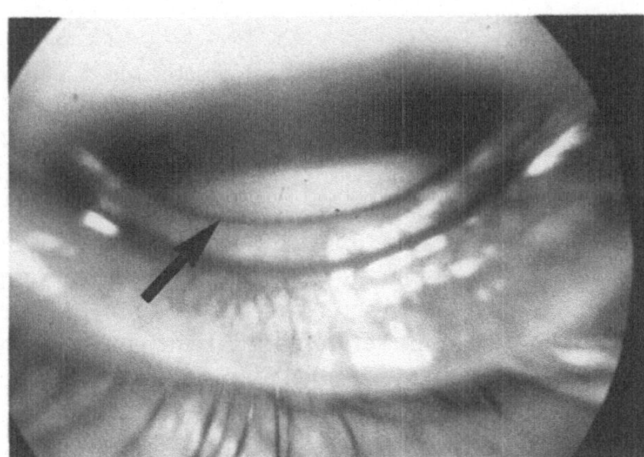

Abb. 33.2. „Schneebank" als typischer Befund auf der Pars plana in den unteren Abschnitten (Pfeile)

phere Vaskulitis aufweisen, die im allgemeinen eher die Venolen als die Arteriolen betrifft. Auch kann es zu einem peripapillären Netzhautödem und einem zystoiden Makulaödem – letzteres ein sehr häufiger Befund – kommen. Ein Exsudat über der Pars plana in Form einer „Schneebank" ist das Kennzeichen dieser Erkrankung, jedoch ist dieses nicht in allen Fällen vorhanden. Nicht nur am symptomatischen, sondern auch am beschwerdefreien Partnerauge werden diese klinischen Zeichen gefunden, sodaß auch letzteres sehr sorgfältig untersucht werden muß.

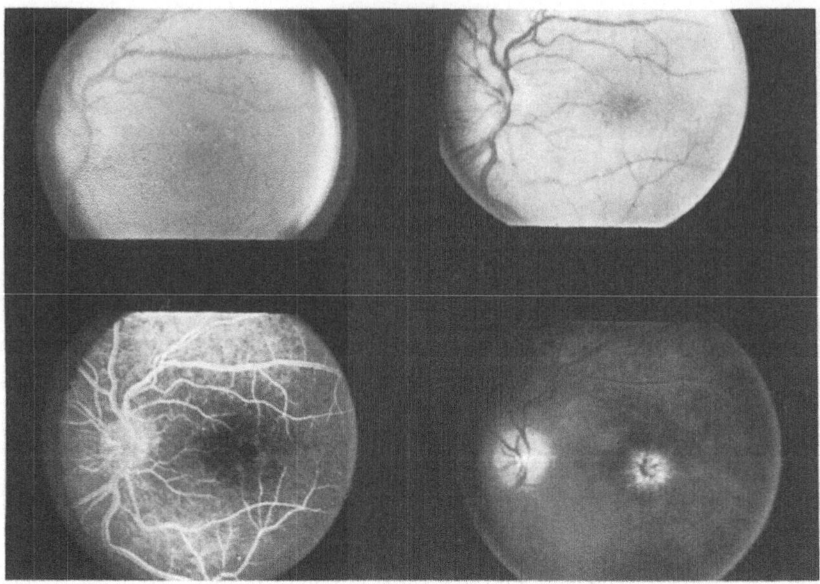

Abb. 33.3. Zystoides Makulaödem als häufigste Komplikation einer intermediären Uveitis, meist für die Sehverschlechterung bei dieser Erkrankung verantwortlich

Die Komplikationen der intermediären Uveitis sind: hintere subkapsuläre Cataract, Sekundärglaukom, Glaskörperblutung, Zug an den Gefäßen der Papille in Richtung des Exsudates auf der unteren Pars plana mit Ektopie der Macula und Pseudohypertropie, zystoides Makulaödem und anschließende zystoide Makuladegeneration, Vasculitis retinae und Netzhautabhebung. Weitere Komplikationen sind: Bandkeratopathie, cyclitische Membranen und Retinoschisis. Trotz dieser zahlreichen potentiellen Komplikationen haben 80% der Patienten nach 10 Jahren einen Visus von 6/12 (oder besser). Selbstverständlich haben die fulminant verlaufenden Fälle eine schlechtere Prognose. Die intermediäre Uveitis kann in Schüben ablaufen die, wie später in diesem Kapitel beschrieben, einer Corticosteroidbehandlung bedürfen.

Pathologie

Sehr wenig ist über die Pathologie der intermediären Uveitis bekannt. In den frühen Berichten war von einer Entzündung des Ciliarkörpers und der Iris die Rede, rezentere Untersuchungen haben jedoch keine derartigen Entzündungszeichen nachweisen können, obwohl eine Perivaskulitis retinae beobachtet worden ist. Bei den untersuchten Fällen waren Ciliarkörper und Chorioidea nicht entzündet, das Exsudat auf der Pars plana bestand aus Schichten von kollagenähnlichem Material.

Ätiologie

Die Ätiologie dieser Erkrankung bleibt ein Rätsel. Eine Infektion mit Viren der „slow-virus"-Gruppe ist vermutet werden, jedoch gibt es keinerlei Hinweise, die diese Theorie stützen würden. Auch ist vermutet worden, daß die Erkrankung eine Autoimmunreaktion auf Glaskörpersubstanzen darstellen könnte, aber auch dafür fehlen die Beweise.

Differentialdiagnose

Findet man bei einem fast reizfreien Auge ein Exsudat über der Pars plana mit Entzündungszellen im Glaskörper und Einscheidungen um die Venolen, so bestehen an der Diagnose kaum Zweifel. Bei weniger charakteristischen Fällen muß man auch die milde, periphere Uveitis, die mit Systemerkrankungen wie der multiplen Sklerose (bei der sie in etwa 20% auftritt) in Betracht ziehen. Auch eine Sarkoidose sollte ausgeschlossen werden, obwohl viele Patienten mit dieser Erkrankung zusätzlich eine granulomatöse Iridocyclitis zeigen, die bei Patienten mit intermediärer Uveitis fehlt. Die periphere Form einer okulären Toxocariose ist meist einseitig, auch ist das periphere granulomatöse Exsudat meist nicht im unteren Abschnitt lokalisiert. Auch tritt die Toxocariose im allgemeinen bei jüngeren Patienten auf.

Das Behçet Syndrom zeigt eine wesentlich ausgeprägtere Okklusion der Netzhautgefäße mit deutlich vermindertem Visus. Auch fehlt das Exsudat über der Pars plana und man beobachtet häufig das charakteristische, rezidivierende Hypopyon. Entzündungszellen im Glaskörper treten zwar bei vielen Retinitiden auf – es seien hier nur die Retinochorioiditis toxoplasmotica, die Candida- und die Zytomegalie-Virus-Retinitis erwähnt – jedoch ist bei diesen Erkrankungen immer die Netzhaut beteiligt und es kann gelegentlich nur ein Auge betroffen sein. Die Differentialdiagnose zwischen einer intermediären Uveitis und einer Retinitis anderer Genese sollte keine Schwierigkeit darstellen. Bei der Heterochromiecyclitis Fuchs, welche vorwiegend eine Iridocyclitis ist, finden sich ebenfalls Entzündungszellen im Glaskörper und gelegentlich ein zystoides Makulaödem. Diese Erkrankung ist jedoch praktisch immer einseitig und die charakteristische Veränderung der Irisstruktur mit Heterochromie sollte die Differentialdiagnose erleichtern.

Laboruntersuchungen

Bei zahlreichen Patienten mit intermediärer Uveitis haben verschiedenste Laboruntersuchungen keinerlei Ergebnisse erbracht. Da zur Behandlung eine hochdosierte systemische Corticosteroidtherapie erforderlich werden kann, empfehlen wir bei allen Patienten einen Tuberkulintest, ein Thoraxröntgen und einen VDRL- und FTA-ABS-Test. Wir glauben jedoch nicht, daß andere Laboruntersuchungen oder Konsiliaruntersuchungen bei einem Routinefall erforderlich sind. Eine Behandlung der intermediären Uveitis ist nur bei zystoidem Makulaödem mit Reduktion des Sehvermögens indiziert. Entzündungszellen im Glaskörper, Einscheidungen der Gefäße und selbst ein Exsudat über der Pars plana stellen selbst noch keine Indikation dar. Ist das Sehvermögen gut – im Bereich von etwa 6/7.5 bis 6/9 – empfehlen wir keine Corticosteroide oder andere Therapieformen. Man sollte immer bedenken, daß die Komplikationen einer Corticosteroidtherapie, wie schon in einem früheren Kapitel besprochen, zahlreich und gelegentlich schwerwiegender als die Krankheit selbst sind. Dies trifft wahrscheinlich auch für jene Fälle einer intermediären Uveitis zu, wo es nicht zum zystoiden Makulaödem kommt. Langzeituntersuchungen über Visuseinbußen bei intermediärer Uveitis zeigen klar, daß sie auf einem chronischen zystoiden Makulaödem beruhen. Die Entzündungszellen im Glaskörper und Glaskörpertrübungen werden meist im Laufe der Jahre geringer und stellen selbst noch keine Ursache für eine bleibende Sehstörung dar.

Wir empfehlen eine Fluoreszeinangiographie, um festzustellen ob ein zystoides Makulaödem vorliegt. Ist das Sehvermögen aufgrund desselben auf 6/12 oder weniger reduziert, so empfehlen wir eine sub-Tenonsche Injektion von lang wirkenden Corticosteroiden. Obwohl wir auf keine Doppelblindstudie verweisen können, haben wir doch den klinischen Eindruck, daß diese Therapieform bei vielen Patienten hilft, und daß es im allgemeinen nicht notwendig ist, systemische Corticosteroide zu verwenden. Auf jeden Fall sollte nur dann, wenn eine sub-Tenonsche Injektion keine Besserung des klinischen Befundes gebracht hat, eine systemische Corticosteroidtherapie begonnen werden. Eine Lokalbehandlung mit Augentropfen ist ausschließlich dann indiziert, wenn es zu einer signifikanten Entzündungsreaktion auch in der Vorderkammer gekommen ist. Bei Veränderungen im Glaskörper oder bei einem zystoiden Makulaödem sind sie nicht indiziert.

Patienten mit mindestens 4 sub-Tenonschen Injektionen ohne klinischen Erfolg erhalten systemische Corticosteroide in einer Dosierung von etwa 100 mg Prednison pro Tag über einen Zeitraum von 7 bis 10 Tagen. Kommt es auch dann nicht zu einer Besserung, kann die Kryotherapie des Exsudates auf der Pars plana in Betracht gezogen werden. Diese Vorgangsweise ist noch immer umstritten, aber nach unserer Meinung ist sie einen Versuch wert, bevor andere immunsupprimierende Medikamente (zum Beispiel Methotrexat, Cyclophosphamid oder Cyclosporin A) verwendet werden.

Wir praktizieren die Kryotherapie nach der Aaberg-Methode, sie wird im Operationssaal durchgeführt. In der unteren Bulbushälfte wird eine 180 Grad-Peritomie durchgeführt und die Netzhautsonde dann subconjunctival angelegt. Zuerst wird unmittelbar hinter dem Exsudat ein Probekoagulat gesetzt, um die erforderliche Applikationsdauer bestimmen zu können. Dies ist deswegen notwendig, weil die weißen Kryokoagulate im Bereich der weißen „Schneebank" nicht gesehen werden können. Es wird dann das gesamte Areal der betroffenen Pars plana mit zwei Reihen von Kryokoagulaten behandelt. Nach Bindehautverschluß wird eine sub-Tenonsche Corticosteroidinjektion verabreicht und das Auge mit einem Antibiotika-Salbenverband versorgt.

Diese Kryotherapie kann nach einigen Wochen, wenn sich keine Besserung ergeben hat, wiederholt werden. Bei einigen unserer Patienten ist nach einer derartigen Behandlung ohne jeden Zweifel eine Reduktion der Glaskörperentzündung aufgetreten. Die Sehverbesserung war jedoch oft nicht sehr eindrucksvoll, wohl dadurch bedingt, daß die meisten unserer Patienten vor der Behandlung ein schweres zystoides Makulaödem aufwiesen. Möglicherweise hätte eine frühere Behandlung bessere Ergebnisse erbracht.

Kann weder mit Corticosteroiden noch mit einer Kryotherapie die entzündliche Reaktion im Glaskörper und das zystoide Makulaödem in den Griff bekommen werden, sollten immunsuppressive Medikamente (Kapitel 10) versucht werden.

Spezielle Hinweise

1. Manche Patienten weisen trotz dichter zellulärer Infiltration des Glaskörpers – ohne daß es zu einem zystoiden Makulaödem kommt – einen Visus von 6/9 auf. Wir behandeln diese Patienten nicht. Gelegentlich haben wir jedoch bei Patienten, die einen Beruf ausüben, bei dem die Glaskörpertrübungen eine echte Beeinträchtigung darstellen, mit sub-Tenonschen Injektionen behandelt, auch wenn kein zystoides Makulaödem vorhanden war.

2. Einige schwere Komplikationen der intermediären Uveitis (zum Beispiel Cataract und Glaukom) sind iatrogen, nämlich das Ergebnis einer Überbehandlung mit Corticosteroiden.

3. Die Fluoreszeinangiographie und sorgfältige Visuskontrollen sind wesentlichster Teil der Betreuung dieser Patienten. Solange kein zystoides Makulaödem auftritt, ist die Prognose hinsichtlich des Sehvermögens gut.

4. Es ist außerordentlich wichtig, den Patienten über den chronischen Verlauf dieser Erkrankung aufzuklären.

5. Nach Kryotherapie der Exsudate auf der Pars plana kann man oft dilatierte Kapillaren innerhalb des Exsudates beobachten. Sie könnten einerseits die Ursache, andererseits Folge dieses Exsudates sein. Ohne Kryobehandlung sind sie klinisch nicht nachzuweisen. Letztere führt zu einer Erweiterung und zu einer Stase, wodurch sie sichtbar werden. Möglicherweise führt ihre Zerstörung zur Reduktion der schwelenden Entzündung.

6. Einige Fälle mit langer, am Beginn klassischer intermediärer Uveitis entwickeln schließlich die typische diffuse Entzündung, wie sie für Sarkoidose charakteristisch ist. Es muß also auch diese Erkrankung in die Differentialdiagnose einbezogen werden.

7. Die intermediäre Uveitis kann auch erstes Zeichen einer zugrundeliegenden demyelinisierenden Erkrankung sein. Dies ist aber eher selten der Fall und sollte deshalb dem Patienten bei der Erstuntersuchung *nicht* mitgeteilt werden. Bei der Anamneseerhebung muß aber Wert auf neurologische Symptome gelegt werden.

Zusammenfassung: Intermediäre Uveitis („Pars planitis", „chronische Cyclitis")

Uveitistyp: „Vitritis", möglicherweise Vaskulitis retinae.
Beidseitig.
Geschlecht: Männer und Frauen.

Alter: Teenager, sowie 3. und 4. Lebensdekade.

Verlauf: chronisch, rezidivierend.

Laboruntersuchungen: Thoraxröntgen, Tuberkulintest, VDRL- und FTA-ABS-Test (um behandelbare Erkrankungen auszuschließen); Untersuchung auf Sarkoidose; Fluoreszeinangiographie.

Komplikationen: zystoides Makulaödem, Cataract, Bandkeratopathie, Netzhautabhebung, Glaukom.

Therapie: sub-Tenonsche Injektionen von langwirkenden Corticosteroiden zur Behandlung des zystoiden Makulaödems mit einem Sehvermögen von weniger als 6/12; keine Behandlung trotz Entzündungszellen im Glaskörper, wenn das Sehvermögen gut ist. Zur Differenzierung ist eine Fluoreszeinangiographie wichtig.

Prognose: gut, wenn das zystoide Makulaödem durch die Behandlung unter Kontrolle gebracht werden kann.

Kapitel 34. Iridocyclitis bei rheumatologischen Erkrankungen (Spondylarthritis ankylopoetica, Reiter Syndrom, juvenile rheumatoide Arthritis)

Eine Arthritis oder Arthralgie ist Leitsymptom zahlreicher Erkrankungen des rheumatischen Formenkreises; sie können mit signifikanten Augenkomplikationen assoziiert sein, wobei die Uveitis – und im besonderen die Iridocyclitis – am häufigsten beobachtet wird. Obwohl letztere nur selten als Komplikation einer primär chronischen Polyarthritis auftritt, findet man sie doch häufig bei Spondylarthritis ankylopoetica (Morbus Marie-Strümpell-Bechterew), dem Reiter Syndrom und der juvenilen rheumatoiden Arthritis. Sie ist auch Teil anderer Systemerkrankungen, die durch eine Arthritis gekennzeichnet sind (z.B. einer Arthritis bei Psoriasis oder granulomatöser Colitis) und ist eng mit den Entzündungen der großen, tragenden Gelenke, assoziiert. Obwohl der Zusammenhang zwischen Gelenks- und Augenerkrankungen gesichert ist, so ist doch die Pathogenese dieser Syndrome noch nicht vollständig aufgeklärt.

Spondylarthritis ankylopoetica (Morbus Marie-Strümpell-Bechterew)

Klinik

Diese Erkrankung tritt meist bei Männern im 3. und 4. Lebensdezennium auf; in einem großen Prozentsatz der Patienten kommt es auch zu einer Iridocyclitis. Die Augenerkrankung kann einseitig sein, tritt aber oft in beiden Augen auf, wobei ein Auge früher betroffen sein und häufigere Rezidive zeigen kann, als das andere. Es ist ungewöhnlich, daß beide Augen zur gleichen Zeit erkranken und die Aktivität der Spondylarthritis verläuft nicht notwendigerweise mit der Augenerkrankung parallel. Die Iridocyclitis kann auch vor der Gelenkserkrankung auftreten. Am häufigsten ist das Sacroiliacalgelenk betroffen, obwohl auch andere große Gelenke befallen sein können. Eine Röntgenuntersuchung kann die Gelenksbeteiligung schon aufdecken, bevor sie symptomatisch wird und ist deshalb bei allen jungen, männlichen Patienten mit Iridocyclitis zu empfehlen. Andere Symptome dieser Systemerkrankung können das Herzkreilaufsystem betreffen, etwa in Form einer Aorteninsuffizienz.

Die Iridocyclitis zeigt einen akuten Verlauf mit sehr raschem Beginn und meist schwerer Photophobie, Rötung und Visusreduktion, wobei alle diese Symptome durch eine mittelgradige bis schwere Entzündungsreaktion in der Vorderkammer zu erklären sind. Kleine Hornhautpräzipitate können auf der betroffenen Seite gesehen werden; es treten rasch hintere Synechien auf, die umgehend eine Therapie mit Mydriatika erforderlich machen. Bei schweren Fällen kommt es auch zu

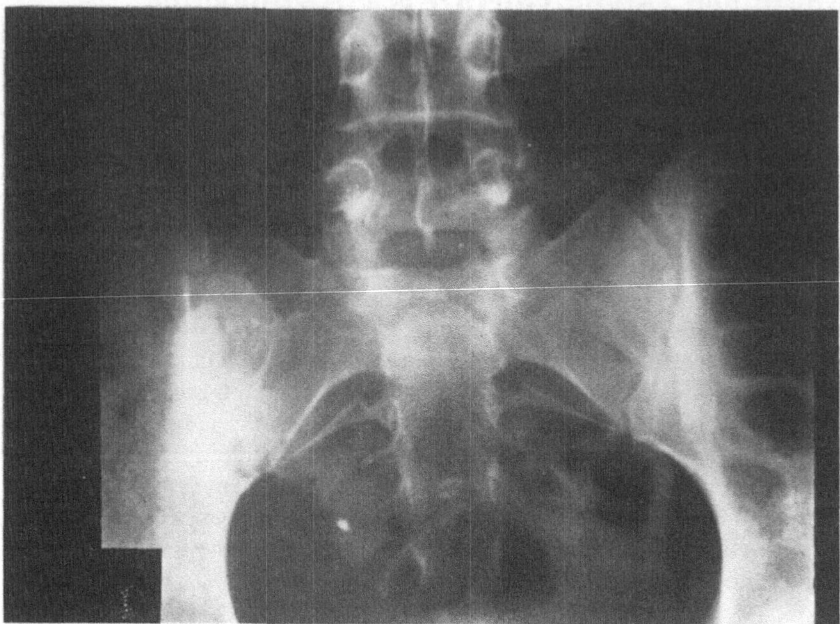

Abb. 34.1. Röntgen des Sakroiliakalgelenkes bei Spondylarthritis ankylopoetica. Veränderungen im Gelenk bei einem Patienten mit Iridocyclitis

einem Hypopyon, ein akutes Sekundärglaukom ist durch die massive Entzündungsreaktion bedingt. Auch findet man Entzündungszellen im Glaskörper und gelegentlich bei schweren Fällen ein sekundäres zystoides Makulaödem. Die milde oder auch schwer verlaufende nichtgranulomatöse Iridocyclitis neigt zu Rezidiven, wobei jeweils ein Auge betroffen sein kann.

Pathologie

Man findet unspezifische Entzündungszeichen in der Vorderkammer und Lymphozyten in der Uvea.

Ätiologie

Die Ätiologie der Spondylarthritis ankylopoetica ist unbekannt. Die hohe Inzidenz des HLA-B27-Antigens bei den erkrankten Patienten läßt auf eine genetische Prädisposition der Iridocyclitis schließen. Auch bei Iridocyclitis *ohne* Systembeteiligung wird HLA-B27 in erhöhter Frequenz (40% gegenüber 8% in der Normalbevölkerung) beobachtet.

Differentialdiagnose

Tritt eine akute, rezidivierende Iridocyclitis bei einem jungen Mann auf, so sollte die Spondylarthritis ankylopoetika zu den ersten Systemerkrankungen gehören,

die in Betracht gezogen werden. Weiters sollte noch an eine Iridocyclitis bei
Sarkoidose oder an Erkrankungen der hinteren Uvea und Netzhaut (zum Beispiel
eine Retinochorioiditis toxoplasmotica) gedacht werden. In ersterem Fall ist die
Iridocyclitis eher granulomatös mit großen, speckigen Präzipitaten, Irisknötchen,
Veränderungen der Netzhautgefäße und Chorioiditis. Die Heterochromiecyclitis
Fuchs verläuft im Gegensatz zur Iridocyclitis des Morbus Bechterew chronisch.

Laboruntersuchungen

Da ungefähr 50% aller Patienten mit positivem Röntgenbefund beschwerdefrei
sind, ist diese Untersuchung des Sacroiliacalgelenkes außerordentlich wichtig und
sollte bei allen Männern mit rezidivierender Iridocyclitis, unabhängig von systemischen Beschwerden durchgeführt werden. In den frühen Stadien der Spondylitis ist eine Untersuchung mit radioaktivem Technetium noch sensitiver und
kann bereits bei negativem Röntgenbefund positiv sein.

Eine physikalische Therapie, die früh beginnen sollte, kann schwere Deforma-
tionen („Bambuskonfiguration" der Wirbelsäule) verhindern helfen. Aus diesem
Grund sollte auch eine Therapie mit Salizylaten früh eingesetzt werden. Da bei
über 80% der Patienten mit Spondylarthritis ankylopoetica das HLA-B27-
Antigen nachgewiesen wird, hilft dieser Befund bei der Sicherung der Diagnose.
Es darf aber nicht vergessen werden, daß auch bei etwa 40% der akuten Iridocyclitiden *ohne* Systemerkrankung der Befund positiv ausfällt.

Die Blutsenkung des Patienten ist erhöht, der Test auf Rheumafaktor jedoch
negativ.

Therapie

Corticosteroide sind auch bei der Iridocyclitis im Rahmen des Morbus Bechterew
die beste Therapie. Zeigt die Erkrankung einen schweren Verlauf und haben sich
bereits Synechien gebildet, dann sollten sie zumindest stündlich verabreicht werden, wobei die Pupille mit Mydriatika erweitert werden muß. Gelegentlich ist eine
periokulare Injektion von Corticosteroiden notwendig, u.U. müssen auch hochdosierte, kurzwirksame systemische Corticosteroide verschrieben werden. Wir
haben Patienten mit schweren zystoiden und peripapillären Netzhautödemen
beobachtet, bei denen sich das Ödem zugleich mit einem Rückgang der Entzündung im vorderen Abschnitt zurückgebildet hat. Die Therapie der Gelenksent-
zündung (physikalische Behandlung und Salizylate) liegt in der Hand des Internisten. Sie soll Langzeitprobleme verhindern, man kann jedoch von ihr keinen
unmittelbaren günstigen Effekt auf das Augenleiden erwarten. Auch andere Pro-
staglandininhibitoren sind zur Behandlung der Gelenkserkrankung eingesetzt
worden.

Spezielle Hinweise

1. Da das HLA-B27-Antigen auch bei Patienten mit unspezifischer Iridocyclitis
häufig gefunden wird, empfehlen wir diesen Test nicht routinemäßig; er kann die
Diagnose letztlich nur bestätigen.

2. Eine Zuweisung an einen Rheumatologen, einerseits zur physikalischen Therapie, andererseits zur Untersuchung der Herzfunktion ist wichtig, da die Erkrankung auch lebensbedrohende Gefäßprobleme hervorrufen kann.

3. Es gibt signifikante Überschneidungen zwischen Arthritis, Spondylarthritis ankylopoetica und anderen Systemerkrankungen. Als Beispiel seien die Psoriasis mit Spondylarthritis ankylopoetica und Iridocyclitis erwähnt, ebenso wie die granulomatöse Colitis mit Spondylitis und Iridocyclitis. Auch beim Reiter Syndrom kann eine Spondylarthritis ankylopoetica auftreten. Es scheint deshalb zwischen diesen verschiedenen Erkrankungsbildern ätiologische Zusammenhänge zu geben. Möglicherweise prädisponieren verschiedene genetische Faktoren manche Menschen zum Auftreten der einen oder anderen Form der Entzündung.

4. Der Rheumafaktor ist bei dieser Erkrankung negativ, wodurch sich der Morbus Bechterew von der primär chronischen Polyarthritis unterscheidet.

Zusammenfassung: Iridocyclitis bei Spondylarthritis ankylopoetica

Uveitistyp: Iridocyclitis
Beidseitig
Geschlecht: Männer.
Alter: 3. und 4. Dekade.
Verlauf: akut und rezidivierend.
Laboruntersuchungen: Röntgen des Sacroiliacalgelenkes, Blutsenkung.
Komplikationen: Synechien, Cataract, Glaukom; Deformierung der Wirbelsäule, Aorteninsuffizienz.
Therapie: hochdosierte, häufige Gabe lokaler Corticosteroide; seltener periokulare und systemische Corticosteroide. Prognose: abhängig von der Dauer und Häufigkeit der Schübe und dem Ansprechen auf die Therapie; frühe, massive Therapie kann zu vollständiger Heilung führen.

Reiter-Syndrom

Klinik

Das vorwiegend bei Männern auftretende Reiter Syndrom besteht aus einer unspezifischen, nicht bakteriell bedingten Urethritis, gefolgt von einer Polyarthritis, Conjunctivitis und rezidivierenden Iridocyclitis. Gelegentlich kommt es auch zu Haut- und Schleimhautmanifestationen. Die meisten Patienten sind zwischen 20 und 40 Jahre alt. Als erste Augenmanifestation kann, bei etwa einem Drittel der Patienten, eine Bindehautentzündung auftreten. Nach der Conjunctivitis (diese kann allerdings auch fehlen) treten Iritis oder rezidivierende Iridocyclitis auf. Sie verläuft häufig schwer, mit gemischter Injektion, Photophobie, Visusreduktion, Ausbildung von Synechien und mittelgroßen Hornhautpräzipitaten, sowie reichlich Entzündungszellen und einem starken Tyndallphänomen in der Vorderkammer. Oft findet man auch Entzündungszellen im Glaskörper, jedoch ist der hintere Augenabschnitt nicht pathologisch verändert. Die Rezidive verlaufen weniger schwer, meist mit nur wenigen Zellen und etwas Tyndall und geringer ciliarer Injektion. Aus diesem Grund sind Cataracta complicata und Sekundärglaukom selten als schwere Komplikationen zu sehen.

Zusätzlich zur früh auftretenden, beidseitigen mukopurulenten Conjunctivitis und Iridocyclitis kann es auch zu Keratitis und Episkleritis kommen. Die Hornhautveränderungen sind charakteristische, passagere subepitheliale Infiltrate, welche im Zentrum der Hornhaut beginnen und sich später zur Peripherie hin ausbreiten. Glücklicherweise resorbieren sie sich im Laufe von Wochen ohne jede Narbenbildung. Die Systemmanifestationen dieses Syndroms bestehen in einer unspezifischen Urethritis und Cystitis, die bei rezidivierenden Fällen auch zu einer chronischen Prostatitis führen kann. Routineabstriche sollten in jedem Fall durchgeführt werden, um sicher auszuschließen, daß die Urethritis durch behandelbare Erreger hervorgerufen wird. Andere Manifestationen sind Entzündungen der großen Gelenke (im besonderen der Knie- und Knöchelgelenke) und gelegentlich auch eine Spondylarthritis ankylopoetica. Die wesentlichste Hautmanifestation wird als „Keratoderma blennorrhagicum" bezeichnet. Die Läsionen finden sich in der Regel auf den Handflächen und Fußsohlen, sie ähneln klinisch und histologisch einer exsudativen Psoriasis. Schleimhautläsionen treten in der Mundhöhle und an den Genitalen in 25% der Fälle auf.

Ein Patient kann entweder nur einzelne oder alle diese Zeichen aufweisen, sie können von Fall zu Fall stark variieren. Die Systembeteiligung kann einige Wochen bis Monate dauern, sie spricht in vielen Fällen nur schlecht auf eine antimikrobielle Therapie an. Glücklicherweise ist sowohl die Systemerkrankung als auch die Augenbeteiligung in ihrem Verlauf limitiert.

Pathologie

Bindehautbiopsien haben ein geringes Ödem und entzündliche Infiltrate gezeigt; mit Ausnahme verschiedener Mikroorganismen in Gelenks- und Prostataflüssigkeit einiger Patienten sind aber keinerlei spezifische pathologische Veränderungen beobachtet worden.

Ätiologie

Das Reiter-Syndrom ist mit großer Wahrscheinlichkeit ein durch Erreger induzierter Prozeß bei Patienten mit einer genetischen Disposition, auf mikrobielle Proteine zu reagieren. Das HLA-B27-Antigen wird bei über 85% der Patienten beobachtet und Chlamydien, Mycoplasmen und Salmonellen sind aus Gelenksflüssigkeit und Urethra isoliert worden. Daß einige Patienten auf orale Tetracyklintherapie eine deutliche Besserung gezeigt haben, scheint auf die Rolle dieser Mikroorganismen hinzuweisen.

Differentialdiagnose

Beobachtet man die klassische Triade: Arthritis, Urethritis und Conjunctivitis oder rezidivierende Iridocyclitis, so muß man an ein Reiter-Syndrom denken. Für andere rheumatologische Erkrankungen ist jedoch auch eine Arthritis der großen Gelenke und eine Iridocyclitis kennzeichnend. Auch eine Urethritis gonorrhoica kann eine Iridocyclitis hervorrufen, häufiger kommt es dann jedoch zu einer schweren Endophthalmitis.

Gibt der Patient in der Anamnese häufige Conjunctivitiden an, so sollte nach einer abgelaufenen Urethritis oder Arthritis gefahndet werden.

Laboruntersuchungen

Eine Untersuchung des Harnröhrensekrets ist notwendig, um eine Infektionskrankheit auszuschließen und sowohl Urologe als auch Internist sollten zugezogen werden. Im Verlauf der aktiven Erkrankung findet man eine Leukozytose und erhöhte Blutsenkung, auch tritt höhergradiges Fieber auf. HLA-B27 ist meist positiv. Röntgen der Hand-, Fuß-, Sprung- und Sacroiliacalgelenke sind angezeigt, weil dadurch eine asymptomatische Arthritis in den am häufigsten befallenen Gelenken aufgedeckt werden kann.

Therapie

Wie bei anderen Formen der nicht-infektiösen Iridocyclitis sind lokale Corticosteroide indiziert, bei schwerem Verlauf mit Synechienbildung müssen sie häufig angewandt werden. Gelegentlich sind auch sub-Tenonsche Injektionen von Corticosteroiden erforderlich. Liegt eine Chlamydien- oder Mycoplasmeninfektion vor – sie muß zuerst durch Kulturen nachgewiesen werden –, ist eine spezifische Therapie (meist mit Tetracyklinen) notwendig. In den meisten Fällen heilt die Krankheit spontan nach einigen Wochen oder Monaten ab.

Spezielle Hinweise

1. Die Anamnese ist bei Patienten mit Iridocyclitis sehr wichtig, da eine gutartig verlaufende, abgeheilte, unspezifische Urethritis und unklare Gelenksschmerzen gelegentlich die einzigen Hinweise auf dieses Syndrom darstellen können.

2. Ein Rheumatologe und Urologe sollte bei Verdachtsfällen zum Konsilium beigezogen werden.

3. Untersuchungen des Harnröhrensekretes sind unbedingt erforderlich, um festzustellen ob eine Infektion vorliegt, die einer Therapie zugänglich ist.

4. Haut- und Schleimhautveränderungen sind sehr charakteristisch und Patienten sollten über ihr Vorliegen befragt werden.

Zusammenfassung: Reiter-Syndrom

Uveitistyp: Iridocyclitis.
Beidseitig.
Geschlecht: häufiger bei Männern als bei Frauen.
Alter: 20 bis 40 Jahre.
Verlauf: akut, subakut und rezidivierend.

Laboruntersuchungen: Röntgenuntersuchungen verschiedener Gelenke, Harnkulturen, HLA-B27-Antigen.
Komplikationen: Cataracta complicata und Sekundärglaukom, beide selten, da
die Krankheit meist mild verläuft.
Therapie: lokale Corticosteroide, gelegentlich auch sub-Tenonsche Injektionen;
systemische Tetrazykline bei Verdacht auf Chlamydieninfektionen.
Prognose: meist günstig mit Erhaltung eines guten Sehvermögens.

Juvenile rheumatoide Arthritis

Klinik

Diese Erkrankung ist bei Kindern sehr häufig Ursache einer progredienten Behin-
derung. Die Zahl der Betroffenen wird allein in den USA auf einige hundertau-
send Fälle geschätzt. Sie beginnt in der Regel zwischen dem 2. und 4. Lebensjahr,
kann aber auch etwas später auftreten. Selten beobachtet man sie vor dem 6.
Lebensmonat, sie tritt etwas häufiger bei Mädchen als bei Knaben auf. Die
Iridocyclitis und ihre Komplikationen ist Ursache der Erblindung vieler dieser
Kinder. Aus diesem Grund ist das Erkennen dieses Syndroms und die genaue
Klassifikation außerordentlich wichtig. Andere Formen der intraokularen Ent-
zündung in der Kindheit werden an anderer Stelle (Kapitel 24) diskutiert.

In den letzten Jahren ist eine Einteilung der juvenilen rheumatoiden Arthritis
(JRA) nach folgenden Formen vorgenommen worden:

1. Morbus Still, akut und toxisch,
2. polyartikuläre JRA und
3. monoartikuläre (oder oligoartikuläre) JRA.

Eine Augenentzündung ist bei schwerer Systemerkrankung eher selten.

Die Stillsche Erkrankung ist klassischerweise eine fieberhafte, schwere Erkrankung mit Beteiligung der großen Gelenke, Splenomegalie, Lymphadenopathie – eine Systemerkrankung, bei der nur gelegentliche eine Iridocyclitis oder
andere Augenmanifestationen auftreten. Die Hälfte der Patienten mit JRA leiden
an der polyartikulären Verlaufsform, sie sind meist sehr junge Kinder. Die klinischen Zeichen sind Fieber, Lymphadenopathie und gelegentlich Iridocyclitis. Aus
augenärztlicher Sicht sind Patienten mit der monoartikulären oder oligoartikulä-
ren Form – d.h. weniger als vier Gelenke sind befallen – die am schwersten betroffen. Obwohl die systemische Erkrankung sehr mild verlaufen kann, sind die
Augenkomplikationen, welche bei bis zu 25% der Kinder auftreten, meist schwer.

Der wesentlichste klinische Befund dieser milden Form von JRA ist die chronische Iridocyclitis. Die Patienten zeigen keine dramatische Systemerkrankung,
in der Anamnese können manchmal nur vage Hinweise auf Gelenksschmerzen zu
erheben sein. Gelegentlich wird erst bei einer routinemäßig durchgeführten Schuluntersuchung ein reduzierter Visus festgestellt, oder einem aufmerksamen Lehrer
oder den Eltern fällt eine „weiße Pupille" auf. Meisten haben diese Kinder keine
akute, symptomatische Iridocyclitis. In den frühen Stadien beobachtet man nur

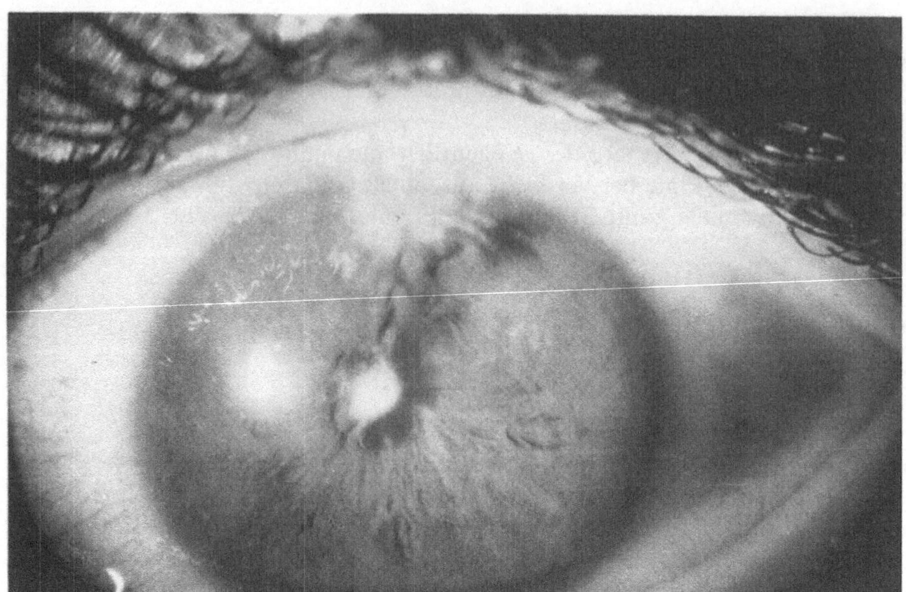

Abb. 34.2. Endstadium einer chronischen Iridocyclitis bei einem Patienten mit juveniler rheumatoider Arthritis. Seclusio pupillae, Cataracta complicata, periphere Iridektomie (durchgeführt wegen Iris bombé mit Druckanstieg)

einige wenige Entzündungszellen in der Vorderkammer und keine Synechien. Zum Zeitpunkt der ersten Untersuchung jedoch können die kleinen Patienten bereits eine beginnende Bandkeratopathie, breite hintere Synechien, eine Cataracta complicata und ein Sekundärglaukom aufweisen. In der Regel erkranken beide Augen. Aufgrund des schleichenden Beginns und der unauffälligen Symptomatik müssen alle Kinder mit der Diagnose einer juvenilen rheumatoiden Arthritis routinemäßig von einem Augenarzt untersucht werden. Die Iridocyclitis ist nichtgranulomatös, obwohl auch kleinere Präzipitate auftreten können. Typischerweise bestehen keinerlei Schmerzen, das Auge ist völlig reizfrei. Aus diesem Grund kann die Erkrankung leicht übersehen werden. Oft schreitet sie trotz Behandlung unaufhaltsam fort, durch Cataract und Glaukom kommt es schließlich zur Erblindung. Entzündungszeichen im hinteren Augenabschnitt sind sehr selten, im Glaskörper jedoch häufig.

Pathologie

Sie ist unspezifisch, mit mononukleären Zellen (Lymphozyten) im Ciliarkörper und in der Iris. Synechien und andere sekundäre Komplikationen werden häufig beobachtet.

Ätiologie

Die Ätiologie der JRA ist unbekannt.

Differentialdiagnose

Hier ist es wichtig, die verschiedenen Formen der Uveitis bei Kindern in Betracht zu ziehen, da Therapie und Prognose sich sehr wesentlich unterscheiden. Die intraokulare Entzündung bei Toxocariose, intermediärer Uveitis und Toxoplasmose ist im Regelfall auf den hinteren Augenabschnitt beschränkt oder diffus. Obwohl eine Sarkoidose nur selten bei Kindern auftritt, kann sie gelegentlich den Befund bei JRA nachahmen. Ein Thoraxröntgen, Hautteste auf Allergie und andere Untersuchungen auf Sarkoidose sind bei Verdachtsfällen nützlich. Auch ist es wichtig zu wissen, daß bei Patienten mit juveniler rheumatoider Arthritis häufig antinukleäre Antikörper im Serum nachweisbar sind.

Laboruntersuchungen

Bei jedem Kind mit Iridocyclitis besteht der Verdacht auf JRA, es sollte deshalb einem spezialisierten Kinderarzt zugewiesen werden. Antinukleäre Antikörper (ANA) sind bei 80% der Patienten mit JRA, die eine Iridocyclitis entwickeln positiv, bei Patienten ohne Augenbeteiligung jedoch meist negativ. Die Blutsenkung ist erhöht, der Rheumafaktor ist nicht nachweisbar. Am häufigsten ist das Kniegelenk betroffen, deswegen ist eine Röntgenuntersuchung bei Verdachtsfällen auch ohne klinischen Hinweis indiziert.

Therapie

Die Behandlung der chronischen Iridocyclitis ist meist nicht sehr erfolgreich. In den frühen Stadien sind nur Mydriatika zu empfehlen, da oft im späteren Krankheitsverlauf Corticosteroide über lange Zeiträume gegeben werden müssen, allerdings ohne große Hoffnung, daß die Krankheit jemals ausheilt.

Nehmen die Entzündungszeichen zu und beginnt die Bildung von Synechien, beginnt man mit einer Steroidtherapie. In diesem Stadium sollten sie jedoch sehr sorgfältig auf die Minimaldosis titriert werden, um eine übermäßige Anwendung zu vermeiden. Die Patienten werden oft ein sehr starkes Tyndallphänomen aufweisen, da die Blut-Kammerwasserschranke zusammengebrochen ist, selbst bei Fehlen jeglicher Entzündungszellen. Es ist außerordentlich wichtig an dieser Stelle darauf hinzuweisen, daß Entzündungszellen in der Vorderkammer eine Indikation für eine Steroidtherapie darstellen, ein positives Tyndallphänomen *allein* jedoch nicht. Erweisen sich lokale Corticosteroide als unwirksam, so ist entweder eine sub-Tenonsche Injektion von Steroiden oder, selten, eine systemische Therapie erforderlich. Während lokale Corticosteroide in der Regel eine akute Entzündung unterdrücken können, sind Schübe einer chronischen Form gelegentlich nur mit systemischen Corticosteroiden in den Griff zu bekommen, obwohl man versuchen sollte, möglichst nur mit lokalen Steroiden auszukommen. Auf jeden Fall sollten andere immunsuppressive Medikamente (zum Beispiel Chlorambucil) nur als letzte Maßnahme eingesetzt werden. Eine Bandkeratopathie kann mit Hilfe von Chelatbildnern (z.B. Natrium-EDTA) entfernt werden, auch Rezidive sprechen auf diese Therapie an. Ein Sekundärglaukom sollte medikamentös, ohne Verwendung von Miotika behandelt werden.

Die Behandlung der Cataract ist ein schwerwiegendes Problem und wird an anderer Stelle (siehe Kapitel 25) behandelt. An dieser Stelle soll nur festgestellt werden, daß die Routine-Cataract-Chirurgie schlechte Ergebnisse erbracht hat, daß eine Lensektomie alleine vermieden werden sollte, und daß eine kombinierte Lensektomie-Vitrektomie bei manchen Fällen angezeigt ist. Tritt die Cataract nur einseitig auf und ist das andere Auge nicht erkrankt, ist es wohl am besten, den chirurgischen Eingriff zu vermeiden, solange es nicht zu Netzhautkomplikationen kommt.

Diese Kinder sollten sehr häufig kontrolliert werden, da sie bei ihrer ersten Untersuchung in ihrem Krankheitsverlauf oft schon sehr weit fortgeschritten sind. Im allgemeinen hat eine akute Iridocyclitis bei JRA eine wesentlich bessere Prognose und neigt weniger zu Rezidiven als eine chronische Form.

Spezielle Hinweise

1. Wir empfehlen eine Spaltlampenuntersuchung alle drei Monate bei allen Patienten mit juveniler rheumatoider Arthritis.

2. JRA-Patienten mit positiven antinukleären Antikörper(ANA)-Titern entwickeln oft eine Iridocyclitis, ANA-negative Patienten nicht.

3. Eine Durchuntersuchung eines Kindes mit chronischer Iridocyclitis sollte auch ein Thorax- und ein Knieröntgen umfassen, um eine Sarkoidose und eine systemische rheumatoide Arthritis ausschließen zu können. In jeden Fall muß ein Kinderarzt beigezogen werden.

4. Eine Routine-Cataract-Extraktion sollte bei diesen Patienten vermieden werden. Falls ein chirurgischer Eingriff erforderlich ist, sollte eine kombinierte Lensektomie-Vitrektomie in Betracht gezogen werden.

5. Eine Überbehandlung mit Corticosteroiden ist leider sehr häufig der Fall, da nur das Tyndallphänomen und nicht die Entzündungszellen in der Vorderkammer zur Indikation herangezogen werden.

Zusammenfassung: Iridocyclitis bei juveniler rheumatoider Arthritis

Uveitistyp: Iridocyclitis, chronisch oder (seltener) akut.
Beidseitig.
Geschlecht: mehr Mädchen als Knaben.
Alter: 2 bis 15 Jahre.
Verlauf: chronisch, rezidivierend, oder akut.
Laboruntersuchungen: antinukleäre Antikörper, Blutsenkung, Röntgen der Kniegelenke, kinderärztliche Untersuchung.
Komplikationen: Bandkeratopathie, Cataracta complicata, Glaukom, Phthisis.
Therapie: Mydriatika in den frühen Stadien der Erkrankung; Therapie der Wahl in den späteren Stadien: lokale Corticosteroide, sub-Tenonsche Corticosteroide, selten systemische Gabe indiziert. Behandlung nur, wenn Entzündungszellen in der Vorderkammer zu sehen sind.
Prognose: im allgemeinen schlecht, das Sehvermögen oft nur 6/60 oder weniger.

Kapitel 35. Uveitis bei gastrointestinalen Erkrankungen

Ein geringer Prozentsatz der entzündlichen Erkrankungen des Magen-Darmtraktes ist auch mit entzündlichen Erkrankungen der Uvea vergesellschaftet. Die Assoziation von Colitis ulcerosa, Morbus Crohn, und der Whippleschen Erkrankung mit Uveitis ist gut dokumentiert, eine Beziehung zwischen intraokularen Entzündungen und Parasiten des Magen-Darmtraktes wie Amöben, Giardia, und Endolimax ist hingegen umstritten.

Bei der Erhebung der Anamnese ist es also wichtig, den Patienten auch nach gastrointestinalen Erkrankungen zu fragen, da die Behandlung der Grundkrankheit nicht nur den Allgemeinzustand des Patienten verbessern, sondern in manchen Fällen auch die Rezidivrate der intraokularen Entzündung verringern kann.

Klinik

Die häufigste Augenmanifestation gastrointestinaler Erkrankungen ist die Iridocyclitis, jedoch sind andere Entzündungen – Vitritis, Keratitis, Retinitis, Vaskulitis retinae und Neuritis nervi optici – ebenfalls beschrieben worden, wobei Symptome und klinische Befunde der Lokalisation entsprechen.

Colitis ulcerosa

Im allgemeinen haben weniger als 5% der Patienten mit dieser Erkrankung Augensymptome, meist eine rezidivierende Iridocyclitis in einem oder beiden Augen. Zusätzlich zur chronischen Diarrhoe und anderen gastrointestinalen Problemen leiden beinahe 20% dieser Patienten auch an einer Spondylarthritis ankylopoetica. Es ist möglich, daß diese zwei Erkrankungen, Colitis ulcerosa und Morbus Marie-Strümpel-Bechterew überlappend auftreten.

Ileitis terminalis (Morbus Crohn)

Diese Erkrankung tritt wesentlich häufiger bei Frauen als bei Männern auf, die Augen sind bei etwa 5 bis 10% der Patienten betroffen. Zu den ophthalmologischen Befunden gehören: rezidivierende Conjunctivitis, Lidödeme, Episkleritis oder Skleritis, Lähmungen der extraokularen Muskeln, Opticusneuritis und rezidivierende Iridocyclitis. Die retrobulbäre Neuritis kann zu einer ausgeprägten

Sehverschlechterung führen, in manchen Fällen ist es zu einem völligen Sehverlust gekommen. Auch tritt ein charakteristisches peripheres Hornhautinfiltrat (subepithelial und stromal) auf, welches hilft, die Diagnose zu stellen. Die gastrointestinalen Beschwerden sind Diarrhoe abwechselnd mit Obstipation, sie treten am häufigsten bei jungen Frauen auf.

Morbus Whipple

Nur selten haben Patienten mit dieser Erkrankung Augenbeschwerden. Charakteristische Glaskörpertrübungen, Lähmungen der extraokulären Muskeln, eine supranukleäre Ophthalmoplegie und eine rezidivierende Iridocyclitis sind beschrieben worden. Zu den sonstigen Systemerkrankungen gehören Polyarthritis, rezidivierende Fieberschübe, eine Neigung zu Entzündungen der Tonsillen und Nasennebenhöhlen und eine chronische Diarrhoe mit Malabsorption. Diese Symptome können über Jahre hindurch auftreten, ohne daß die Diagnose gestellt wird. Unbehandelt kann diese Krankheit letal verlaufen. Auch bei dieser Erkrankung hängen die Augenbefunde von der Lokalisation der Entzündung ab.

Pathologie

Die intraokulare Entzündung bei gastrointestinalen Erkrankungen ist durch eine diffuse Infiltration der Iris und des Ciliarkörpers gekennzeichnet. Auch Sklera und Episklera können beim Morbus Crohn beteiligt sein. Beim Morbus Whipple sind PAS-positive Granula sowohl im Glaskörper als auch im Darm gefunden worden. Eine granulomatöse Entzündung ist charakteristisch sowohl für die Colitis ulcerosa als auch die Ileitis terminalis.

Ätiologie

Die Ursache (oder Ursachen) der Colitis ulcerosa und des Morbus Crohn sind unbekannt. Möglicherweise ist ein Autoimmunprozeß für beide Erkrankungen verantwortlich, es ist wahrscheinlich, daß sie miteinander verwandt sind und nur Varianten einer Grundkrankheit darstellen. Von einigen Gastroenterologen werden sie als entzündliche Erkrankung des Darmes („inflammatory bowel disease") bezeichnet. Die Whipplesche Erkrankung könnte durch Bakterien hervorgerufen sein, die vom Wirt nicht gut phagozytiert werden können, jedoch ist kein einzelner Organismus mit Sicherheit nachgewiesen worden.

Differentialdiagnose

Die Differentialdiagnose der Iridocyclitis als häufigste Augenmanifestation von gastrointestinalen Erkrankungen, ist in Kapitel 11 behandelt worden. Am wichtigsten ist in diesen Fällen eine sorgfältige Anamnese, da diese Patienten mit ansonst nicht erklärbarer Vitritis oder Iridocyclitis gastroenterologisch sorgfältig abgeklärt werden sollten. Zu den gastrointestinalen Symptomen gehören Verdauungsschwierigkeiten, Brennen in der Magengegend, Bauchschmerzen, Diarrhoe, blutige Stühle und Milchintoleranz.

Laboruntersuchungen

Patienten mit positiver Anamnese müssen gastroenterologisch durchuntersucht werden, bevor andere unnötige Laboruntersuchungen und Röntgenuntersuchungen durchgeführt werden. Kontrastmitteldarstellung und Sigmoidoskopie können die charakteristischen Zeichen einer Colitis ulcerosa aufdecken; eine Biopsie wird die Diagnose bestätigen. Ein Morbus Crohn zeigt ebenfalls typische Röntgenbefunde. Diese Patienten können auch eine Hypoproteinämie auf Grund ihrer Enteropathie aufweisen. Ein Morbus Whipple läßt sich mittels des Röntgens und einer Biopsie des Jejunums diagnostizieren; charakteristisch sind PAS-positive Granula in der Biopsie. Eine Punktion der Vorderkammer oder eine Vitreusbiopsie ist bei diesen Fällen nicht indiziert.

Therapie

Auch bei diesen Patienten wird die Iridocyclitis, Vitritis, Episkleritis oder Keratitis mit lokalen Corticosteroiden und in schweren Fällen sub-Tenonschen Injektionen behandelt werden. Die Grundkrankheit wird mit systemischen Corticosteroiden und gegebenenfalls Suppositorien und Einläufen therapeutisiert. Gelegentlich müssen auch Resektionen des Colons oder von Teilen des Dünndarmes durchgeführt werden, wodurch jedoch nur selten ein Rezidiv der Augenerkrankung verhindert werden kann. Der Morbus Whipple spricht häufiger auf Antibiotika an (besonders Tetracykline), eine Behandlung die auch das Malabsorptionssyndrom und die Augenveränderungen zu bessern vermag. Nur wenn die Grundkrankheit in den Griff gebracht wird, nimmt die Rezidivhäufigkeit der Augenentzündung ab.

Spezielle Hinweise

1. Patienten können unklare gastrointestinale Beschwerden haben, die sie, wenn nicht danach befragt, meist nicht erwähnen. Eine sorgfältige Anamnese ist deshalb bei manchen Patienten sehr wichtig.

2. Die Diagnose eines Morbus Whipple ist besonders wichtig, da durch Tetracykline sowohl die Grundkrankheit als auch die Augenerkrankung wirksam behandelt werden können.

Zusammenfassung: Uveitis bei gastrointestinalen Erkrankungen.

Uveitistyp: Iridocyclitis, Vitritis, Retinitis, Neuritis nervi optici; Episkleritis, Skleritis.
Beidseitig.
Geschlecht: männlich oder weiblich, je nach Grundkrankheit.
Alter: Erwachsene.
Verlauf: chronisch, rezidivierend, subakut.
Laboruntersuchungen: Darmröntgen, Irigoskopie, Proktoskopie, Dünndarm- und Rektumbiopsie.
Komplikationen: schwere systemische Komplikationen: Malabsorptionssyndrom, Perforation des Darmes, Strikturen usw. Okuläre Komplikationen: chronische Iridocyclitis, Neuritis nervi optici, Vitritis.
Therapie: lokale oder sub-Tenonsche Corticosteroide bei Augenentzündungen im Rahmen einer Colitis ulcerosa und eines Morbus Crohn; Tetracykline bei Morbus Whipple. Resektion des betroffenen Darmabschnittes häufig erforderlich.
Prognose: mäßig bei Colitis ulcerosa und Morbus Crohn, besser für Morbus Whipple. Gut für die Augenerkrankung, wenn sie früh und massiv behandelt wird und keine Neuritis nervi optici oder Retinitis auftritt.

Kapitel 36. Sarkoidose

Die häufigste Augenmanifestation der Sarkoidose ist die Iridocyclitis, jedoch können viele verschiedene intraokuläre oder extraokuläre Strukturen betroffen sein; 3% aller Uveitispatienten leiden an Sarkoidose (in den Vereinigten Staaten) und 20 bis 50% der Patienten mit systemischer Sarkoidose weisen Augenkomplikationen auf. Neger sind etwa zehnmal häufiger betroffen als Europide, und Frauen wiederum etwas häufiger als Männer (auch diese Befunde beziehen sich auf die Untersuchungen in den Vereinigten Staaten). Obwohl die Sarkoidose auch bei Kindern und im höheren Lebensalter beschrieben worden ist, tritt sie doch meistens zwischen dem 20. und 50. Lebensjahr auf.

Klinik

In Tabelle 36.1 sind die verschiedenen Augen- und Systemmanifestationen der Sarkoidose angeführt. Symptome und klinische Befunde hängen von den betroffenen Strukturen ab. Eine schwere, rezidivierende Iridocyclitis, gemeinsam mit einer Chorioiditis und einer Vaskulitis retinae wird am häufigsten beobachtet. Die Iridocyclitis ist meist durch sehr große, speckige (granulomatöse) Präzipitate auf der Hornhauthinterfläche, breite hintere Synechien, periphere vordere Synechien und eine ausgeprägte entzündliche Reaktion in der Vorderkammer gekennzeichnet. Zu den Komplikationen gehören Bandkeratopathie, akutes oder chronisches

Tabelle 36.1. Augen- und Allgemeinmanifestationen bei Sarkoidose

Erkrankungen		Prozentsatz bei Sarkoidosepatienten
Augenmanifestationen		
Beteiligung der Tränendrüse (Keratoconjunctivitis sicca, Vergrößerung)		70%
Uveitis		40%
vordere	35%	
hintere	10%	
kombiniert	55%	
Bindehautknötchen		33%
Systemmanifestationen		
Lungenerkrankung		83%
Lymphadenopathie		76%
Hautbeteiligung		32%

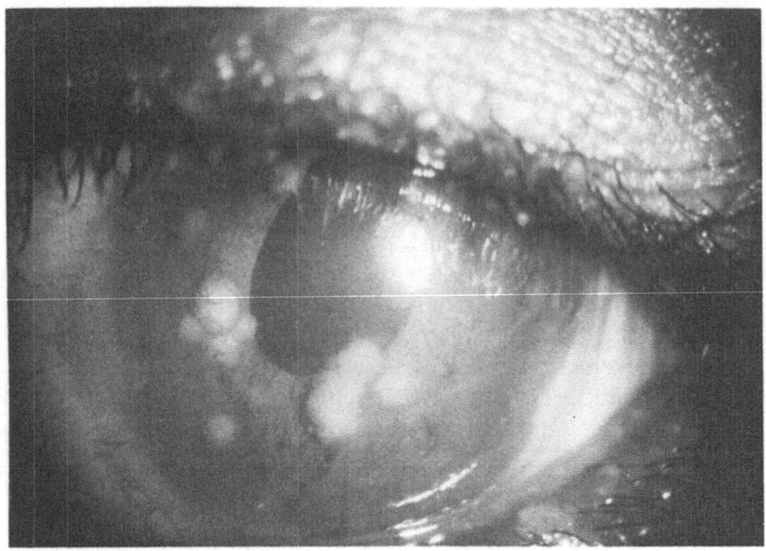

Abb. 36.1. Große Iris-Knötchen (Granulome) bei Sarkoidose

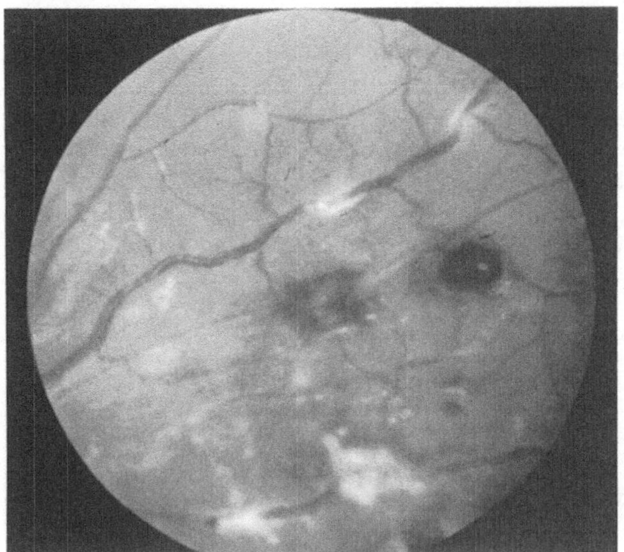

Abb. 36.2. Perivaskuläre und retinochorioidale Veränderungen bei Sarkoidose; die Einscheidungen der peripheren Venen sind charakteristisch. (Mit freundlicher Genehmigung von Jerry Shields, M.D.)

Sekundärglaukom, Cataract und granulomatöse Knötchen an der Iris und im Kammerwinkel. Die charakteristischen, großen, vaskularisierten Knötchen der Iris sind zwar sehr einprägsam, werden aber nicht oft gesehen. Die granulomatöse Entzündung im hinteren Augenabschnitt kann die Retina, die Chorioidea und den Sehnerven betreffen. Man findet zahlreiche runde, graugelbe Läsionen (mit

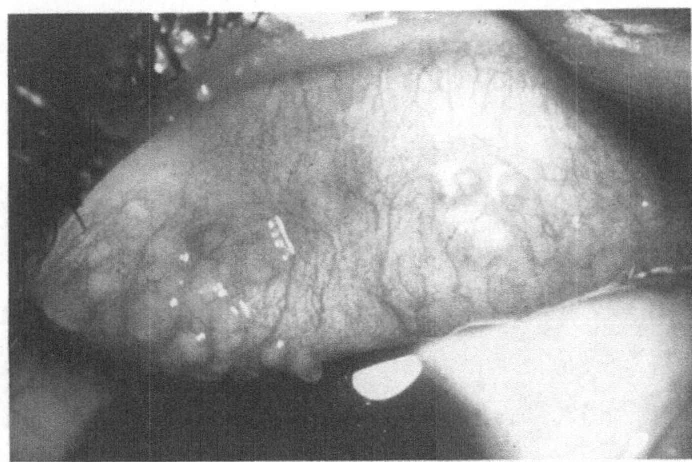

Abb. 36.3. Eine Biopsie der Bindehautknötchen, hier am oberen Tarsus ist bei Sarkoidose diagnostisch

etwa einem Papillendurchmesser) in der Chorioidea, die bei der Abheilung eine Narbe zurücklassen. Ist die Retina beteiligt, findet man charakteristische Exsudate um die Netzhautgefäße, die sogenannten „Kerzenwachs-Tropfen" (taches de bougie). Schneeballartige Trübungen im Glaskörperraum sind nicht selten und können mit dem Befund bei intermediärer Uveitis verwechselt werden; letztere zeigt jedoch nicht dieselben Veränderungen am hinteren Pol wie die Sarkoidose. Ist der Sehnerv betroffen, treten Gesichtsfelddefekte und Reduktion des Sehvermögens auf. Auch ein zystoides Makulaödem kann als Komplikation dieser chronischen Entzündung gefunden werden.

Der klinische Verlauf der Iridocyclitis variiert. Eine chronisch rezidivierende Form, die nur gering auf lokale oder systemische Corticosteroide reagiert, ist nicht selten. Oft verläuft die Krankheit über mehrere Jahre. Nach dieser Periode hängt die Prognose quoad visum von den Komplikationen ab, die während der aktiven Entzündung aufgetreten sind.

Andere Augenmanifestationen sind: Bindehautknötchen, Funktionsstörungen der Tränendrüse (Keratoconjunctivitis sicca oder Schwellung der Drüse), weiters eine Vergrößerung der Speicheldrüse. Eine Biopsie der Bindehautgranulome kann diagnostisch sein.

Pathologie

Eine nicht verkäsende, epitheloidzellige granulomatöse Veränderung ist für die Sarkoidose charakteristisch. Diese Epitheloidzellen stammen wahrscheinlich von Monozyten oder Makrophagen des peripheren Blutes ab. Zusätzlich zu diesen enthalten Sarkoid-Tuberkel noch eine Zone von Lymphozyten und vielkernigen Riesenzellen (Langhanssche Zellen). Charakteristische Einschlüsse im Zyto-

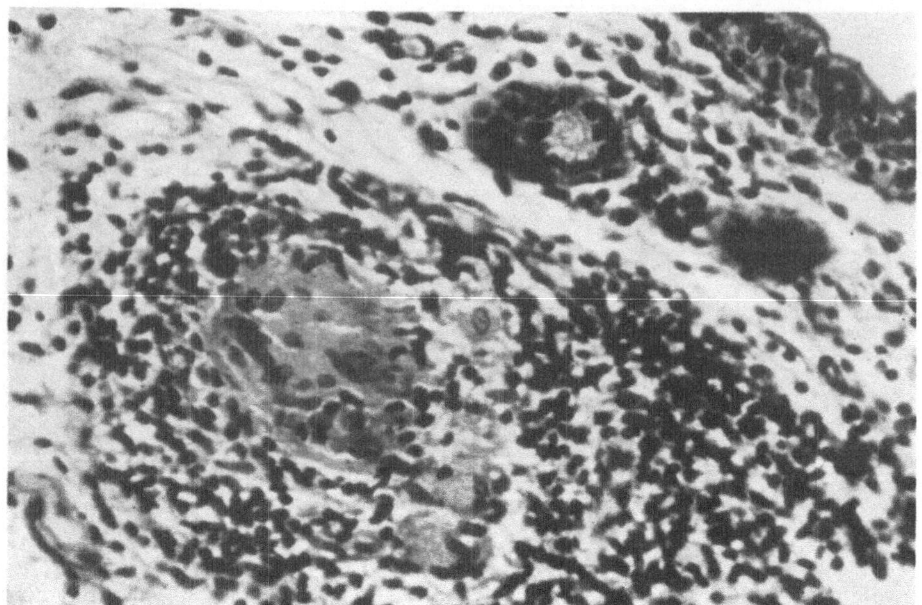

Abb. 36.4. Eine Bindehautbiopsie zeigt die typischen, nicht verkäsenden Granulome der Sarkoidose (H & E, × 100)

plasma der Riesenzellen („Schaumann Körperchen") treten gemeinsam mit anderen acidophilen Körperchen auf. Eine zentrale Nekrose, wie bei den Tuberkeln der Tuberkulose findet man im allgemeinen nicht.

Ätiologie

Die Ätiologie der Sarkoidose ist unbekannt.

Differentialdiagnose

Da die Sarkoidose eine Iridocyclitis, Vitritis und Chorioiditis hervorrufen kann, kann man sie auch mit zahlreichen anderen Syndromen verwechseln. Deshalb muß sie bei der Differentialdiagnose fast aller Formen der intraokularen Entzündung in Betracht gezogen werden. Die Tuberkulose, Syphilis und andere Infektionen können bei oberflächlicher Betrachtung eine Sarkoidose nachahmen, jedoch ergeben die Veränderungen in ihrer Gesamtheit ein klinisches Bild, das üblicherweise leicht zu diagnostizieren ist.

Laboruntersuchungen

Bei etwa 80% der Patienten mit okulärer Sarkoidose findet man ein pathologisches Thoraxröntgen. Es können sowohl Lysozym als auch Angiotensin-konvertierendes Enzym im Serum und im Kammerwasser erhöht sein und eine Galliumszintigraphie der Orbita kann positiv ausfallen, selbst wenn alle anderen Befunde negativ sind. Auch der Calcium-Spiegel und die Alpha-2-Globuline im Serum können erhöht sein. Der Kveim-Test (Kveim-Antigen wird intradermal injiziert, die Hautveränderung wird nach 6 Wochen abgelesen) ist schwierig zu interpretieren. Eine Biopsie der Granulome, wo auch immer man sie beobacht, ist wahrscheinlich die wichtigste verfügbare diagnostische Maßnahme. Eine ungezielte Biopsie der Conjunctiva ist jedoch nicht indiziert.

Therapie

Corticosteroide sind die Therapie der Wahl, sowohl für die systemische als auch für die okuläre Sarkoidose. Zu den Indikationen für eine Behandlung der Augenerkrankung zählen: Entzündungszellen in der Vorderkammer und schwere hintere Uveitis. Stündliche Gaben von lokalen Steroiden und zusätzliche sub-Tenonsche Injektionen, wenn erforderlich, sind in den frühen Stadien der Erkrankung angezeigt. Mydriatika sollten verwendet werden, um die Synechienbildung zu verhindern, letztere tritt sehr rasch auf. Sie sollten subconjunctival injiziert werden, wenn der Patient bei der Erstuntersuchung bereits Synechien aufweist.

Die meisten Fälle okulärer Sarkoidose können mit lokaler oder subconjunctivaler Therapie beherrscht werden, nur selten sind systemische Steroide indiziert. Liegt jedoch eine schwere Beteiligung des hinteren Poles mit Perivaskulitis und Entzündung des Sehnerven vor, dann sind hohe Dosen von systemischen Steroiden (in der Größenordnung von 80 bis 100 mg Prednison pro Tag) erforderlich.

Gibt es Hinweise für eine Systembeteiligung, so liegt die Behandlung in der Hand des Internisten. Auf jeden Fall sollten bei allen Patienten, bei denen man eine okuläre Sarkoidose vermutet, ein Thoraxröntgen durchgeführt und sie vom Internisten gesehen werden.

Spezielle Hinweise

1. Eine ungerichtete Biopsie der Conjunctiva gibt meist keine signifikanten Hinweise auf diese Erkrankung.

2. Kleine Kinder können gelegentlich eine Sarkoidose mit Iridocyclitis entwickeln, welche dann mit der Iridocyclitis bei juveniler rheumatoider Arthritis verwechselt werden kann. Beide Krankheitsbilder sollten in die Differentialdiagnose einbezogen werden.

3. Es gibt einige wenige Berichte über ein Sarkoidgranulom an der Papille; die Patienten weisen Gesichtsfelddefekte und eine deutliche Visusreduktion auf.

4. Patienten mit Erkrankung des hinteren Pols haben auch verschiedene zentralnervöse Störungen, unter anderem Hirnnervenlähmungen, wie etwa eine Oculomotorius- oder eine Abducensparese.

5. Es ist gelegentlich sehr nützlich die Bindehaut, im Besonderen auch die Conjunctiva tarsi des Oberlides genau zu untersuchen, und zwar mit breiter Beleuchtung. Findet man goldfarbene, fleischige Knötchen, so kann deren Biopsie die Diagnose sichern helfen. Sie sind oft nicht sehr prominent und können nur bei sehr sorgfältiger Untersuchung gefunden werden.

Zusammenfassung: Sarkoidose

Uveitistyp: Iridocyclitis, Chorioiditis, Retinitis, Perivaskulitis, Neuritis nervi optici.
Beidseitig, obwohl nicht immer beide Augen zugleich befallen sind.
Geschlecht: häufiger Frauen als Männer.
Alter: jüngere Erwachsene, gelegentlich Kinder und ältere Leute.
Verlauf: chronisch und rezidivierend über eine zweijährige Periode.
Laboruntersuchungen: Angiotensin-konvertierendes Enzym im Serum und Kammerwasser, Hauttests für Allergie, Galliumszintigramm des Schädels, Serum-Elektrophorese, Serum-Lysozym, Kveim-Hauttest, Thoraxröntgen.
Komplikationen: Bandkeratopathie, Glaukom, Cataract.
Therapie: hochdosierte lokale und periokuläre Corticosteroide. Selten systemische Corticosteroide oder andere immunsupprimierende Substanzen erforderlich.
Prognose: günstig, wenn die Behandlung früh einsetzt und massiv durchgeführt wird. Eine schlechter Therapieerfolg kann einen chronischen, persistierenden Verlauf anzeigen.

Kapitel 37. Das Behçet-Syndrom

Das Behçet-Syndrom, erstmals 1937 in der Türkei vom gleichnamigen Arzt beschrieben, ist gekennzeichnet durch eine rezidivierende Uveitis mit Hypopyon, sowie Aphthen an den Schleimhäuten, sowohl des Mundes als auch des Genitaltraktes. Es kommt am häufigsten in den Mittelmeerländern und im fernen Osten vor. In diesen Gebieten macht es bis zu 25% aller Uveitisfälle aus, in Europa (ebenso wie in den Vereinigten Staaten) ist es unter der einheimischen Bevölkerung relativ selten, bei den griechischen und türkischen Gastarbeitern jedoch häufiger zu beobachten. Auf jeden Fall ist es wichtig, sehr rasch die richtige Diagnose zu stellen, einerseits wegen des deletären Verlaufes und andererseits, weil heute ein wirksames Medikament zur Verfügung steht.

Klinik

Die Krankheit tritt als Panuveitis und Perivaskulitis gewöhnlich beidseitig bei jungen Männern auf, obwohl auch gelegentlich Frauen befallen sind. Sie beginnt meist zwischen dem 20. und 40. Lebensjahr und zeigt einen rezidivierenden Verlauf, der nach mehreren akuten Schüben einer Iridocyclitis mit Hypopyon und Schleimhautulcerationen in eine chronische Phase übergehen kann.

Zum Zeitpunkt der Erstuntersuchung durch den Augenarzt sind meist schon beide Augen betroffen. Gelegentlich ist der erste Augenbefund eine unspezifische Conjunctivitis, jedoch ist die am häufigsten beobachtbare Läsion eine rezidivierende Iridocyclitis mit einem kleinen, passagaren Hypopyon. Die Vaskulitis äußert sich als Engstellung und Einscheidung der Netzhautgefäße, ein Papillenödem und die auftretende Ischämie führen schließlich zu einer Opticusatrophie. Diese ischämischen Veränderungen sind letztlich Erblindungsursache der meisten Patienten mit diesem Syndrom.

Man findet zugleich eine Verengung und Einscheidung der Netzhautarteriolen, mit Netzhautblutungen und Blutungen sowohl in den Glaskörper als auch in die Vorderkammer. Auch eine Netzhautabhebung kann als Komplikation auftreten. Die Patienten klagen über Photophobie, Schmerzen und vermehrten Tränenfluß, wobei gleichzeitig Präzipitate und ein Hypopyon in der Vorderkammer zu sehen sind.

Zu den Allgemeinsymptomen der Erkrankung zählen Aphthen der Schleimhaut des Mundes (auf der Zunge, auf den Lippen, im harten und weichen Gaumen). Sie treten oft multilokulär auf und sind schmerzhaft. Ulcerationen treten ebenfalls bei Männern und Frauen am Genitale auf. Im Verlaufe der Erkrankung

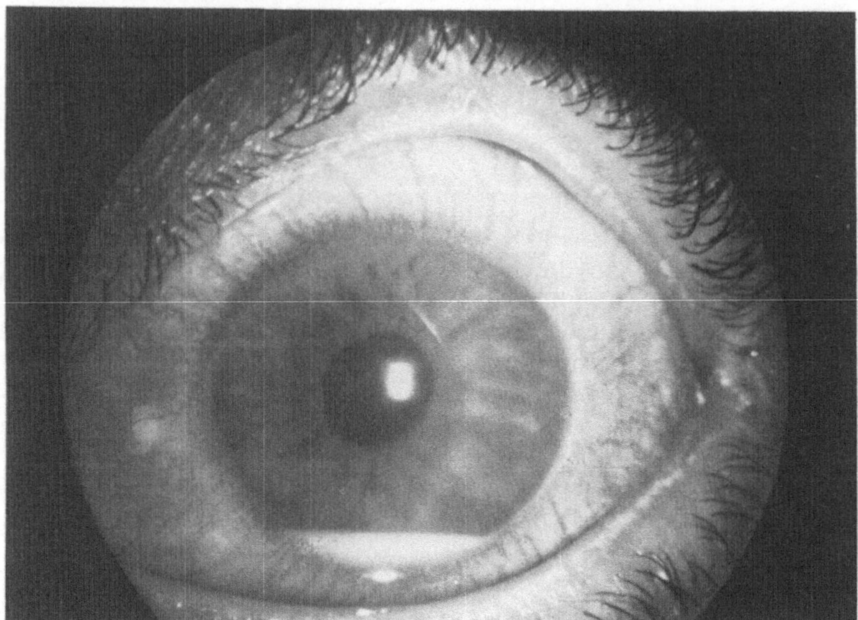

Abb. 37.1. Ein rezidivierendes, passageres Hypopyon sowie eine schwere Iridocyclitis sind für das Behçet-Syndrom charakteristisch

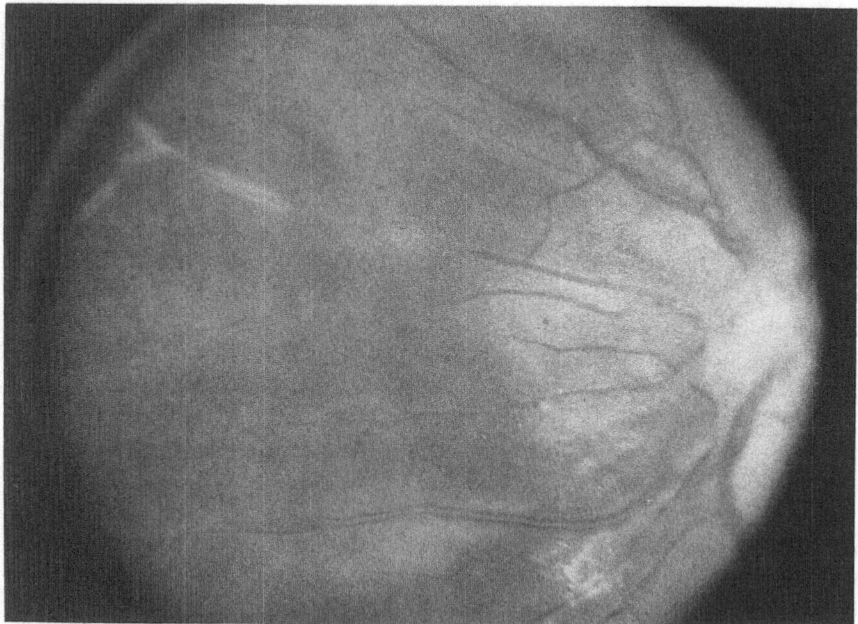

Abb. 37.2. Zu den Manifestationen des Syndroms gehört eine okklusive Vaskulitis der Netzhaut- und Sehnerv-Arteriolen. Eine ischämische Opticusatrophie ist Hauptursache der Erblindung bei diesem Syndrom

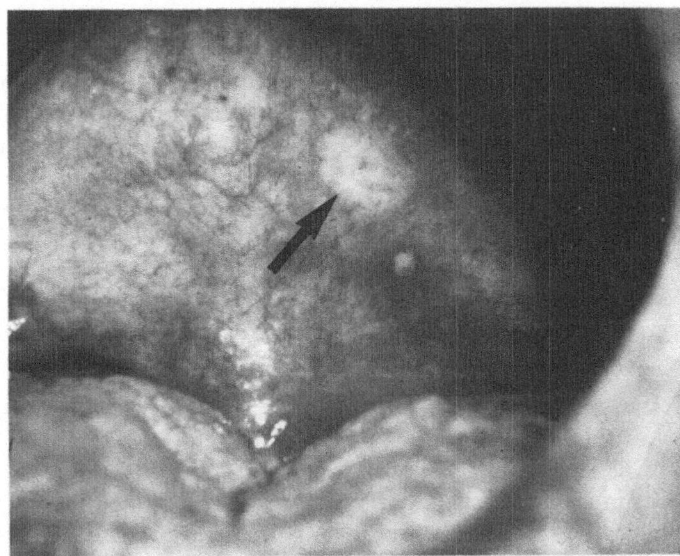

Abb. 37.3. Ulcera treten beim Behçet-Syndrom an den Schleimhäuten, hier am weichen Gaumen auf (Pfeil)

findet man praktisch immer eine Polyarthritis der großen und kleinen Gelenke, auch wird eine Polymyelitis mit Hirnstammbeteiligung beobachtet. Die Diagnose ist schwierig, weil die klinischen Zeichen so variabel sind und eine lange Zeit zwischen dem Beginn der Augenerkrankung und dem Auftreten des Schleimhautbefalles verstreichen kann.

Pathologie

Man findet eine chronische, nichtgranulomatöse Uveitis mit prominenter Perivaskulitis und Vaskulitis der Netzhautgefäße, oft mit Netzhautblutungen. Das Hypopyon enthält polymorphkernige neutrophile Granulozyten. Auch tritt eine charakteristische Vaskulitis in den Schleimhautläsionen auf. In vielen Fällen führt der haemorrhagische Infarkt der Netzhaut und des Sehnervs zur Erblindung.

Ätiologie

Die Ursache des Behçet-Syndroms ist bis jetzt nicht bekannt, es wird jedoch eine Virusätiologie vermutet. Durch eine Arbeitsgruppe wurde ein Virus isoliert, ein Befund der bis jetzt jedoch noch nicht von anderen Laboratorien bestätigt worden ist.

Differentialdiagnose

Liegt das Syndrom nur in einer inkompletten Form vor, so kann eine Vaskulitis oder Vaskulopathie auch an verschiedene andere Krankheiten denken lassen, so zum Beispiel an verschiedene Kollagenosen, eine Hypertension, an Hyperviskositätssyndrome und Störungen des Hämoglobins. Ist ein Hypopyon das auffälligste Zeichen, bei nur gering ausgeprägter Netzhautvaskulitis, so muß man etwa an eine Herpes simplex-Keratouveitis denken.

Laboruntersuchungen

Diese Patienten sollten einem Hautarzt oder Internisten zur Begutachtung zugewiesen werden, um spezifische Schleimhautveränderungen festzustellen. Ein „Nadeltest" (zum Nachweis einer „Pathergie") führt zu einer Blasenbildung in der Haut, bedauerlicherweise ist dieser Test jedoch nicht spezifisch.

Das HLA-B5-Antigen wird bei einem hohen Prozentsatz dieser Patienten gefunden und kann bei der Diagnosestellung eines atypischen Falles von Nutzen sein.

Therapie

Die Verwendung von Corticosteroiden, sowohl systemisch als auch periokulär, ist sehr weit verbreitet mit divergierenden, jedoch im allgemeinen schlechten Ergebnissen. Bei vielen Patienten kommt es trotz dieser Behandlung zu einem deletären Verlauf, ohne daß ihnen ein brauchbares Sehvermögen in einem Auge erhalten werden kann. Das Behçet Syndrom ist wahrscheinlich die einzige Form einer Uveitis, für die eine spezifische immunsupprimierende Medikation, in diesem Fall Chlorambucil, die Therapie der Wahl zu sein scheint.

Bei einem typischen Fall sollte das Chlorambucil zur selben Zeit oder sogar vor dem Beginn der Corticosteroidtherapie eingesetzt werden. Nach manchen Berichten kam es bei bis zu 80% der Patienten, die mit diesem Medikament für 6 Monate bis 2 Jahre behandelt wurden, zu einer vollständigen Remission. Die Dosis lag bei 6 bis 10 mg pro Tag, bei schweren Fällen bei 15 bis 20 mg pro Tag. Unglücklicherweise sind die Nebenwirkungen des Chlorambucils zahlreich und schwerwiegend (siehe Seite 70).

Es dauert ungefähr 6 Wochen bis ein erster klinischer Effekt der Therapie zu sehen ist. Während dieser Zeit sollte die Dosierung von systemischen Corticosteroiden langsam reduziert werden, doch sollten sie weiterhin alternierend auch nach den 6 Wochen gegeben werden. Wie lange sie verordnet werden müssen, hängt von der Aktivität der Erkrankung ab.

Bei atypischen Fällen mit nicht gesicherter Diagnose wird noch immer empfohlen, hohe Dosen von Corticosteroiden lokal oder als sub-Tenonsche periokulare Injektion früh im Verlauf der Krankheit zu verabreichen, gelegentlich auch hochdosierte systemische Corticosteroide (120 mg Prednison jeden Tag).

Erste optimistische Berichte sprechen von exzellenten Therapieerfolgen mit Cyclosporin A (Sandimmun). Sie bedürfen jedoch einer Bestätigung durch weitere Verlaufskontrollen.

Spezielle Hinweise

1. Das Hypopyon kann sehr flüchtig sein – deutlich in der Früh, am Nachmittag schon verschwunden. Es kann bei der Diagnosestellung helfen, den Patienten oder die Verwandten zu ersuchen, nach dem Hypopyon Ausschau zu halten und entsprechende Beobachtungen mitzuteilen.

2. Der „Nadeltest" der Haut ist relativ unspezifisch, kann aber leicht durchgeführt werden. Mit einer Tuberkulinspritze werden 0,1 ml einer sterilen Kochsalzlösung intradermal injiziert.

3. Wird in der Anamnese über Aphthen der Mundschleimhaut berichtet, so ist diese Beobachtung diagnostisch nicht sehr hilfreich. Derartige Veränderungen werden bei einem Großteil der Bevölkerung aufgrund anderer Ätiologien beobachtet. Es ist jedoch wichtig, eine entsprechende Anamnese zu erheben und herauszufinden, wie lange die Abheilung dieser Veränderung gedauert hat. Die Ulcerationen im Rahmen des Behçet-Syndroms brauchen länger zum Abheilen als jene, die etwa durch eine Nahrungsmittelallergie hervorgerufen werden.

4. Bei Patienten mit Sarkoidose können manche Nahrungsmittel und andere Umweltfaktoren eine rezidivierende Hypopyon-Uveitis hervorrufen. Es liegt sogar schon ein Bericht über einen Patienten vor, bei dem solche Attacken durch Walnüsse ausgelöst wurden.

5. Das Behçet-Syndrom ist die einzige Form der Uveitis, bei der eine immunsuppressive Behandlung (Chlorambucil oder Cyclosporin A) mit Sicherheit die beste Therapie darstellt, wenn sie vor Beginn oder zumindestens zur gleichen Zeit wie eine systemische Corticosteroidtherapie begonnen wird.

Zusammenfassung: Behçet Syndrom

Uveitistyp: Iritis, Iridocyclitis, Cyclitis, Retinitis, Vaskulitis retinae.
Beidseitig.
Geschlecht: häufiger bei Männern als bei Frauen.
Alter: Beginn zwischen dem 20. und 40. Lebensjahr.
Verlauf: akut, rezidivierend, chronisch.
Laboruntersuchungen: internes und dermatologisches Konsilium, Fluoreszeinangiographie, HLA-B5-Antigen, Behçet-Hauttest.
Komplikationen: Cataracta complicata, Netzhautabhebung, Netzhautischämie, ischämische Opticusatrophie.
Therapie: früher Therapiebeginn mit Chlorambucil und systemischen Corticosteroiden, periokulare Corticosteroide und lokale Corticosteroide. Nach neuesten Berichten Cyclosporin A-Therapie erfolgreich.
Prognose: davon abhängig, wann mit der Chlorambucil-Therapie im Verlauf der Erkrankung begonnen worden ist. In früheren Jahren sind zahlreiche Fälle erblindet, jedoch scheint die Prognose mit Chlorambucil heutzutage besser zu sein.

Kapitel 38. Pseudouveitis („Maskerade-Syndrome")

Einige primär nicht entzündliche Erkrankungen des Auges können eine sekundäre Entzündung des vorderen oder hinteren Augenabschnittes hervorrufen und deshalb leicht mit einer primären Uveitis verwechselt werden, sodaß sie als „Maskerade"-Syndrome (Pseudouveitiden) bezeichnet werden können. Benigne oder maligne intraokulare Tumoren, intraokulare Fremdkörper und eine lange bestehende Netzhautabhebung gehören zu diesen Syndromen. Sie sind in Tabelle 38.1, zusammen mit anderen Daten (etwa dem üblichen Patientenalter beim Beginn der Erkrankung, den Charakteristika der Entzündung und den erforderlichen Untersuchungen) angeführt. Es folgt nun eine kurze Besprechung einiger dieser Erkrankungen.

Tabelle 38.1. Pseudouveitische Syndrome

Erkrankung	Alter	Entzündungszeichen	Erforderliche Untersuchungen
Vorderer Abschnitt			
Retinoblastom	unter 15 Jahren	Tyndall, Zellen Pseudohypopyon	Vorderkammerpunktion
Leukämie	unter 15 Jahren	Tyndall, Zellen	Knochenmarksbiopsie, Blutausstrich
Intraokularer Fremdkörper	jedes Alter	Tyndall, Zellen	Röntgen, Sonographie
Malignes Melanom	jedes Alter	Tyndall, Zellen	Fluoreszeinangiographie, Sonographie, P 32-Test
Juveniles Xanthogranulom	unter 15 Jahren	Tyndall, Zellen, Hyphäma	Hautuntersuchung, Irisbiopsie
Netzhautabhebung	jedes Alter	Tyndall, Zellen	Sorgfältige Ophthalmoskopie
Hinterer Abschnitt			
Retinopathia pigmentosa	jedes Alter	Zellen im Glaskörper	ERG, EOG, Gesichtsfelduntersuchung
Retikulumzell-Sarkom	höheres Alter (> 15)	Glaskörperexsudat, Netzhautblutungen, Infiltrat des RPE	Glaskörperbiopsie
Lymphom	unter 15 Jahren	Glaskörperzellen Netzhautexsudat	Sonographie, Vorderkammerpunktion
Malignes Melanom	höheres Alter (> 15)	Glaskörperzellen	siehe vorderen Abschnitt
Multiple Sklerose	höheres Alter (> 15)	Periphlebitis	Neurologische Untersuchung

Aus dem 3. Abschnitt, Ophthalmology Basic and Clinical Science Course, American Academy of Ophthalmology

Retikulumzell-Sarkom (immunoblastisches Sarkom, histiozytäres Lymphom, Mikrogliom)

Seit 1961 ist dieses Malignom als mögliche Ursache der Uveitis bekannt. Spätere Berichte haben eine intraokulare Manifestation dieser Erkrankung als relativ häufig zu beobachtenden Befund beschrieben. Typischerweise treten diese Infiltrate im Glaskörper, die einer Uveitis sehr ähnlich sehen, im Zusammenhang mit zentralnervösen Symptomen auf. Meist sind beide Augen beteiligt und die Patienten über 60 Jahre alt. Betroffen sind Glaskörper, Netzhaut und Aderhaut. Es kommt zu fleckigen Infiltraten der Retina, gelegentlich gemeinsam mit Netzhautblutungen und Exsudaten.

Gelegentlich können auch Tumoren der Chorioidea entstehen. In vielen Fällen ist jedoch das einzige klinische Zeichen das Auftreten zahlreicher Zellen im Glaskörper beider Augen.

Es sollten dann Röntgenaufnahmen zur Aufdeckung der Primärlokalisation des Retikulumzell-Sarkoms angefertigt werden und der Patient an einen Internisten zur weiteren Abklärung überwiesen werden. Die zytologische Untersuchung des Glaskörperaspirates zeigt die charakteristischen Zellen des immunoblastischen Sarkoms (Retikulumzell-Sarkoms).

Malignes Melanom

Ein primäres Melanom, oder auch seltener eine Melanommetastase in der Chorioidea, kann auf verschiedene Art Entzündungen im Auge hervorrufen. Einerseits können große, nekrotisch zerfallende Tumoren eine Entzündungsreaktion bewirken, andererseits kann es zu einer Aussaat von Tumorzellen in den Glaskörper und in den vorderen Abschnitt kommen. In seltenen Fällen können melaninhältige Tumorzellen oder „Melanophagen" ein braunes Hypopyon hervorrufen. Diese Tumoren können auch durch direktes Einwachsen ins Trabekelwerk oder durch Aussaat von Tumorzellen ein Glaukom hervorrufen. Eine Blutung in den Glaskörper, den subretinalen Raum oder die Chorioidea kann ebenfalls zu einer Entzündungsreaktion führen, wodurch das klinische Bild noch zunehmend komplexer wird. Auf diese Art und Weise kann ein malignes Melanom sowohl eine Entzündung des vorderen Abschnittes (Iridocyclitis) oder des hinteren Abschnittes (Vitritis, diffuse Uveitis) nachahmen.

Bei der Diagnose helfen die Fluoreszeinangiographie, wenn der hintere Pol einsehbar ist, und als wohl wichtigste Methode eine sorgfältige Ultraschalluntersuchung, die oft ein malignes Melanom entdecken kann. Eine minimale Verbreiterung der Chorioidea (zwischen 0,5 und 0,75 mm) kann durch genaue Ultrasonographie festgestellt werden. Mit dieser Methode kann eine Prominenz des hinteren Pols (d.h. ein Tumor, welcher für die Entzündung verantwortlich ist), in der Regel ausgeschlossen werden.

Retinoblastom

Das Retinoblastom tritt gewöhnlich bei Kindern unter 3 Jahren auf, ist jedoch auch bis zum 15. Lebensjahr schon beobachtet worden. Gelegentlich findet man eine ausgeprägte sekundäre Entzündung als Folge der Tumornekrose, eine Pseudoentzündung durch Aussaat von Retinoblastomzellen in den Glaskörper oder ein Pseudohypopyon durch Ansammlung von Tumorzellen in der Vorderkammer. Bei klinischem Verdacht ist die Untersuchung des Partnerauges von größter Wichtigkeit. Bei jedem Kind unter 4 Jahren mit Entzündungszeichen in einem Auge sollte nicht nur dieses Auge, sondern auch das Partnerauge sorgfältigst mit Hilfe der indirekten Ophthalmoskopie untersucht werden.

Auch bei diesen Fällen ist die Ultraschalluntersuchung außerordentlich wertvoll, wenn ein direkter Einblick auf Grund der Entzündung nicht mehr möglich ist. Es können oft multilokuläre Veränderungen der Netzhaut festgestellt und Aussagen über Struktur, Reflexionsgrad und die Gefäßversorgung der Läsion getroffen werden. Diese Charakteristika eines Tumors sind für die Diagnosestellung sehr wichtig, selbst wenn eine Gefäßneubildung nicht gesehen werden kann. Eine Toxocariose oder eine Zysticerkose in Form subretinaler zystischer Läsionen können von einem Retinoblastom nur sehr schwer zu differenzieren sein, wenn der Tumor klein und eine starke Entzündungsreaktion aufgetreten ist. Liegt jedoch eine große, endophytische, solide Tumormasse mit extrem hohem Reflexionsgrad vor, kann die Diagnose mittels der Sonographie gestellt werden.

Andere Tumoren

Die ersten klinischen Zeichen einer **Leukämie** können das Auftreten von Zellen und einem Tyndallphänomen in der Vorderkammer sein, Folge einer Beteiligung der Iris, oder ein Pseudohypopyon, bestehend aus Tumorzellen. Das *juvenile Xanthogranulom* ist ein gutartiger Tumor bei Kindern unter 15 Jahren, dessen erste klinische Zeichen ein spontanes Hyphäma und eine Entzündung des vorderen Augenabschnittes sein kann. Es zeigt kleine fleischige Tumoren auf der Iris, welche Quelle der Blutungen sein können. Untersuchung der Haut auf ähnliche Läsionen und eine Irisbiopsie helfen gewöhnlich bei der Diagnose dieser Erkrankung. Rezidiviert die Vorderkammerblutung und tritt ein Sekundärglaukom auf, so werden hohe Dosen von Corticosteroiden und eine gering dosierte Röntgenbestrahlung des Auges empfohlen.

Verschiedene Syndrome

Auch bei der Retinopathia pigmentosa können Zellen im Glaskörper und eine Cataracta complicata beobachtet werden. Die Krankheit selbst ist jedoch keineswegs eine echte Entzündung, sondern eine degenerative Erkrankung der Netzhaut.

Eine langdauernde Netzhautabhebung kann eine schwere Entzündungsreaktion im vorderen Abschnitt mit Synechienbildung hervorrufen. Eine sorgfältige ophthalmoskopische und sonographische Untersuchung muß die zugrundeliegende Ursache der Entzündung aufdecken helfen.

Das erste Zeichen einer multiplen Sklerose kann in einer peripheren Uveitis bestehen, gekennzeichnet durch eine Periphlebitis retinae und Entzündungszellen im Glaskörper.

Kapitel 39. Phakogene Uveitis

Obwohl die phakogene Uveitis eine klinisch gut bekannte Form einer intraokulären Entzündung darstellt, ist ihre Klassifikation in der Vergangenheit sehr verwirrend gewesen. Für klinische Zwecke kann sie in drei Subtypen unterteilt werden:

1. die phakoanaphylaktische Endophthalmitis,
2. das phakolytische Glaukom und
3. die phakotoxische Uveitis.

Diese Unterteilung ist vom ätiologischen Standpunkt von Interesse, die Therapie aller drei Formen ist im Wesentlichen jedoch dieselbe – Unterdrückung der Entzündung und Entfernung des Linsenmaterials, und, im Fall des phakolytischen Glaukoms, Kontrolle des intraokularen Druckes.

Klinik

Phakoanaphylaktische Endophthalmitis

Sie ist eine zonal gegliederte, granulomatöse Uveitis, von der man annimmt, daß sie eine Autoimmunantwort gegen Linsenproteine darstellt, die in die Vorderkammer freigesetzt worden sind. Sie tritt meist nach einer traumatischen Eröffnung der Linsenkapsel oder nach extrakapsulärer Cataractextraktion auf. Die Patienten zeigen oft eine Lidschwellung und Chemose 24 Stunden bis zu 3 Wochen nach der Ruptur der Linsenkapsel. Große, speckige Hornhautpräzipitate, ein massives Tyndallphänomen, zahlreiche Zellen in der Vorderkammer und eine sehr rasche Bildung hinterer und vorderer Synechien sind häufig. Diese Augen zeigen eine massive gemischte Injektion und Photophobie sowie Schmerzen sind die auffallenden Symptome.

Weiters kann es zu einem Glaukom kommen und die Ausbildung einer cyclitischen Membran ist recht häufig. Wird der Verlauf der Erkrankung durch die Behandlung nicht unterbrochen, dann entsteht oft eine Phthisis bulbi. Hohe Dosen von lokalen, periokularen und systemischen Corticosteroiden können diesen deletären Verlauf unterbrechen und wesentlich modifizieren.

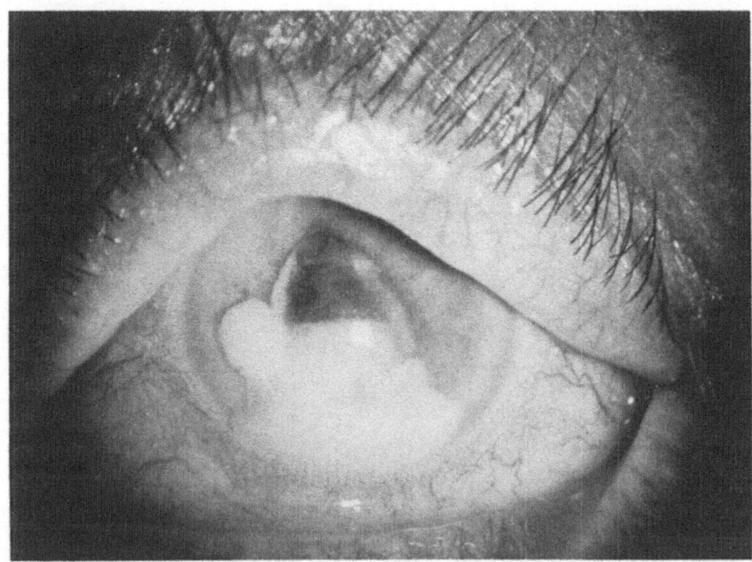

Abb. 39.1. Phakoanaphylaktische Endophthalmitis nach Phakoemulsifikation mit Hypopyon und großen Präzipitaten

Phakolytisches Glaukom

Es ist durch eine minimale Vorderkammerreaktion (nur 1 + Tyndall und Zellen) gekennzeichnet, jedoch können auch große Makrophagen im Kammerwasser beobachtet werden. In der Regel treten keine Präzipitate auf, das Auge ist nur gering injiziert, gelegentlich treten auf Grund des starken Druckanstieges Schmerzen auf. Ist der Druck so hoch, daß es zu einem Verschluß der Zentralarterie kommt, kann ein bleibender Sehverlust auftreten. Die Linse ist immer dicht getrübt, und oft hypermatur mit verflüssigter Rinde.

Phakotoxische Uveitis

Dies ist jene Gruppe, in welcher andere Typen der phakogenen Uveitis eingereiht werden, das heißt jene Fälle, die den zuerst beschriebenen Verlaufsformen nicht ähneln. Bei manchen Patienten mit phakotoxischer Uveitis ist kurz vor Auftreten der Entzündung eine extrakapsuläre Linsenextraktion durchgeführt worden, bei der Linsenmaterial zurückgeblieben ist. Diese Entzündung ist auch bei anderen Patienten nach traumatischer Ruptur der Kapsel zu beobachten. In anderen Fällen wiederum ähnelt das Bild jenem der Phakoanaphylaxie. Man findet Zellen und Tyndall in der Vorderkammer mit einigen wenigen oder auch zahlreichen Präzipitaten oder eine schwere nichtgranulomatöse Entzündung ohne Präzipitate, jedoch mit Synechien. Die Linsenkapsel kann in diesen Fällen einerseits intakt sein, andererseits durch Trauma oder chirurgisch eröffnet.

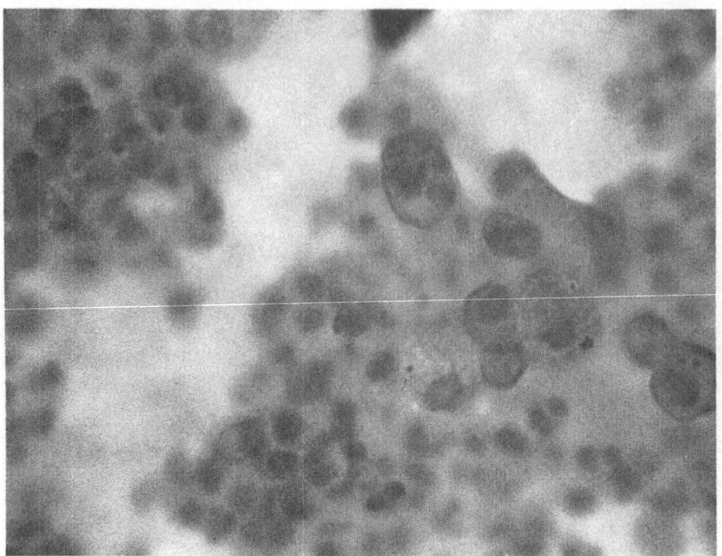

Abb. 39.2. Kammerwasserpunktat bei phakoanaphylaktischer Endophthalmitis. Es finden sich Epitheloidzellen sowie polymorphkernige neutrophile Granulozyten um zurückgebliebenes Linsenmaterial

Pathologie

Phakoanaphylaktische Endophthalmitis

Bei dieser zonalen, granulomatösen Entzündung ist die Linse von neutrophilen Granulozyten und einer zusätzlichen Zone von Epitheloidzellen mit vereinzelten multinukleären Riesenzellen umgeben. Diese Zone wiederum ist von Lymphozyten und anderen mononukleären Zellen umringt. Auch die Iris ist mit Rundzellen und einigen Riesenzellen infiltriert. Weiters kann es zu einer diffusen Beteiligung des gesamten Uveatraktes durch Infiltration mit mononukleären Zellen kommen (ungefähr 20% der Fälle von sympathischer Ophthalmie zeigen eine assoziierte phakoanaphylaktische Endophthalmitis).

Phakolytisches Glaukom

Die Vorderkammer enthält einige wenige Entzündungszellen und im Kammerwasser und Trabekelwerk findet man Makrophagen, die Linsenprotein phagozytiert haben. Die hypermature Cataract zeigt eine verflüssigte Rinde und einen sehr dichten Kern.

Phakotoxische Uveitis

Das Entzündungsmuster ist nicht spezifisch. Man findet Rundzellen, neutrophile Granulozyten und gelegentliche Riesenzellen, wobei die Pathologie zu jener der phakoanaphylaktischen Endophthalmitis Ähnlichkeiten aufweist.

Ätiologie

Die Ätiologie der phakoanaphylaktischen Endophthalmitis und phakotoxischen Uveitis ist noch nicht mit letzter Sicherheit geklärt, jedoch wird allgemein angenommen, daß diese Entzündungen immunologische Reaktionen auf denaturiertes (?) Linsenprotein darstellen. Tierexperimente scheinen diese Theorie, nämlich daß beide Formen der Entzündung durch das Linsenprotein selbst hervorgerufen werden, zu unterstützen. Man nimmt an, daß das Linsenmaterial im Auge freigesetzt wird und, nach Diffusion ins Blut, eine Antikörperproduktion stimuliert. Wegen der langsamen Resorption des Linsenmaterials aus der Vorderkammer, hat das Immunsystem Zeit, auf diese eingeschlossene Linsenproteine zu reagieren, wobei das Auge sozusagen als „Antigendepot" agiert. Entsprechend dieser Theorie bewirkt eine Entfernung des Linsenmaterials, daß der Stimulus für die Antikörperproduktion wegfällt.

Ein phakolytisches Glaukom ist Folge der Diffusion von Linsenprotein durch die intakte Kapsel einer hypermaturen Cataract, wodurch eine Einwanderung von Makrophagen in die Vorderkammer stimuliert wird. Diese Phagozyten nehmen die Linsenproteine auf und beginnen dabei anzuschwellen. Sie verlegen dadurch den Abfluß über das Trabekelwerk, wodurch das schwere Glaukom entsteht.

Differentialdiagnose

Die Unterscheidung zwischen phakogener Uveitis und infektiöser Endophthalmitis ist ein schwieriges differentialdiagnostisches Problem. Klinisch kann nämlich das zurückgelassene Linsenmaterial mit der sekundären Uveitis einer Infektion sehr ähnlich sehen; Punktion der Vorderkammer und Kulturen sind notwendig, um diese zwei Erkrankungen sicher auseinander halten zu können. Häufig behalten Patienten mit phakogener Uveitis eine gute Lichtprojektion, die oft auch schon in den frühen Stadien der infektiösen Endophthalmitis fehlen kann.

Laboruntersuchungen

Obwohl Antikörper gegen Linsenmaterial im Serum von Patienten mit dieser Form von Uveitis beobachtet worden sind, treten sie auch bei vielen Patienten nach extrakapsulärer Cataractextraktion auf, ohne daß diese eine intraokulare Entzündung zeigen. Deswegen sind Serumuntersuchungen nur von geringem Wert, jedoch kann die Zytologie des Kammerwassers außerordentlich hilfreich sein. Das Linsenmaterial zeigt eine charakteristische Anfärbung mit Hämatoxylin-Eosin. Findet man also derartiges Linsenmaterial, polymorphkernige, neutrophile Granulozyten, Plasmazellen und Epitheloidzellen, läßt sich die Diagnose der phakoanaphylaktischen Endophthalmitis und möglicherweise phakotoxischen Uveitis sichern. Eine Vorderkammerpunktion ist bei Fällen von phakolytischem Glaukom selten erforderlich, jedoch kann eine zytologische Untersuchung in diesen Fällen das Auftreten von Makrophagen nachweisen.

Therapie

Die Behandlung aller Formen der phakogenen Uveitis erfordert hohe Dosen von lokalen, periokularen und systemischen Corticosteroiden, zusätzlich zur Entfernung des verbliebenen Linsenmaterials oder der gesamten Linse. Stündliche Gabe von Corticosteroidtropfen und 80 bis 100 mg kurzwirkende Corticosteroide (zum Beispiel Prednison) pro Tag reduzieren die Entzündung. Solange jedoch Linsenmaterial im Auge zurückbleibt, wird die Entzündung persistieren und dieses sollte deshalb, sobald das Auge einigermaßen reizfrei ist, entfernt werden. Auch das phakolytische Glaukom läßt sich durch eine Steroidtherapie günstig beeinflussen, jedoch müssen gleichzeitig drucksenkende Maßnahmen, wie etwa Osmotika (in Form von Infusionen), Carboanhydrasehemmer und drucksenkende Mittel (ohne miotischer Wirkung) wie etwa Epinephrin- oder Timolol-Abkömmlinge verwendet werden. Auch in diesem Fall sollte die Linse oder das Linsenmaterial, nachdem das Glaukom unter Kontrolle gebracht worden ist, so rasch wie möglich entfernt werden.

Der chirurgische Eingriff sollte in einem möglichst reizfreien Auge durchgeführt werden, im allgemeinen einige Stunden bis wenige Tage nach Behandlungsbeginn, wenn ein erster Therapieerfolg schon zu sehen ist. Die Art des Eingriffes muß vom klinischen Bild abhängig gemacht werden. Ist die Linsenkapsel bereits rupturiert, dann ist eine extrakapsuläre Linsenextraktion (u.U. mit endochirurgischen Techniken) und eine sorgfältige Entfernung allen Linsenmaterials indiziert. Liegt jedoch eine intakte Kapsel mit fortgeschrittener, hypermaturer Cataract vor (wie meist bei phakolytischem Glaukom) dann empfehlen wir eine intrakapsuläre Extraktion. Es sollte sorgfältig darauf geachtet werden, daß die Kapsel unverletzt bleibt, und daß der Linsenkern nicht in den Glaskörper abrutscht. Je weniger gereizt das Auge zum Zeitpunkt des Eingriffes ist, umso besser ist die Prognose.

In der unmittelbaren postoperativen Periode sollten die Corticosteroide weitergegeben und dann über eine Periode von einigen Wochen langsam abgebaut werden. Im Zeitalter der Mikrochirurgie sollte es in der Regel möglich sein, das gesamte Linsenmaterial beim ersten chirurgischen Eingriff zu entfernen, sodaß die chronisch persistierende Entzündung, die für diese Fälle so charakteristisch ist, der Vergangenheit angehört.

Spezielle Hinweise

1. Der befürchtete Anstieg der phakogenen Uveitis mit wachsender Popularität der modernen extrakapsulären Cataract-Chirurgie ist ausgeblieben, wahrscheinlich weil das Rindenmaterial meist sehr sorgfältig entfernt wird.

2. Nach extrakapsulärer Extraktion oder Linsenverletzung mit persistierender intraokularer Entzündung, die eine laufende Steroidtherapie erforderlich macht, sollte sehr rasch der Verdacht auf zurückgebliebenes Linsenmaterial, welches unter Umständen hinter der Iris verborgen ist, ausgesprochen werden. Bleibt die Uveitis bestehen und führt sie zu Komplikationen, so ist ein weiterer Eingriff zur Entfernung des Materials indiziert.

3. Die Vorderkammerpunktion kann sehr nützlich sein, um eine phakogene Uveitis von einer infektiösen Endophthalmitis zu differenzieren. Die Probe wird mit Hämatoxylin-Eosin gefärbt, wodurch Linsenmaterial und Art der Entzündung (granulomatös oder nichtgranulomatös) nachgewiesen werden können.

Zusammenfassung: Phakogene Uveitis

Uveitistyp: Iridocyclitis.
Einseitig.
Geschlecht: Männer oder Frauen.
Alter: jedes Alter.
Verlauf: akut, subakut, oder chronisch.
Laboruntersuchungen: Vorderkammerpunktion (Zytologie).
Komplikationen: Synechien, Glaukom, Phthisis bulbi.
Therapie: Corticosteroide und Entfernen der Linse oder des verbliebenen Linsenmaterials.
Prognose: gut, wenn die Entzündung und das Glaukom früh unter Kontrolle gebracht werden können und das Linsenmaterial rasch entfernt wird.

Kapitel 40. Uveitis verursacht durch Viren und atypische Bakterien

Das Herpex simplex- (HSV), Herpes zoster- und das Zytomegalie-Virus können alle eine intraokulare Entzündung hervorrufen und werden auch an anderer Stelle dieses Bandes besprochen. Andere DNA- und RNA-Viren sowie verschiedene atypische Bakterien (Chlamydien und Mycoplasmen) rufen gelegentlich eine intraokulare Entzündung, meist eine Iridocyclitis, hervor.

Herpes simplex

Im Rahmen einer Herpes simplex-Keratitis kann auch eine Iridocyclitis auftreten. Ein Stromaherpes oder eine Keratitis disciformis zeigen oft ein Tyndallphänomen und Entzündungszellen in der Vorderkammer, wobei die Präzipitate im Bereich der disciformen Veränderung abgelagert werden; gelegentlich kommt es auch zu einer rezidivierenden Iridocyclitis, oft ohne daß die Keratitis neuerlich auf-

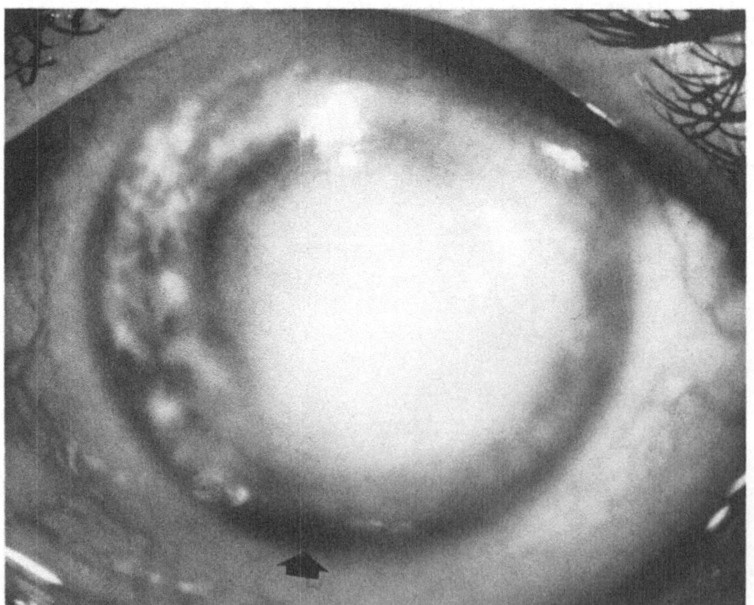

Abb. 40.1. Herpes simples-Keratouveitis. Disciforme Hornhautveränderung mit kleinem Hyphäma (Pfeil), das bei schweren Verlaufsformen gesehen wird

flammt. Ein akutes oder chronisches Glaukom kann als Komplikation der Iridocyclitis auftreten, selbst wenn sie sehr mild verläuft.

HSV ist aus dem Kammerwasser isoliert worden, auch der elektronenmikroskopische Nachweis im Irisstroma ist gelungen. Eine Viruskultur aus dem Kammerwasser oder den Irisproben ist jedoch sehr schwierig. Antikörpertiterbestimmungen im Serum haben im allgemeinen nur eine sehr geringe diagnostische Bedeutung, im besonderen auch deswegen, weil dieser Test bei über 90% der Erwachsenen positiv ausfällt. Jedoch kann die Zytologie einer aktiven Keratitis dendritica charakteristische HSV-Einschlußkörper (im Elektronenmikroskop oder mittels der Immunfluoreszenz) erkennen lassen.

Die Therapie erfordert lokale Virustatika wie Joddesoxyuridin, Adenin Arabinosid oder Acycloguanosin und Mydriatika. Besteht eine frische Erkrankung des Stromas und des Epithels mit minimaler Entzündungsreaktion in der Vorderkammer, sollte mit einer virustatischen und zykloplegischen Therapie begonnen werden, wobei der Therapieerfolg genau beobachtet werden muß. Sobald das Epithel abgeheilt ist, die Entzündungsreaktion in der Vorderkammer jedoch persistiert, können unter gleichzeitiger Gabe von lokalen Virustatika auch lokale Corticosteroide verwendet werden.

Herpes zoster

Der Herpes zoster ophthalmicus ist oft durch eine Iridocyclitis oder Vitritis kompliziert; auch kann es zu einer Bildung eines Hyphämas, eines Hypopyons und zu schwersten Entzündungszeichen kommen. Zusätzlich findet man bei diesen Patienten auch charakteristische Hautveränderungen entlang der Verteilung des entsprechenden Trigeminusastes. Die Iridocyclitis kann einige Zeit nach Beginn der Erkrankung auftreten und Folge einerseits einer Ischämie und Nekrose des Ciliarkörpers, andererseits einer okulären Infektion sein. Diese Iridocyclitis kann zwar sehr schwer verlaufen, jedoch ist das Virus nur sehr selten aus dem Kammerwasser isoliert worden.

Das Varicella-Zoster Virus befällt Nervenzellen und verursacht eine intensive Perineuritis und Perivaskulitis, was sowohl zu einer ischämischen Nekrose als auch einer lokalisierten Entzündung führen kann. Sind die Veränderungen an den Lidern sehr ausgedehnt und schädigen sie die Hornhaut, so ist zu ihrem Schutz gelegentlich eine therapeutische Kontaktlinse indiziert. Corticosteroide können gelegentlich die Keratitis disciformis und Iridocyclitis unterdrücken, zeigen jedoch keinen sehr günstigen Effekt wenn es zu einer ischämischen Nekrose gekommen ist.

Zytomegalie-Virus-Erkrankung

Sie ist im Detail in Kapitel 29 beschrieben worden.

Uveitis als Folge anderer Viruserkrankungen

Eine geringgradige Iridocyclitis mit Photophobie wird auch bei Infektionen mit Adenoviren, welche die epidemische Keratoconjunctivitis (EKC) und das pharyngoconjunctivale Fieber (PCF) hervorrufen, beobachtet. Selten tritt eine Iridocyclitis nach Vaccinia oder Pocken auf.

Unter den RNA-Viren können die Erreger von Influenza, Mumps, Newcastle-Erkrankung und Masern eine Iridocyclitis hervorrufen. Die subakut sklerosierende Panencephalitis ist eine seltene, spät auftretende Form einer Encephalitis, die mit Röteln (oder Masern) vergesellschaftet ist und meist im Schulalter auftritt. Es kommt zu einem Abfall des Sehvermögens, jedoch sind vor allem die systemischen Manifestationen – progressive Debilität, Paralyse, und Änderungen der Persönlichkeit – dramatisch. Die Augenzeichen – Sehnervenatrophie, Nystagmus, Papillenödem und exsudative Netzhautläsionen – können 10 bis 20 Jahre vor den systemischen Zeichen auftreten.

Die Diagnose wird auf Grund der klinischen Zeichen und Symptome gestellt, es können auch Masern-Antikörper im Liquor cerebrospinalis nachgewiesen werden. Eine Zuweisung zu einem Neurologen ist unerlässlich. Bedauerlicherweise ist zum gegenwärtigen Zeitpunkt keine wirksame Therapie bekannt und die Erkrankung verlauft gewöhnlicherweise in wenigen Jahren tödlich. Die histopathologische Untersuchung zeigt eine fokale Netzhautnekrose mit nukleären Einschluß-

Tabelle 40.1. Uveitiden, verursacht durch Viren und atypische Bakterien

Erreger	Systemische Erkrankung	Art der Augenentzündung	Häufigkeit
DNA Viren			
Pox-Viren	Pocken, Vaccinia	Iridocyclitis	selten
Adeno-Viren (zahlreiche Serotypen)	Keratojunctivitis epidemica	Iridocyclitis	selten
	Pharyngoconjunctivales Fieber	Iridocyclitis	selten
Herpes-Viren	Herpes simplex (HSV)	Keratouveitis	häufig
	Herpes zoster (VZ)	Keratouveitis	häufig
	Zytomegalie-Virus	Retinitis, Iridocyclitis	selten
RNA Viren			
Orthomyxo-Viren	Influenza	Iridocyclitis	selten
Paramyxo-Viren	Mumps	Iridocyclitis	häufig
	Newcastle-Erkrankung	Cyclitis	sehr selten
	Masern	Iridocyclitis	selten
	Subakute sklerosierende Panencephalitis		sehr selten
Mycoplasma pneumoniae	Primär atypische Pneumonie	Iridocyclitis	selten
Chlamydia trachomatis	Einschlußkörperchen-Conjuncttivitis	Iridocyclitis	selten
	Trachom	Iridocyclitis	selten
	Lymphogranuloma venereum	Iridocyclitis	selten
Chlamydia psittaci	Psittacose	Iridocyclitis	sehr selten

körperchen, sowie eine Infiltration durch Lymphozyten und multinukleäre Zellen.

Diese entzündlichen Syndrome, bei denen ein Zusammenhang mit einer Viruserkrankung angenommen wird, sind in Tabelle 40.1 angeführt.

Chlamydieninfektionen

Zum Stamm der Chlamydien gehören zahlreiche pathogene Mikroorganismen, die im ganzen Tierreich verschiedene Erkrankungen hervorrufen. Sie sind auch für eine Reihe von Infektionskrankheiten beim Menschen verantwortlich, zum Beispiel für die Psittakose, die Einschlußkörperchen-Conjunctivitis des Neugeborenen (mit oder ohne Pneumonie), das Lymphogranuloma venereum (LGV), die Einschlußkörperchen-Conjunctivitis des Erwachsenen und, von größter sozialer und ophthalmologischer Bedeutung, das Trachom. Viele Chlamydien sind bis jetzt nicht vollständig charakterisiert worden. Bis jetzt sind erst zwei Species bekannt: Chlamydia psittaci (Erreger der Psittacose) und C. trachomatis (verantwortlich für LGV, Trachom, Einschlußkörperchenconjunctivitis und Neugeborenenpneumonitis, Urethritis und Cervicitis). Die verschiedenen Subtypen der C.trachomatis können serodiagnostisch unterschieden werden.

Eine milde Iridocyclitis kann bei fast allen okularen Chlamydieninfektionen auftreten, besitzt jedoch keine diagnostische und nur sehr geringe klinische Bedeutung. Eine intraokulare Entzündung ist meist ein eher undramatischer Befund bei diesen Erkrankungen, die in der Regel auf Bindehaut und Hornhaut beschränkt sind. Findet man bei einem Patienten eine akute oder subakute follikuläre Conjunctivitis und eine Iridocyclitis, so ist unbedingt an eine Chlamydieninfektion zu denken. Die Therapie variiert etwas, entsprechend den systemischen Manifestationen der Chlamydienerkrankung, jedoch sind Tetracykline (250 mg 4 × am Tag für 3 Wochen) im allgemeinen die beste Behandlung.

Mycoplasma pneumoniae

Dieser Organismus ist ein atypisches Bakterium, das vorwiegend eine primär „atypische" Pneumonie hervorruft und gelegentlich mit einer Iridocyclitis assoziiert ist.

Spezielle Hinweise

1. Die meisten der in diesem Kapitel beschriebenen typischen und atypischen Viruserkrankungen rufen sehr charakteristische Hornhaut- oder Bindehautveränderungen hervor, die (wie etwa eine Herpes simplex-Keratitis) den Weg zur richtigen Diagnose weisen sollten.

2. Durch Bindehautabstrich können Einschlußkörperchen in Bindehaut-
epithelzellen nachgewiesen werden, wodurch manche Fälle einer milden Iridocyclitis einem spezifischen Erreger der Chlamydiengruppe zugeordnet werden können. Auch hier wiederum ist besondere Aufmerksamkeit auf Bindehaut und
Hornhaut zu richten.

3. Praktisch jede Viruserkrankung kann eine sehr milde Iridocyclitis mit Photophobie hervorrufen. Letztere kann auch durch Hornhautveränderungen (Adenoviren, Mumps, Röteln, Masern, Herpes simplex und Herpes zoster) hervorgerufen werden.

4. Bei der Behandlung des Herpes simplex ist es sehr wichtig im Auge zu
behalten, daß es sich bei gesunden, zu einer Immunantwort fähigen Patienten, um
eine selbstlimitierende Erkrankung handelt, die im allgemeinen in wenigen Wochen abheilt. Es sollten deshalb immunsuppressive Medikamente vermieden oder
in geringstmöglicher Dosierung verwendet und dann so rasch wie möglich abgesetzt werden.

Kapitel 41. Diverse Syndrome

Es gibt eine Reihe intraokulärer entzündlicher Syndrome, die schwierig zu klassifizieren sind. Einige betreffen das Pigmentepithel oder die Choriokapillaris, andere wiederum stehen möglicherweise mit Virusinfektionen, unüblichen immunologischen Reaktionen, usw. in Zusammenhang. Es folgt nun eine kurze Besprechung einer Reihe dieser Syndrome.

Akute multifokale plakoide Pigmentepitheliopathie (AMPPE)

Diese Erkrankung tritt am häufigsten bei jungen Erwachsenen, sowohl Männern als auch Frauen, auf. Häufig geht ihr als Prodrom eine Viruserkrankung voraus, mit Kopfschmerzen und einem Erythema nodosum. Einige Tage oder Wochen nach der Viruserkrankung kommt es zu einer plötzlichen Sehverschlechterung in einem sonst völlig symptomfreien Auge. In der Regel ist die Erkrankung beidseitig, jedoch wird meist ein Auge vor dem anderen betroffen sein. Grauweiße, tiefe Netzhautveränderungen, im Niveau des Netzhautpigmentepithels oder der Choriokapillaris lokalisiert, sind häufig auch in der Makulagegend zu finden. Man findet parazentrale oder zentrale Skotome mit Reduktion des zentralen Sehvermögens, wobei das Ausmaß dieser Verschlechterung von der Lokalisation der Läsionen abhängt. Auch treten Zellen im darüberliegenden Glaskörper auf und allerdings selten, eine milde Iridocyclitis. Auch eine seröse Netzhautabhebung ist beschrieben worden. Prinzipiell handelt es sich jedoch um eine Störung des Netzhautpigmentepithels und der Choriokapillaris.

Die Erkrankung bessert sich langsam, über eine Periode von einigen Wochen mit Narbenbildung und Veränderungen im Pigmentepithel und der Choriokapillaris. Die Zahl der Entzündungszellen im Glaskörper und in der Vorderkammer nimmt langsam ab. Oft kommt es zu einer bemerkenswerten Wiederherstellung des Sehvermögens trotz sehr ausgeprägter Pigmentverschiebungen im Makulabereich.

Pathologie

Die Pathologie der AMPPE ist gegenwärtig unbekannt, jedoch sind die Läsionen, wie klinische Untersuchung und Fluoreszeinangiographie zeigen, im Pigmentepithel oder der Choriokapillaris lokalisiert.

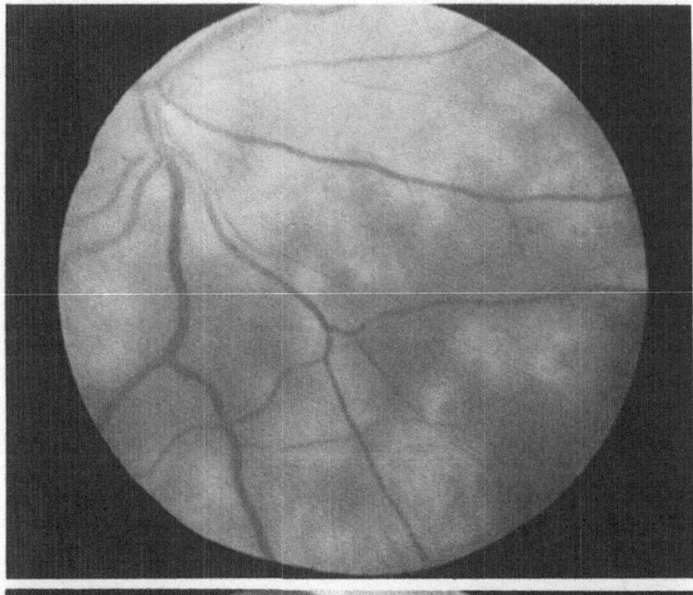

Abb. 41.1

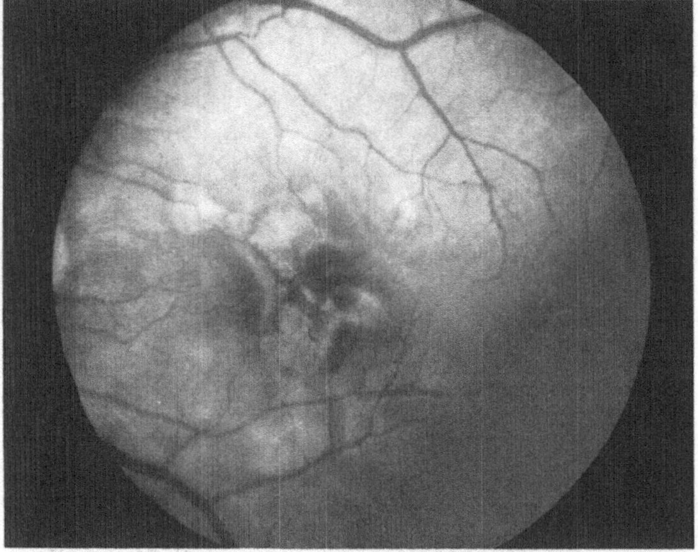

Abb. 41.2

Abb. 41.1. Akute multifokale plakoide Pigmentepitheliopathie, frisches Stadium

Abb. 41.2. Narbenstadium der akuten multifokalen plakoiden Pigmentepitheliopathie

Ätiologie

Die Ätiologie ist ebenso unbekannt, jedoch dürfte die Erkrankung mit einer vorausgehenden Virusinfektion in Zusammenhang stehen, da letztere oft als Prodrom beschrieben worden ist.

Differentialdiagnose

Die AMPPE muß von einigen anderen entzündlichen Syndromen, welche die
Choriokapillaris und das Pigmentepithel betreffen, abgegrenzt werden. Zu diesen
zählen Röteln, Masern und geographische Chorioiditis. Im allgemeinen ist das
Bild dieser Erkrankung so typisch, daß sie ohne Schwierigkeiten diagnostiziert
werden kann. Eine Fluoreszeinangiographie kann jedoch sehr hilfreich sein.

Laboruntersuchungen

Es gibt keine Laboruntersuchungen mit Ausnahme der Fluoreszeinangiographie,
wobei das charakteristische Bild in einer frühen Blockade der Fluoreszenz und
späterem Anfärben der Läsionen besteht.

Therapie

Es gibt keine spezifische Therapie für diese Erkrankung. Systemische und lokale
Corticosteroide sind beide ohne Erfolg versucht worden, jedoch kommt es auch
ohne Behandlung meist zu einer langsamen Besserung, sodaß die Prognose letztlich gut ist. Nur bei schweren Fällen ist das zentrale Sehvermögen auf Dauer
reduziert.

Syndrom der beidseitigen akuten Retinanekrose (BARN-Syndrom)

Diese schwere Form einer Augenentzündung ist erst vor kurzem als eigenständi-
ges Syndrom erkannt worden, es tritt bei beiden Geschlechtern in fast allen
Altersgruppen auf. Es sind Fälle bei Kindern und jungen Erwachsenen aber auch
im 3. und 4. Lebensjahrzehnt beschrieben worden. Diese Patienten sind im Regelfall gesund und zeigen keinerlei systemische Prodrome.

Dieses Syndroms beginnt meist sehr plötzlich. Im ersten Auge fällt der Visus
sehr rasch dramatisch ab; das zweite Auge kann, in wenigen Tagen oder Wochen,
manchmal auch erst nach einem Jahr betroffen sein oder auch völlig verschont
bleiben. Die wesentlichen klinischen Zeichen sind eine ausgeprägte Netzhautnekrose mit Verschluß der Netzhautgefäße, und schwerem generalisierten Netzhautödem, wobei eine weißliche Verfärbung in der Peripherie beginnt und sich
zum Zentrum hin ausbreitet. Während der späteren Stadien der Erkrankung
kommt es oft zu Blutungen in die Netzhaut selbst, Bildung von Netzhautrissen,
ausgeprägter Glaskörpertraktion und inoperabler Netzhautabhebung. Alle Veränderungen können in wenigen Wochen oder sogar in einigen Tagen auftreten.
Man findet auch eine geringe bis mittelgradige Entzündung im Glaskörper und
eine milde Iridocyclitis, jedoch keine Präzipitate. Spät im Verlauf der Erkrankung
kann auch eine Rubeose der Iris auftreten. Der endgültige Visus ist im allgemeinen schlecht, oft fehlt sogar die Lichtempfindung.

Pathologie

Nur sehr wenige Bulbi sind histologisch untersucht und kein einziger ist während
der akuten Phase der Erkrankung befundet worden. Es kommt zu einer ausgedehnten Nekrose der Netzhaut mit Verschluß der Netzhautgefäße. Viruspartikel
wurden in einem Fall beobachtet.

Ätiologie

Sie ist noch völlig unbekannt. Auf Grund der ausgeprägten Beteiligung des Netzhautpigmentepithels und der äußeren Netzhautschichten wird eine Virusätiologie
vermutet; auch ist eine nekrotisierende Vaskulitis mit Riesenzellen und Histiozy-
ten im Glaskörper beschrieben worden. Doch ist bis heute noch keine Kultur
eines Erregervirus gelungen.

Differentialdiagnose

Eine schwere Virus-Retinitis, hervorgerufen durch Herpes simplex- oder Zoster-
Viren ist selten so massiv wie die Retinitis des BARN-Syndroms, auch nicht so
häufig bilateral. Es ist möglich, daß das BARN-Syndrom eine Variante des
Behçet-Syndroms darstellt, jedoch ist der Verlauf viel schneller und schwerer. Vor
kurzem ist als neue, dem klinischen Bild eher entsprechende Bezeichnung der
Ausdruck „akutes okuläres Panvaskulitis-Syndrom" vorgeschlagen worden.

Laboruntersuchungen

Zum gegenwärtigen Zeitpunkt gibt es keine brauchbaren Labortests.

Therapie

Corticosteroide und andere immunsuppressive Agentien sind ohne Erfolg aus-
probiert worden. Eine Ablatiooperation ist meist nicht erfolgreich.

Chorioiditis geographica (serpiginosa)

Dabei handelt es sich um eine sehr seltene Augenerkrankung, die meist als intraokulare Entzündung klassifiziert wird. Sie tritt in beiden Augen in der 4. und
5. Dekade auf. Eine fleckförmige Entzündung beginnt um den Sehnervenkopf mit
Beteiligung des Pigmentepithels, der Choriokapillaris und der äußeren Netzhautschichten. Sie breitet sich von der Papille in alle Richtungen zur Peripherie hin aus
und bildet dabei ein landkartenähnliches Verteilungsmuster, das bald auch die
Makula einbezieht. Oft gibt es Hinweise auf ein Netzhautödem an den progredienten Grenzen der Läsion und gelegentlich kommt es auch zu einer Blutung. An
manchen Stellen ist die Veränderung offensichtlich völlig abgeheilt, wobei es zu
Veränderungen des Pigmentepithels mit Narbenbildung kommt. In anderen
Arealen wiederum sind die progredienten Grenzen sehr aktiv. Obwohl diese Er-

krankung meist beidseitig auftritt sind auch Fälle beschrieben, bei denen nur ein Auge erkrankt war.

Oft kommt es zu einem rapiden Sehverlust, der bis zur zentralen Erblindung führen kann. Andererseits kann die Erkrankung auch auf den hinteren Pol beschränkt bleiben und sich nur unregelmäßig in die Peripherie der Netzhaut vorschieben. Obwohl auch Entzündungszellen im Glaskörper und eine milde Iridocyclitis auftreten, sind die wesentlichsten klinischen Befunde eine Entzündung der äußeren Netzhautschichten, des Netzhautpigmentepithels und der Choriokapillaris.

Kaum etwas ist über die Pathologie oder Ätiologie dieses Syndroms bekannt und es gibt keine brauchbaren Laboruntersuchungen. Corticosteroide sind versucht worden, jedoch liegt bis jetzt kein sicherer Beweis dafür vor, daß sie effektiv sind; im allgemeinen kommt die Entzündung nach einer Periode von einigen Monaten oder Jahren von selbst zum Stillstand. Ein Versuch mit hohen systemischen oder periokularen Corticosteroiden erscheint jedoch trotzdem indiziert.

Vitiliginöse („birdshot") Chorioidopathie

Auch diese seltene entzündliche (oder pseudoentzündliche) Augenerkrankung ist vor kurzem im Detail beschrieben worden. Die betroffenen Patienten, Männer und Frauen, sind im allgemeinen im mittleren Lebensalter. Multiple Flecken, die entweder ein Defekt des Netzhautpigmentepithels oder eine multifokale Chorioiditis sein dürften, entstehen in beiden Augen. Oft findet man eine milde Iridocyclitis mit Zellen im Glaskörper. Diese Erkrankung ähnelt einer intermediären Uveitis in mancher Hinsicht, jedoch ohne Exsudate über der Pars plana und mit einer Beteiligung der Chorioidea. Die fleckig weißlichen Veränderungen der Chorioidea können sehr subtil sein und nur bei genauer Untersuchung mit dem indirekten Ophthalmoskop gesehen werden. Die Erkrankung schreitet in beiden Augen mit später Engstellung der Arteriolen fort, wobei es zu einer Opticusatrophie kommt. Eine Fluoreszeinangiographie mit Blockade der Fluoreszenz in der Frühphase und später Anfärbung der betroffenen Areale der Chorioidea bestätigt die klinische Beobachtung.

Die Ätiologie dieser Erkrankung ist unbekannt und es gibt keine Berichte über die histopathologischen Veränderungen. Einige Patienten in der ersten Serie zeigten Symptome einer prodromalen Erkrankung, die auf eine Virusätiologie schließen ließ. Es ist jedoch nicht klar, ob diese Erkrankung eine echte Entzündung oder eine Degeneration ist, die einer Entzündung ähnelt.

Bei der Differentialdiagnose kann eine Pars planitis oder eine geringgradige chronische Cyclitis mit dieser Erkrankung auf den ersten Blick verwechselt werden. Sobald sich jedoch die Netzhautgefäße enger stellen, eine Papillenatrophie beginnt und weiße, fleckige Veränderungen in der Chorioidea auftreten, ist eine Verwechslung mit diesen anderen Entzündungen unwahrscheinlich. Obwohl die Erkrankung nur sehr gering, wenn überhaupt, auf Corticosteroide anspricht, ist ein Therapieversuch mit periokularen Injektionen und hochdosierter systemischer Therapie in Anbetracht des oft schlechten Ausganges indiziert.

Im ganzen gesehen ist die Prognose der Erkrankung schlecht.

Kapitel 42. Syphilis, Tuberkulose und verschiedene Infektionen

Sowohl die Syphilis als auch die Tuberkulose, vor einiger Zeit noch die am häufigsten diagnostizierten, wenn nicht vielleicht sogar überdiagnostizierten Erreger einer Uveitis, wurden auf Grund der neuen Therapieformen weitgehend unter Kontrolle gebracht und damit zu seltenen Ursachen einer intraokulären Entzündung. In jüngster Zeit ist es – als Folge eines Anstiegs der Geschlechtskrankheiten – zu einem vermehrten Auftreten von gut dokumentierten syphilitischen Augenerkrankungen gekommen. Zugleich ist es auch zu einem vermehrten Auftreten der Tuberkulose und damit einem Anstieg der tuberkulösen Chorioiditis gekommen. Trotz allem sind diese Krankheiten sehr seltene Ursachen der Uveitis. Wichtig ist jedoch, daß sie einer Therapie zugänglich sind, und deshalb unbedingt diagnostiziert werden müssen. Sie werden zusammen mit den seltenen bakteriellen und durch Pilze hervorgerufenen Uveitiden in diesem Kapitel besprochen.

Augenmanifestationen der Syphilis

Klinik

Eine kongenitale Syphilis kann einen „Salz- und Pfefferfundus", eine Entzündung des Pigmentepithels, typische Hornhautveränderungen und eine Opticusatrophie hervorrufen. Eine akquirierte Syphilis verursacht verschiedene okuläre Entzündungen. Eine Roseola der Iris ist eine vorübergehende Erscheinung, die schon 6 Wochen nach der primären Syphilisinfektion, zusammen mit dem sekundären makulopapulären Hautbefall auftreten kann: eine Erweiterung der Irisblutgefäße bewirkt einen hellroten Fleck im mittleren Drittel der Iris, der nach einiger Zeit wieder verschwindet.

Die durch die Syphilis hervorgerufene Iridocyclitis kann einen schweren Verlauf nehmen und auf eine Corticosteroidtherapie nicht ansprechen; in manchen Fällen finden sich große Hornhautpräzipitate. Auch eine indolente, progressive Form einer Iridocyclitis sollte den Arzt an die Möglichkeit der Syphilis denken lassen. Ein weiteres typisches Zeichen einer okulären Syphilis ist eine Entzündung des Sehnervs; aus diesem Grund müssen alle Fälle von Neuroretinitis und Neuritis nervi optici daraufhin untersucht werden. Eine diffuse Chorioretinitis, Chorioiditis und Vaskulitis sind zusätzliche Komplikationen, die im späteren Verlauf der Erkrankung auftreten und die sich aus einer früheren Iridocyclitis entwickeln können. Auch kann es zu Blutungen und Periphlebitis kommen. Jede dieser

Entzündungen kann mit den Hautveränderungen der sekundären Syphilis gemeinsam auftreten: ein, meist auf Fußsohlen und Handflächen auftretender makulopapulärer Ausschlag.

Oft ist der klinische Verlauf der okulären Syphilis gekennzeichnet durch eine progrediente Verschlechterung von einer primären Iridocyclitis bis zum ganzen Spektrum der luetischen Augenentzündung. Dies ist oft trotz einer konventionellen antiinflammatorischen Therapie der Fall, sodaß Untersuchungen auf Syphilis bei allen Fällen einer therapieresistenten intraokulären Entzündung sehr wichtig sind.

Pathologie

Man findet eine mononukleäre und polymorphkernige Zellinfiltration aller betroffenen Gewebe – Iris, Chorioidea, Netzhaut, Sehnerven und Hornhaut. Spezielle Untersuchungen zeigen die Erreger im Kammerwasser und in den betroffenen Geweben.

Ätiologie

Die klinischen Zeichen der primären und sekundären Syphilis werden durch direkte Infektion der Augengewebe mit dem Organismus, wahrscheinlich mit nachfolgender Immunantwort auf mikrobielle Proteine hervorgerufen. Immunkomplexe könnten auch ein wichtiger Faktor bei der Entstehung der sekundären und tertiären syphilitischen Läsionen darstellen.

Differentialdiagnose

Es ist sehr wichtig bei jedem Fall einer rezidivierenden Iridocyclitis, die auf konventionelle antiinflammatorische Therapie nicht anspricht, an die Möglichkeit einer Syphilis zu denken. Weiters muß eine Sarkoidose, eine Tuberkulose und eine Iridocyclitis im Rahmen einer Spondylarthritis ankylopoetica und anderer Formen der Arthritis in Betracht gezogen werden.

Laboruntersuchungen

Die folgenden Untersuchungen helfen, die Ätiologie dieser Iridocyclitiden zu identifizieren und damit eine Syphilis von anderen Grundkrankheiten zu differenzieren:

Thoraxröntgen (Sarkoidose, Tuberkulose),
Angiotensin-konvertierendes Enzym und Serumlysozym (Sarkoidose),
weißes Blutbild und Blutsenkung (allgemeine Entzündung),
VDRL- und FTA-ABS-Test (Syphilis),
Tinetest (Hauttest auf Tuberkulose),

Rheumafaktor und antinukleäre Antikörper (Arthritis),
Röntgenaufnahmen des Sacroiliacalgelenkes (Spondylarthritis ankylopoetica).

Therapie

Viele Patienten, die an einer „spezifischen" Iridocyclitis, leiden, sind ohne Erfolg
mit lokalen, periokulären und systemischen Corticosteroiden behandelt worden.
Gegenwärtig wird zur Behandlung einer akquirierten Syphilis von weniger als
1 Jahr Dauer Benzathin-Penicillin G (2,4 Millionen Einheiten i.m., gefolgt von
entweder 1,2 Millionen Einheiten, ebenfalls i.m. oder 600 000 Einheiten Procain-
Penicillin i.m.täglich für 8 Tage) verwendet. Für Patienten mit Penicillinallergie
wird Erythromycin (500 mg 4 × pro Tag für 15 Tage) empfohlen. Orale Gabe von
Probenecid hilft bei der Penetration des Antibiotikums. In diesen Fällen sollte
auch ein Dermatologe, Internist oder Neurologe zugezogen werden; eine Lumbalpunktion sollte bei allen Fällen in Betracht gezogen werden, und zwar vor Beginn
der Therapie, um eine Beteiligung des zentralen Nervensystems auszuschließen.

Spezielle Hinweise

1. Der FTA-ABS-Test ist die empfindlichste Untersuchung, die es für den Nachweis der Syphilis gibt, jedoch kann er auch bei bestimmten immunologischen
Erkrankungen (Lupus erythematodes und Dysglobulinämien) positiv ausfallen.
Es ist wichtig, daß diese Untersuchung wiederholt wird, besonders wenn ein
Verdacht auf Syphilis besteht.
2. Gelegentlich ist der FTA-ABS-Test positiv und VDRL-Test negativ, vor
allem bei ungenügend behandelten Fällen oder bei Patienten mit Neurosyphilis.
3. Es ist auch wichtig, daß der Ophthalmologe die systemischen Zeichen
kennt, die auf die Diagnose hinweisen können: den charakteristischen makulopapulären Ausschlag an Handflächen und Fußsohlen bei sekundärer Syphilis. Auch
die Anamnese einer Geschlechtskrankheit oder eines Kontaktes mit infizierten
Partnern, ist wichtig.
4. Ärzte sind verpflichtet, positive Ergebnisse eines serologischen Tests anzu-
zeigen. Über die Behandlung sollte man mit dem entsprechenden Spezialisten ins
Einvernehmen kommen.
5. Im Hinblick auf die vielen Verlaufsformen der akquirierten okulären Syphilis – Iridocyclitis, Zellen im Glaskörper, Vaskulitis, Neuritis nervi optici und
Chorioretinitis- sollte die Möglichkeit einer syphilitischen Infektion niemals übersehen werden. Wie allgemein bekannt ist, hat die Syphilis schwere, auch lebensbedrohende systemische Komplikationen, die in der Regel durch eine entsprechende Penicillintherapie geheilt werden können. Es sollte der Augenarzt die
serologischen Tests routinemäßig bei allen Fällen von rezidivierender Iridocyclitis
und anderen therapieresistenten Formen der oben angeführten Entzündungen
durchführen.
6. Eine Beratung mit einem Dermatologen kann sehr hilfreich sein, wenn der
Patient ungewöhnliche Hautprobleme und Iridocyclitis aufweist. Da die systemischen Manifestationen der sekundären und tertiären Lues mannigfaltig sind,

kann die Wichtigkeit einer derartigen Konsultation gar nicht genug betont werden.

Zusammenfassung: Augenbeteiligung bei Syphilis

Uveitistyp: Iridocyclitis, Chorioretinitis, Vaskulitis, Neuritis nervi optici.
Beidseitig oder einseitig.
Geschlecht: Männer und Frauen.
Alter: jedes Alter.
Verlauf: progressiv und rezidivierend.
Laboruntersuchungen: FTA-ABS- und VDRL-Test.
Komplikationen: Sekundärglaukom, Cataract, Opticustrophie.
Therapie: 2,4 Millionen Einheiten Benzathin-Penicillin G i.m., plus 1,2 Millionen Einheiten von Benzathin-Penicillin G oder 600 000 Einheiten von Procain-Penicillin G für 8 Tage.
Prognose: gut, wenn Diagnose rasch gestellt wird und die Behandlung früh einsetzt. Schlecht, wenn eine schwere Sehnerv- oder Netzhauterkrankung auftritt oder schwere Komplikationen als Folge der Beteiligung des vorderen Abschnittes (Cataract oder Glaukom) zu finden sind.

Okuläre Tuberkulose

Klinik

Ähnlich wie die Syphilis kann auch die Tuberkulose das Auge auf mannigfaltige Art und Weise in Mitleidenschaft ziehen. Tuberkulöse Bindehautgranulome sind eine der Ursachen des Parinaudschen okuloglandulären Syndroms; eine Keratoconjunctivitis phlyctaenulosa ist eine Überempfindlichkeitsreaktion auf Tuberkuloproteine und eine tuberkulöse Iridocyclitis, sowohl vom granulomatösen als auch vom nichtgranulomatösen Typ, tritt gemeinsam mit oder auch ohne Hornhautläsionen auf. Bleibt die Iridocyclitis unbehandelt, dann schreitet sie langsam fort, und befällt auch den Glaskörper, schließlich die Netzhaut, die Aderhaut und den Sehnerv. Eine Panuveitis kann auf diese Art und Weise bei fortgeschrittenen Fällen besonders von Milliartuberkulose entstehen. Dennoch können Augenveränderungen auch – zum Beispiel als isolierte fokale Chorioiditis oder Iridocyclitis – in Abwesenheit einer klinisch aktiven, systemischen Tuberkulose auftreten. Eine progrediente Verschlechterung jeder Form von Uveitis sollte den Kliniker an die Möglichkeit einer Tuberkulose oder Syphilis denken lassen.

Eine früher häufige, aber nun selten gewordene Form der okulären Tuberkulose zeigt gelblich-weiße Knötchen in der Chorioidea am hinteren Augenpol. Sie haben einen Durchmesser von etwa einem Sechstel bis zur Hälfte des Sehnervenkopfes und sind unscharf begrenzt. Sie sind bei Patienten beobachtet worden, die an einer relativ asymptomatischen systemischen Tuberkulose erkrankt waren, welche oft nur nach der Diagnose der Augenveränderung verifiziert worden ist.

Andere Patienten mit Tuberkulose haben eine signifikante Iridocyclitis, Retinitis, Chorioiditis oder Erkrankung des Sehnervs ohne klinisch aktive systemische Erkrankung.

Pathologie

Knötchen, ob sie nun in der Conjunctiva, Iris, Chorioidea, Retina oder im Sehnerv lokalisiert sind, bestehen aus dem charakteristischen verkäsenden Tuberkel, umgeben von mononukleären Zellen. Die Entzündung kann diffus sein und alle Teile des Auges betreffen. Mit speziellen, säurefesten Färbemethoden können die Organismen nachgewiesen werden, was in Tuberkeln der Netzhaut, Aderhaut, des Ciliarkörpers, der Iris, der Hornhaut, der Bindehaut und der Orbita gelungen ist.

Ätiologie

Eine Infektion extra- und intraokulärer Strukturen mit Mycobacterium tuberculosis kann eine ausgedehnte Entzündungsreaktion mit Zerstörung der betroffenen Gewebe hervorrufen. Tritt eine Spontanheilung ein, dann können die zurückbleibenden chorioretinalen Narben mit inaktiven Toxoplasmose- oder Histoplasmosenarben verwechselt werden (Dies ist wahrscheinlich für einige der Fehldiagnosen einer „Tuberkulose" oder „Syphilis" verantwortlich, die wir noch immer sehen). Eine Überempfindlichkeitsreaktion auf Tuberkuloprotein bei Fehlen von Mikroorganismen kann auch für die rezidivierende Iridocyclitis verantwortlich gemacht werden, ebenso wie für die Chorioiditis und die charakteristischen Phlyktänen, die bei einer positiven Tuberkulin-Hautreaktion gefunden werden. Alle Patienten mit rezidivierender Iridocyclitis, Chorioiditis oder Phlyktänulose sollten deshalb auf Tuberkulose untersucht werden.

Differentialdiagnose

Wie bei Syphilis und Sarkoidose gibt es ein ganzes Spektrum von Augenveränderungen, die bei einer Tuberkulose gefunden werden. Keratitis, Iridocyclitis, granulomatöse Conjunctivitis, Chorioiditis, Retinitis und Neuritis nervi optici sind nachgewiesen worden. Deshalb sollte die Tuberkulose bei allen Fällen einer progressiven Augenentzündung, die auf konventionelle antiinflammatorische Therapie nicht reagiert, in Betracht gezogen werden. Es muß darauf hingewiesen werden, daß besonders die Sarkoidose die Zeichen einer Augentuberkulose imitieren kann.

Laboruntersuchungen

Wie bei Patienten mit syphilitischen Erkrankungen des Auges sind Laboruntersuchungen wichtig. Die Bedeutung des Tine-Tests und einer Routine-Thoraxröntgen-Untersuchung kann gar nicht genug betont werden, da die Tuberkulose eine behandelbare Erkrankung ist. In einer Zeit, in der die Inzidenz eines positiven Tuberkulin-Hauttestes in der Bevölkerung abnimmt, ist die Aussagekraft eines positiven Hauttestes eher im Zu- als im Abnehmen.

Man sollte immer daran denken, daß der immunsupprimierende Effekt der systemischen Corticosteroide die zellmediierte Immunantwort, die für jede Art einer Hautreaktion erforderlich ist, negativ beeinflußt. Ein positiver Hauttest zeigt nur an, daß zu einem früheren Zeitpunkt ein Kontakt mit dem Mikroorganismus bestanden hat; er muß keineswegs eine aktive Erkrankung bedeuten. Sputum-Untersuchungen, Harnkulturen, eine Bronchiallavage können bei manchen Fällen angezeigt sein. Eine Anamnese eines früheren chirurgischen Eingriffes (zum Beispiel Entfernung einer tuberkulösen Niere), einer Lungeninfektion, von Schweißausbrüchen in der Nacht, rezidivierenden Fieberschüben und einem Gewichtsverlust können als diagnostische Hinweise auf eine systemische Tuberkulose gewertet werden.

Therapie

Wird eine systemische Tuberkulose diagnostiziert, wird der Internist oder Lungenspezialist die entsprechende Therapie einleiten, die nicht nur für die systemische Erkrankung, sondern auch für die Augenentzündung eingesetzt wird. Gegenwärtig wird Isoniazid (300 mg pro Tag, Isozid) und ein anderes spezifisches Medikament wie Paraaminosalicylsäure (PAS, Dipasic) oder Rifampicin (600 mg pro Tag, Rifoldin) empfohlen. Die Therapie wird im allgemeinen für 1 Jahr oder länger durchgeführt.

Gelegentlich können für kurze Zeit Corticosteroide erforderlich sein, um eine schwere Augenentzündung in den Griff zu bekommen. Vitamin B6 (25 bis 50 mg pro Tag) wird oft als Zusatztherapie einer antituberkulösen Kur verschrieben, um einen, durch die Therapie hervorgerufenen, Mangel auszugleichen. Besteht eine Intoleranz gegen Isoniazid (sie tritt bei manchen Patienten im Alter über 35 Jahren auf), dann kommt es zu einer Hepatitis, welche Übelkeit und Dunkelfärbung des Urins hervorruft. Bei diesen Fällen sind Leberfunktionstests angezeigt. Schlaegel hat einen kurzen Therapieversuch mit Isoniazid (300 mg pro Tag für 3 Wochen) bei Fällen von progressiver Iridocyclitis oder anderen Formen der intraokulären Entzündung empfohlen. Wir selbst haben keine ausführliche Erfahrung mit dieser Vorgangsweise und ziehen es vor, die Diagnose auf traditionelle Art und Weise zu stellen.

Spezielle Hinweise

1. Syphilis und Tuberkulose können praktisch alle anderen Formen okulärer Entzündungen nachahmen. Vaskulitis, Retinitis, multifokale Chorioiditis und granulomatöse und nichtgranulomatöse Iridocyclitis mit und ohne Irisknötchen, mit und ohne Keratitis, kann sowohl durch Tuberkulose als auch Syphilis hervorgerufen werden. Deswegen sollten beide Erkrankungen bei der Ätiologie jeder progressiven okulären Entzündung, besonders bei Fällen, die auf eine konventionelle antiinflammatorische Therapie nicht ansprechen, in Betracht gezogen werden.

2. Ist ein Tinetest mit mittlerer Stärke negativ, dann sollte ein Test mit vollen Antigenmengen verwendet werden, bevor ein negatives Ergebnis als schlüssig angesehen wird. Man sollte immer daran denken, daß systemische Corticosteroide mit einem normalerweise positiven Tuberkulintest interferieren.

3. Die Bedeutung eines positiven Hauttests ist umstritten. Kommt es jedoch zu einer Umkehr eines negativen in einen positiven Hauttest, dann ist dies als ein signifikantes Zeichen zu werten, ob nun eine Augenentzündung besteht oder nicht. Diese Patienten sollten einem entsprechenden Spezialisten zugewiesen werden um festzustellen, ob eine antituberkulöse Therapie indiziert ist.

Tabelle 42.1. Seltene bakterielle intraokuläre Entzündungen

Erkrankung	Frequenz	Diagnose	Allgemeinsymptome
Brucellose	sehr selten	Agglutinationstest für Brucella	Chron. rezidiv. Erkrankung mit Fieber, Mattigkeit
Gonorrhoe	selten	Gonococcen im Sekret, Kultur	Urethritis, Arthritis, chron. Prostatitis
Lepra	selten	Säurefeste Stäbchen im Abstrich und Kammerwasser	Veränderungen an Haut, Anhangsgebilden und Extremitäten
Leptospirose	sehr selten	Serumagglutinationstest für Leptospiren (> 1:400)	Fieber, Schüttelfrost, Kopfschmerzen, Myalgien, Meningitis
Meningococcose	selten	Meningococcen in Kulturen von Blut und Liquor	Meningitis

Aus dem Abschnitt 3: American Academy of Ophthalmology, Basic and Clinical Science Course

Tabelle 42.2. Intraokuläre Entzündungen durch Pilze

Erkrankung	Frequenz	Diagnose	Allgemeinsymptome
Histoplasmose	Siehe Kapitel 28		
Candida (Soor)	Siehe Kapitel 30		
Coccidioidomycose	selten	Coccidioidin-Hauttest, Komplementfixierende Antikörper, klinische Zeichen der Systemerkrankung	Akute Pilzpneumonie
Cryptococcose	selten	Ausstrich und Kultur des Liquor cerebrospinalis	Oft moribunder Patient, immunsuppressive Therapie
Aspergillose	selten	Ausstrich und Glaskörperbiopsie	
Mucormycose	selten	Biopsie der Nasenschleimhaut	Coma diabetikum, schwere Stoffwechselstörung

Aus dem Abschnitt 3: American Academy of Ophthalmology, Basic and Clinical Science Course

4. In der Vergangenheit waren Thoraxröntgen, Tinetest und serologische Tests für Syphilis Routineuntersuchungen für alle hospitalisierten Patienten. Dies ist nicht länger üblich. Zahlreiche Fälle mit diesen Erkrankungen sind deshalb übersehen worden.

5. Sowohl Tuberkulose als auch Syphilis sind seltene Ursachen einer intraokularen Entzündung. Sie werden in diesem Kapitel sehr ausführlich behandelt, weil sie behandelbare Krankheiten darstellen, wenn die Diagnose früh gestellt wird, nämlich bevor ein Dauerschaden an den Geweben des Auges eingetreten ist.

Augenveränderungen	Augentherapie
Rezidivierende Iritis, Noduläre Chorioditis Panuveitis	Lokale und systemische Steroide, systemische Tetracykline
Akute Iridocyclitis	Systemische Penicilline, lokale Steroide
Noduläre oder nichtgranulomatöse Iritis weiße Ablagerungen und Netzhautdestruktion in der Peripherie	Lokal und systemisch Sulfone, Corticosteroide, Rifampicin
Milde vordere Uveitis, membranige Trübungen von Papille in den Glaskörper, chorioretinale Exsudate und Blutungen in Retina und Sehnerven	Lokale und systemische Steroide
Milde Iritis oder signifikante Panophthalmie	Penicillin, lokale Corticosteroide

Augenveränderungen	Augentherapie
Disseminierte Chorioiditis, Iridocyclitis, Vaskulitis	Konsultation mit Internisten Amphotericin B
Disseminierte Chorioiditis, Papillitis, Iridocyclitis, Retinitis, Panuveitis	wie oben
Ulcus cornae, Glaskörperabszeß	wie oben
Abszeß der Orbita, okklusive Vaskulitis, selten: Hornhautabszeß Glaskörperabszeß	Konsultation eines Hals-Nasen-Ohren-Spezialisten, sonst wie oben

Zusammenfassung: Okuläre Tuberkulose

Uveitistyp: Iridocyclitis, Skleritis, Vitritis, Vaskulitis, Retinitis, Chorioiditis, Neuritis nervi optici.
Einseitig oder beidseitig.
Geschlecht: Männer und Frauen.
Alter: jedes Alter.
Verlauf: rezidivierend oder progressiv, in manchen Fällen kommt es zu einer spontanen Abheilung, welche Narben im betroffenen Gewebe hinterläßt (zum Beispiel chorioretinale oder Hornhautnarben).
Laboruntersuchungen: Tine-Test, Thoraxröntgen; weniger häufig: Bronchiallavage, Urinkulturen, Lungenbiopsie usw.
Komplikationen: Sekundärglaukom, Cataract, Netzhautabhebung, Opticusatrophie und Verlust des zentralen Sehens auf Grund von chorioretinalen Narben im Makulagebiet.
Therapie: Isoniazid plus PAS, Rifampicin, oder Ethambutol. Pyridoxin (Vitamin B6)-Supplement. Konsultation mit spezialisiertem Internisten.
Prognose: im allgemeinen günstig, wenn früh diagnostiziert und wichtige intraokuläre Strukturen wie Makula und Sehnerv noch nicht durch die Entzündung bleibend geschädigt sind.

Bakterielle Uveitis

Die Diagnose und die Behandlung einer bakteriellen Endophthalmitis, sowohl endogener als auch exogener Natur, wurden bereits in Kapitel 20 dieses Bandes behandelt. Eine Anzahl anderer bakterieller Infektionen, die gelegentlich mit intraokulären Entzündungen assoziiert sind, sind in Tabelle 42.1 zusammengefaßt.

Mykotische Uveitis

Zusätzlich zur Candidiasis (Kapitel 30) und Histoplasmose (Kapitel 28) gibt es andere, seltene Formen intraokulärer Entzündungen, die durch Pilze hervorgerufen werden. Sie werden in Tabelle 42.2 in Kürze angeführt.

Kapitel 43. Heterochromiecyclitis Fuchs (HCF)

Die HCF ist eine meist einseitige Entzündung, die häufig nicht richtig diagnostiziert wird. Sie tritt bei beiden Geschlechtern vorwiegend im dritten und vierten Lebensjahrzehnt auf und macht etwa 2 Prozent aller Uveitisfälle aus. Es ist aus zweierlei Gründen wichtig, dieses Krankheitsbild im Detail zu besprechen, einerseits, weil es oft nicht erkannt wird, andererseits, weil es, wenn auch richtig diagnostiziert, häufig überbehandelt wird. Die optimale Therapie ist noch nicht vollständig geklärt.

Klinik

Nur selten beginnt eine HCF mit gemischter Injektion und Photophobie; bei vielen Patienten wird die geringgradige Entzündung nur bei einer Brillenbestimmung entdeckt. Die Patienten klagen über „Mouches volantes" oder verschwommenes Sehen, einerseits bedingt durch zelluläre Infiltration des Vitreus, andererseits eine langsam progrediente Linsentrübung im befallenen Auge. In der überwiegenden Mehrzahl der Patienten ist das Partnerauge vollständig gesund, obwohl sehr selten auch ein beidseitiges Auftreten beobachtet worden ist. Schmerzen treten meist nicht auf, die häufigste Klage der Patienten ist ein vermindertes Sehvermögen auf Grund der Cataract. Meist ist das erkrankte Auge reizfrei, gelegentlich beobachtet man eine geringe ciliare Injektion.

Die Präzipitate auf der Hornhauthinterfläche sind meist sehr klein, völlig gleichmäßig verteilt (d.h. nicht im Arltschen Dreieck, wie gewöhnlich), nicht pigmentiert, und können gelegentlich verschwinden und wieder auftreten. Im

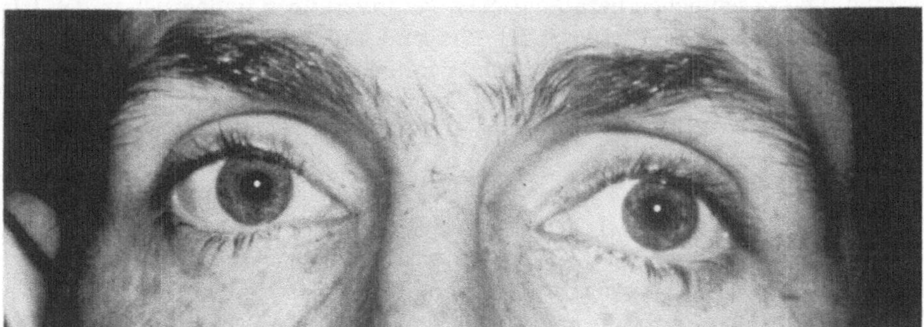

Abb. 43.1. Heterochromiecyclitis Fuchs. Die hellere Iris zeigt die Seite der Erkrankung an. Typischerweise ist das Auge reizfrei

regredienten Licht zeigen sie ein sehr charakteristisches Erscheinungsbild, mit sternförmigen Ausläufern, die von den Präzipitaten selbst ausgehen. Die Vorderkammer zeigt einen 1 bis 2 + Tyndall, mit einer 1 bis 2 + zellulären Reaktion. Die Iris ist auf der befallenen Seite heller, man findet eine Verdünnung des Irisstromas sowie eine fleckige Atrophie des Pigmentblattes der Iris, die am besten im regredienten Licht zu beobachten ist. Die Struktur des Irisstromas erscheint beim Vergleich mit dem gesunden Partnerauge verwaschen und atroph. In der Regel treten keine hinteren Synechien auf, die Pupille läßt sich gut erweitern. Die Heterochromie kann leicht übersehen werden, und es ist nützlich, den Patienten bei diffuser Beleuchtung zu untersuchen, bevor die Pupille erweitert wird. Häufig ist die erste Beschwerde des Patienten eine Veränderung der „Augenfarbe". Im Vitreus findet man meist wenige Entzündungszellen oder Verdichtungen der Struktur, der hintere Pol und die Netzhautgefäße sind meist unauffällig, obwohl gelegentlich ein zystoides Makulaödem auftreten kann. Im Kammerwinkel sind abnorme Gefäße beobachtet worden, die eher selten sein dürften. Als Folge der Atrophie des Irisstromas erscheinen die Gefäße im Kammerwinkel deutlich prominent. Bei Punktion der Vorderkammer treten fadenförmige Blutungen, wahrscheinlich aus den Kammerwinkelgefäßen auf, dieser „Test" ist nach unserer Erfahrung aber nicht zu empfehlen. Die Fluoreszein-Angiographie der Iris zeigt eine lokalisierte Ischämie mit verdünnten radiären Gefäßen und Austritt von Fluorescein. Bis zu 50% der Patienten entwickeln eine langsam progrediente Cataract, und viele Fälle (25 bis 50%) auch ein Offenwinkel-Glaukom. Jedoch treten Cataract und Glaukom keineswegs immer auf, und manche Patienten behalten ihr gutes Sehvermögen trotz der chronischen, geringgradigen Entzündung. Übermäßige Steroidtherapie ist wahrscheinlich oft die eigentliche Ursache für Cataract und Glaukom.

Pathologie

Die frühen Stadien der HCF konnten bis jetzt histologisch noch nicht untersucht werden. Die wesentlichen pathologischen Veränderungen finden sich in den Irisgefäßen: die Gefäßwand ist verdickt, das Endothel zeigt eine Proliferation mit Verengung des Gefäßlumens. Vereinzelte Entzündungszellen, inklusive Plasmazellen, sind beobachtet worden, jedoch keine Mikroorganismen.

Ätiologie

Die Ätiologie der Erkrankung ist unbekannt, möglicherweise wird sie durch einen Mikroorganismus hervorgerufen, obwohl eine Isolation bis jetzt noch nicht gelungen ist. Auf Grund der Heterochromie und des seltenen familiären Auftretens werden eine genetische Prädisposition oder Entwicklungsstörungen diskutiert. Die Krankheit ähnelt einer Abiotrophie oder degenerativen Veränderung, weil die zelluläre Reaktion auf Steroide schlecht anspricht. Die Verteilung der Präzipitate auf der Hornhauthinterfläche ähnelt keiner derjenigen, die bei anderen Form einer Iridocyclitis gesehen werden. Das Erscheinungsbild des vorderen Abschnittes bei HCF ähnelt demjenigen, welches gelegentlich bei degenerativen Erkrankungen, wie etwa der Retinopathia pigmentosa beobachtet wird: einzelne Entzündungszellen im Kammerwasser und Glaskörper, hintere subcapsuläre Cataract. Heterochromie ist auch im Zusammenhang mit abnormaler Entwicklung des sympathischen Nervensystems beschrieben worden, letztere könnte auch eine Rolle bei der Ätiologie spielen. Ischämische Veränderungen des vorderen Abschnittes (in der Fluoreszein-Angiographie zu sehen) könnten einige klinische Symptome erklären, wobei jedoch die Ursache dieser chronischen Ischämie völlig unbekannt ist.

Differentialdiagnose

Die HCF muß bei der Differentialdiagnose der Iridocyclitis im Erwachsenenalter in Betracht gezogen werden. Das Erscheinungsbild bei Morbus Bechterew und anderen Arthritiden, Kollagenosen, Herpes simplex, Sarkoidose und atypischen Verlaufsformen der tuberkulösen oder syphilitischen Iridocyclitis unterscheidet sich deutlich von einer HCF. Der „klassische" Fall (mit typischen Präzipitaten, leicht zu erweitender Pupille, Heterochromie und dem Fehlen der hinteren Synechien) erlaubt die Diagnose auf Grund des klinischen Bildes allein. Bei atypischen Verlaufsformen schlagen wir die Routine-Labortests der Iridocyclitis vor (PPD, Thoraxröntgen, VDRL, FTA-ABS). Es ist wichtig eine Begleit- („spill-over")-Iridocyclitis bei hinterer Uveitis, wie etwa im Rahmen einer toxoplasmotischen Retinochorioiditis auszuschließen. An dieser Stelle sei die Wichtigkeit der indirekten Ophthalmoskopie bei allen Patienten mit Iridocyclitis nochmals betont.

Therapie

Wir empfehlen üblicherweise einen Versuch mit lokalen Steroiden, alle zwei bis drei Stunden für einen kurzen Zeitraum. Spricht die Entzündung auf diese Behandlung nicht an und persistieren die Zellen in der Vorderkammer nach mehreren Tagen, so reduzieren wir rasch die Lokaltherapie und empfehlen die Patienten *nicht* über lange Zeiträume mit Corticosteroiden zu behandeln. Nachdem meist keine hinteren Synechien auftreten, erscheint uns die Gabe von Mydriatika oft nicht notwendig zu sein. Sollte der Patient zur Bildung peripherer vorderer Synechien neigen, wären Mydriatika indiziert. Routinekontrollen sollten alle drei bis vier Monate durchgeführt werden. Tritt ein Sekundärglaukom auf, so sollte es wie ein Offenwinkelglaukom mit Epinephrin-Derivaten oder Timolol behandelt werden. Nach unseren Erfahrungen ist Timolol oft bei jenen Patienten wirksam, für die wegen der Gefahr hinterer Synechien Miotika nicht indiziert sind. Wie jedoch oben schon bemerkt, treten bei Patienten mit HCF in der Regel keine Synechien auf. Die Cataract-Chirurgie bei Uveitispatienten – und im speziellen bei Patienten mit HCF – ist im Kapitel 25 im Detail behandelt worden. Im Gegensatz zu früheren Berichten über eine ungünstige Prognose der Cataractchirurgie bei diesen Patienten ist unserer Erfahrung nach der Ausgang meist zufriedenstellend; die Indikationen für eine einseitige Cataractextraktion gelten auch hier. Die meisten Patienten mit HCF, ebenso wie auch mit anderen Formen der chronischen Entzündung des vorderen Abschnittes zeigen über lange Zeiträume einen positiven Tyndall, insbesonders, wenn die Blutgefäße der Iris und damit auch die Blut-Kammerwasser-Schranke schwer geschädigt sind. Ein Ansteigen von Entzündungszellen im Kammerwasser (*eher* als das Tyndallphänomen) sollte als Indikation für eine lokale Steroidtherapie dienen.

Spezielle Hinweise

1. Die HCF ist unserer Erfahrung nach die am häufigsten falsch diagnostizierte Form der Uveitis, oft wird sie nicht in Erwägung gezogen.

2. Es ist wichtig, diese Patienten im hellen Sonnenlicht oder bei diffuser Raumbeleuchtung zu untersuchen, um geringe Unterschiede der Irisfarbe entdekken zu können.

3. Überbehandlung ist häufig und die Komplikationen der Krankheit – Cataract und Glaukom – können durch Steroide derart potenziert werden, daß die Therapie mehr Schaden anrichtet als die Grundkrankheit.

4. Die Cataractextraktion wird oft aus Furcht vor schlechten Resultaten hinausgezögert. Obwohl ein vorsichtiges Vorgehen immer angezeigt ist, scheinen Patienten mit HCF im Regelfall eine gute Prognose zu besitzen.

5. Laboruntersuchungen sind bei typischen Fällen der HCF nicht erforderlich.

Zusammenfassung: Heterochromiecyclitis Fuchs

Uveitistyp: Iridocyclitis
einseitig
Geschlecht: betrifft Männer und Frauen
Alter: 3. und 4. Dekade
Verlauf: chronisch und rezidivierend
Laboruntersuchungen: bei typischem Verlauf keine
Komplikationen: Cataract und Glaukom
Therapie: kurzer Versuch mit lokalen Steroiden, um die Therapiewirksamkeit zu beurteilen. Falls keine gute Antwort, Reduktion der Corticosteroide auf eine Minimaldosis oder Absetzen. Cataractoperation zur Visusverbesserung meist ohne wesentliche Komplikationen. Behandlung des Glaukoms wie ein Offenwinkelglaukom.
Prognose: kann durchaus gut sein, wenn Cataract und Glaukom nicht fortschreiten. Das Glaukom kann gelegentlich medikamentös und chirurgisch schwer beherrschbar sein. Das Partnerauge bleibt in der Mehrzahl der Fälle verschont.

Weiterführende Literatur zu den Kapiteln 1–10

Andrasch, R. H., Pirofsky, B., and Burns, R. P.: Immunosuppressive therapy for severe chronic uveitis. Arch Ophthalmol 96:247, 1978

Araie, M., Kandori T., Masuda K.: Treatment of Vogt-Koyanagi-Harada's syndrome by large doses of steroids. In: K.Shimizu, J.A. Oosterhuis (Eds.): Ophthalmology. Int. Congress of Ophthalmology, Kyoto 1978, Vol.II. Excerpta Medica, Amsterdam/Oxford 1979, 1070

Aronson, S., et al. (ed.): Clinical Methods in Uveitis. St. Louis, C. V. Mosby, 1968

Bertrams J., and Spitznas, M.: The HLA linkage group and disease susceptibility. Graefes Archiv 200:1, 1976

Bigar, F., Gerber N., and A.v.Felten: Akute Iridozyklitis, Spondylitis ankylosans Bechterew und angeborene Gewebsantigene. Klin. Mbl. Augenheilk. 172:597, 1978

Biglan, A. W., Glickman, L. T., and Lober, L. A.: Serum and vitreous Toxocara antibody in nematode endophthalmitis. Am J Ophthalmol 88:898, 1979

Blackwell, W. H.: Clinical Ophthalmic ultrasonography (Ch. 19). In Kaufman, H., and Zimmerman, T. J. (eds.), Current Concepts in Ophthalmology. St. Louis, C. V. Mosby, 1979

Böke W.: Pathogenese und Diagnose der Uveitis. Klin. Mbl. Augenheilk. 164:837, 1974

Burch, P. G., and Migeon, C. J.: Systemic absorption of topical steroids. Arch Ophthalmol 79:174, 1968

Char, D. H.: Immunology of Uveitis and Ocular Tumors. New York, Grune and Stratton, 1978

Cogan, D. G.: Immunosuppression and eye disease. Am J Ophthalmol 83:777, 1977

Coles, R.S.: Nonsteroidal anti-inflammatory agents. In Leopold, I. H. (ed.), Ocular Therapy: Complications and Management, vol. 1, p. 130–136, St. Louis, C. V. Mosby, 1966

Contable, I. J., Chester, G. H., Home, R., and Harriott, J. F.: Human chorioretinal biopsy under controlled systemic hypotensive anesthesia. Br J Ophthalmol 64:559, 1980

David, D. S., Berkowitz, J. S.: Ocular effect of topical and systemic corticosteroids. Lancet 2:149, 1969

Duane, T. D. (ed.): Clinical Ophthalmology, vol. 4, ch. 31-43. Hagerstown, MD, Harper & Row, 1980

Duke-Elder, W. S., and Perkins, E. S. (eds.): System of Ophthalmology, vol. IX, Diseases of the Uveal Tract. St. Louis, C. V. Mosby Co., 1966

Eichholtz W., Konen W., Mies R., Lang R.: Die immunsuppressive Behandlung der Behçetschen Erkrankung. Klin. Mbl. Augenheilk. 171:627, 1977

Ellis, P. P.: Ocular Therapeutics and Pharmacology, 6th ed., ch. 16, pp. 184–198. Therapy of Uveitis. St. Louis, C. V. Mosby Co., 1981

Ernest, J. T.: Prostaglandins – a missing link. Am J Ophthalmol 74:992, 1972

Fischbach, F.: A Manual of Laboratory Diagnostic Tests, Philadelphia, J. B. Lippincott, 1980. pp. 10-47, 50-54, 266-269, 769 ·

French-Constant C., Wolman R., Geraint James D.: Cyclosporin in Behçet's disease. Lancet 1983/II,454

Godfrey, W. A., Epstein, W. V., O'Connor, G. R., et al.: The use of chlorambucil in intractable idiopathic uveitis. Am J Ophthalmol 78:415, 1974

Godfrey, W. A., Sabates, R., and Cross, D. E.: Association of presumed ocular histoplasmosis with HLA-B7. Am J Ophthalmol 85:854, 1978

Gradwohl, R. B. H.: Clinical Laboratory Methods and Diagnosis, vol. II, 8th ed. Part III, Hematology, ch. 36 (Bauer, J. D., Numerical evaluation of formed elements, p. 785); Part V, Immunohematology and Tissue Typing, ch. 54 (Cronin, C. A., Antibody identification, p. 1147); Part VI, Immunology, ch. 65 (Burck, C. L., and Rose, N.R., Detection of antibodies, p. 1257), ch. 66 (Palutka, M., Transplantation Immunology, p. 1279); Part IX, Serology of Infectious Disease, ch. 106 (Sonnenwirth, A. C., Serologic tests in infectious disease. I. Tests for syphilis, p. 2259), ch. 107 (Sonnenwirth, A. C., Serologic tests in infectious disease. II., p. 2299). St. Louis, C. V. Mosby, 1980

Havener, W. H.: Ocular Pharmacology, ed. 3. St. Louis, C. V. Mosby, 1974

Hogan, M. J., Kimura, S. J., and Thygeson, P.: Signs and symptoms of uveitis. I. Anterior uveitis. Am J Ophthalmol 47:163, 1959

Horwitz, C. A., Henle, W., and Henle, G.: Diagnostic aspects of the cytomegalovirus-mononucleosis syndrome in previously healthy persons. Postgrad Med 66:153, 1979

Hyndiuk, R. A., and Reagen, M. G.: Radioactive depot-corticosteroid penetration into monkey ocular tissue. Arch Ophthalmol 80:499, 1968

Intraocular Inflammation, Uveitis, and Ocular Tumors, Ophthalmology Basic and Clinical Science Course (Section 3), American Academy of Ophthalmology, San Francisco, 1981-82

Kaiser H.: Praxis der Cortisontherapie, Urban und Schwarzenberg, München,Wien,Baltimore, 1982

Karjalainen K.: Cyclosporin A treatment for chronic uveitis associated with retinitis. Acta ophthalmol 62:631, 1984

Kimura, S. J., Hogan, M. J., and Thygeson, P.: Signs and symptoms of uveitis. II. Classification of posterior uveitis. Am J Ophthalmol 47:171, 1959

Lawrence, D. R., and Bennett, P. N.: Clinical Pharmacology, 5th ed. New York, Churchill Livingston, 1980

Lazar, M., Weiner, J. J., and Leopold, I. H.: Treatment of uveitis with methotrexate. Am J Ophthalmol 67:383, 1969

Leopold, I.: Symposium: Corticosteroids – The steroid shield in ophthalmology. Trans Am Acad Ophthalmol Otolaryngol 71:227, 1967

Leopold, I. H.: Clinical immunology in ophthalmology. Am J Ophthalmol 81:129, 1976

Macri, F. J.: Pharmacology and toxicology of ophthalmic drugs. Arch Ophthalmol 82:707, 1969

Mamo, J. G., and Azzam, S. A.: Treatment of Behçet's disease with chlorambucil. Arch Ophthalmol 84:446, 1970

Mann, I.: An Introduction to the Study of Geographical Ophthalmology. Springfield, II. Charles C. Thomas, 1966

Martenet, A.C.: Echecs des cytostatiques en ophthalmologie. Klin.Mbl.Augenheilk. 176:648, 1980

Martenet, A.C., Witmer R.: Immunosuppressive therapy in eye diseases. In: Immunosuppressive therapy, Proceedings of the International Wiesbaden Symposium 1972. Miescher (Ed.) Schwabe, Basel, 1973

Milatovic, D., and Braveny, I.: Enzyme-linked immunosorbent assay for the serodiagnosis of toxoplasmosis. J Clin Pathol 33:841, 1980

Myers B.D., Ross J., Newton L., Luetscher J., Perlroth M.: Cyclosporin-associated chronic nephropathy. New Engl J Med 311:699, 1984

Natelson, S., Pesce, A. J., and Dietz, A. A. (eds.): Clinical Immunochemistry: Chemical and Cellular Bases and Applications in Disease, p. 457. Washington, D.C., American Association for Clinical Chemistry, 1978

Nosal, A., Schleissner, L. A., Mishkin, F. S., and Lieberman, J.: Angiotensin-I-converting enzyme and gallium scan in noninvasive evaluation of sarcoidosis. Ann Intern Med 90:328, 1979

Nursall, J. F.: Systemic effects of the topical use of ophthalmic corticosteroid preparations. Am J Ophthalmol 59:29, 1965

Nussenblatt R.B., Rodrigues M.M., Wacker W.B., Cevario, S.J., Salinas-Carmona M.C., Gery I.: Cyclosporin A. Inhibition of experimental autoimmune uveitis in Lewis rats J. clin Invest 67:1228, 1981

Nussenblatt R.B., Palestine A.G., Chan C.C.: Cyclosporin A therapy in the treatment of intraocular inflammatory disease resistant to systemic corticosteroids and cytotoxic agents. Am J Ophthalmol 96:275, 1983

Nussenblatt R.B., Palestine A.G., Chan C.C., Breen L., Caruso R.: Improvement of uveitis and optic nerve disease by cyclosporin in a patient with multiple sclerosis. Am J Ophthalmol 97:790, 1984

O'Connor, G. R.: Basic mechanisms responsible for initiation and perpetuation of anterior segment inflammation. Trans Am Acad Ophthalmol Otolaryngol 79:56, 1975

Ohno, S.: The association of the HLA system with ocular diseases. Jpn J Ophthalmol 23:255, 1979

Ohno, S., Char, D. H., Kimura, S. J., et al.: HLA antigens and antinuclear antibody titres in juvenile chronic iridocyclitis. Br J Ophthalmol 61:59, 1977

Ohno, S., Kimura, S. J., O'Connor, G. R., et al.: HLA antigens and uveitis. Br J Ophthalmol 61:62, 1977

Peyman, G. A., Sanders, D. R., and Goldberg, M. F. (eds.): Principles and Practice of Ophthalmology, vol. 1, ch. 3 (Huckman, M. S., and Grainer, L. S.: Radiology in ophthalmic diagnosis, pp. 88–156); vol. 1, ch. 11 (Leed, N. H., and Graudal, M. N., Ocular pharmacotherapy, pp. 794–797); vol. 2, ch. 25 (Tessler, H., Uveitis, pp. 1554-1629). Philadelphia, W. B. Saunders, 1980

Ryan, S. J., and Smith, R. E.: Selected Topics on the Eye in Systemic Disease. New York, Grune and Stratton, 1974

Schaller, J. G., Johnson, G. D., Holborow, E. J., Ansell, B. M., Smiley, W. K.: The association of antinuclear antibodies with the chronic iridocyclitis of juvenile rheumatoid arthritis (Still's disease). Arthritis Rheum 17:409, 1974

Scharf, Y., and Zonis, S.: Histiocompatibility antigens (HLA) and uveitis. Survey Ophthalmol 24:220, 1980

Scheie, H. G., and Albert, D. M.: In Textbook of Ophthalmology, ch. 5 (Physiology, pp. 110–122) and ch. 11 (Ophthalmic radiology, pp. 230–264). Philadelphia, W. B. Saunders, 1977

Schlaegel, T. F., Jr., and O'Connor, G. R.: Fungal uveitis. Int Ophthalmol Clin 17:123, 1977

Silverstein, A. M.: Immunogenic uveitis. Trans Ophthalmol Soc UK 94:496, 1974

Silverstein, A. M., O'Connor, G. R. (eds.): Immunology and Immunopathology of the Eye. New York, Masson Publishing, 1978

Smith, M.: Handbook of Ocular Pharmacology, 2nd ed. Littleton, MA, PSG Publishing Co., 1978

Spaeth, G. L., and von Sallmann, L.: Corticosteroids and cataracts. Int Ophthalmol Clin 6:915, 1966

Srinivasan, B. D. (ed.): Ocular Therapeutics, ch. 8 (O'Connor, G. R., Corticosteroids and immunosuppressives reviewed, pp. 69–72). New York, Masson Publishing, 1980

Stern, M. R., and Parker, C. W.: Reaction following intravenous fluorescein. Am J. Ophthalmol 72:86, 1971

Weinreb, R. N., Barth, R., and Kimura, S. J.: Limited gallium scan and angiotensin-converting enzyme in granulomatous uveitis. Ophthalmology 84:202, 1980. (Discussion by Godfrey, W. A., p. 207)

Weinreb, R. N., and Kimura, S. J.: Uveitis associated with sarcoidosis and angiotensin-converting enzyme. Trans Am Ophthalmol Soc 77:280, 1979

Wiskott E.: Sandimmun- Prototyp einer neuen Generation von Immunsuppresssiva. „Sandoz Bulletin" 65:3, 1983

Woods, A. C.: Endogenous Inflammations of the Uveal Tract. Baltimore, Williams & Wilkins, 1961

Weiterführende Literatur zu den Kapiteln 11–25

Aaberg, T. M., Cesarz, J. J., and Flinkinger, R. R.: Treatment of peripheral uveoretinitis by cryotherapy. Am J Ophthalmol 73:685, 1973

Aronson, S., et al. (eds.): Clinical Methods in Uveitis. St. Louis, C. V. Mosby, 1968

Baum, J. L.: Treatment of bacterial endophthalmitis. Trans Am Acad Ophthalmol Otolaryngol 85:350, 1978

Belfort R.Jr., Vita J.B., De Abreu M.T.: Surgical treatment of complications in Uveitis. In: Uveitis Update (Ed.: Saari K.M.) Excerpta Medica ICS 651, Amsterdam, p. 517, 1984

Char, D. H.: Immunology of Uveitis and Ocular Tumors. New York, Grune and Stratton, 1978

Cottingham, A. J., and Forster R. K.: Vitrectomy in endophthalmitis. Arch Ophthalmol 94:2078, 1978

De Roetth, A.: Glaucomatocyclitis crisis. Am J Ophthalmol 69:370, 1970

Diamond, J. G., and Kaplan, H. J.: Lensectomy and vitrectomy for complicated cataract secondary to uveitis. Arch Ophthalmol 96:1798, 1978

Diamond, J. G., and Kaplan, H. J.: Uveitis: Effect of vitrectomy combined with lensectomy. Ophthalmology 86:1320, 1979

Dobbie, J. G.: Cryotherapy in the management of toxoplasma retinochoroiditis. Trans Am Acad Ophthalmol 72:364, 1968

Doft, B. H., Clarkson, J. G., Rebell, G., and Forster, R. K.: Endogenous aspergillus endophthalmitis in drug abusers. Arch Ophthalmol 98:859, 1980

Duane, T. D. (ed.): Clinical Ophthalmology, vol. 4, ch. 56, Uveitis in Childhood. Hagerstown, MD, Harper & Row, 1980

Duane, T. D. (ed.): Clinical Ophthalmology, vol. 4, ch. 44-62. Hagerstown, MD, Harper & Row, 1980

Duke-Elder, W. S., and Perkins, E. S. (eds.): System of Ophthalmology, Vol. IX, Diseases of the Uveal Tract. St. Louis, C. V. Mosby, 1966

Eichenbaum, D. M., Jaffe, N. S., Clayman, H. M., and Light, D. S.: Pars plana vitrectomy as a primary treatment for acute bacterial endophthalmitis. Am J Ophthalmol 86:167, 1978

Engel, H. M., Green, W. R., Michels, R. G., and Rice, T. A.: Diagnostic vitrectomy. Retina 1:121, 1981

Fitzgerald, D. R.: Pars plana vitrectomy for vitreous opacities secondary to presumed toxoplasmosis. Arch Ophthalmol 98:321, 1980

Forster, R. K.: Etiology and diagnosis of bacterial endophthalmitis. Trans Am Acad Ophthalmol Otolaryngol 85:320, 1978

Forster, R. K., Zachary, I. G., Cottongham, A. J., and Norton, E. W.: Further observations on the diagnosis, cause, and treatment of endophthalmitis. Am J Ophthalmol 81:52, 1976

Ghartey, K. N., and Brockhurst, R. J.: Photocoagulation of active toxoplasmic retinochoroiditis. Am J Ophthalmol 89:854, 1980

Hagler, W. S., Pollard, Z. F., Jarrett, W. H., and Donnelly, E. H.: Results of surgery for ocular Toxocara canis. Ophthalmology 88:1081, 1981

Intraocular Inflammation, Uveitis, and Ocular Tumors, Ophthalmology Basic and Clinical Science Course (Section 3), American Academy of Ophthalmology, San Francisco, 1981–1982

Jaffe, W. S.: Cataract Surgery and Its Complications, p. 341. C. V. Mosby, St. Louis 1976

Jones, D. B.: Therapy of post-surgical fungal endophthalmitis. Trans Am Acad Ophthalmol Otolaryngol 85:357, 1978

Kass, M. A., Becker, B., and Kokler, A. E.: Glaucomatocyclitic crisis and open-angle glaucoma. Am J Ophthalmol 75:668, 1973

Key, S. N., and Kimura, S. J.: Iridocyclitis associated with juvenile rheumatoid arthritis. Am J Ophthalmol 80:425, 1975

Krill, A. E., and Archer, E.: Classification of the choroidal atrophies. Am J Ophthalmol 72:562, 1971

Limon S., Bloch-Michel E., Furia M.: 100 vitrectomies in uveitis. In: Uveitis Update (Ed.: Saari K.M.) Excerpta Medica ICS 651, Amsterdam, p. 521, 1984

O'Connor, G. R.: Basic mechanisms responsible for initiation and perpetuation of anterior segment inflammation. Trans Am Acad Ophthalmol 79:56, 1975

Ohno, S., Kimura, S. J., and O'Connor, G. R.: HLA antigen and uveitis. Br J Ophthalmol 61:62, 1977

Pettit, T. H., Olson, R. J., Foss, R., and Martin, W. J.: Fungal endophthalmitis following intraocular lens implantation. A surgical epidemic. Arch Ophthalmol 98:1025, 1980

Peyman, G. A.: Antibiotic administration in the treatment of bacterial endophthalmitis. II. Intravitreal injections. Survey Ophthalmol 21:332, 1977

Peyman, G. A., Huamonte, F. U., and Goldberg, M. F.: Vitrectomy treatment of vitreous opacities. Ophthalmology 81:394, 1976

Ridley, H.: Cataract surgery in chronic uveitis. Trans Ophthalmol Soc UK 85:519, 1965

Saari K.M., Ainosvuo S.: Changes of intraocular pressure in acute anterior uveitis. In: Uveitis Update (Ed.: Saari K.M.) Excerpta Medica ICS 651, Amsterdam, p. 97, 1984

Schlaegel, T. F., Jr.: Essentials of Uveitis, chs. 4–12. Boston, Little, Brown and Company, 1969

Silverstein, A. M.: Immunogenic uveitis. Trans Ophthalmol Soc U.K. 94:496, 1974

Silverstein, A. M., and O'Connor, G. R. (eds.): Immunology and Immunopathology of the Eye. New York, Masson, 1979

Smith, R. E., Godfrey, S. A., and Kimura, S. J.: Complications of chronic cyclitis. Am J Ophthalmol 82:277, 1976

Smith, R. E., and O'Connor, G. R.: Cataract extraction in Fuchs'syndrome. Arch Ophthalmol 91:39, 1974

Spalter, H. F., Campbell, C. J., and Noyori, K. S.: Prophylactic photocoagulation of recurrent toxoplasmic retinochoroiditis. A preliminary report. Arch Ophthalmol 75:21, 1966

Stern, G. A., Fetkenhour, C. L., and O'Grady, R. B.: Intravitreal amphotericin B treatment of Candida endophthalmitis. Arch Ophthalmol 95:89, 1977

Theodore, F. T.: Etiology and diagnosis of fungal post-operative endophthalmitis. Trans Am Acad Ophthalmol Otolaryngol 85:325, 1978

Witmer R.: The syndrome of Posner-Schlossman. In: Uveitis Update (Ed.: Saari K.M.) Excerpta Medica ICS 651, Amsterdam, p. 125, 1984

Weiterführende Literatur zu den Kapiteln 26–43

Aaberg, T. M., Cesarz, T. J., and Flinkinger, R. R.: Treatment of peripheral uveoretinitis by cryotherapy. Am J Ophthalmol 73:685, 1973

Aaberg, T. M., Cesarz, T. J., and Rytel, M. W.: Correlation of virology and clinical course of cytomegalovirus retinitis. Am J Ophthalmol 74:407, 1972

Acers, T. E.: Toxoplasmic retinochoroiditis. A double-blind therapeutic study. Arch Ophthalmol 71:58, 1964

Aguilar, G. L., Blumenkrantz, M. S., Egbert, P. R., and McCulley, J. P.: Candida endophthalmitis after intravenous drug abuse. Arch Ophthalmol 97:96, 1979

Ahonen R., Mäkitie J.: Herpes simplex virus anterior uveitis. In: Uveitis Update (Ed.: Saari K.M.) Excerpta Medica, ICS 651, Amsterdam, p. 157, 1984

Albert, D. M., Nordlund, J. J., and Lerner, A. B.: Ocular abnormalities occurring with vitiligo. Ophthalmology 86:1145, 1979

Alfieri G., Brogelli S., Passigli G.: Cryotherapy of the idiopathic peripheral uveoretinitis. In: Uveitis Update (Ed.: Saari K.M) Excerpta Medica, ICS 651, Amsterdam, p. 525, 1984

Allen, J. C.: Sympathetic uveitis and phacoanaphylaxis. Am J Ophthalmol 63:280–283, 1967

Allen, J. H.: The pathology of ocular leprosy. II. Miliary lepromas of the iris. Am J Ophthalmol 61:987, 1966

Anderson, B.: Ocular lesions in relapsing polychondritis and other rheumatoid syndromes. The Edward Jackson Memorial Lecture. Am J Ophthalmol 64:35, 1967

Annesley, W. H., Tomer, T. L., and Shields, J. A.: Multifocal placoid pigment epitheliopathy. Am J Ophthalmol 76:511, 1973

Appen, R. E.: Posterior uveitis and primary cerebral reticulum cell sarcoma. Arch Ophthalmol 93:123, 1975

Aronson, S., et al. (eds.): Clinical Methods in Uveitis. St. Louis, C. V. Mosby, 1968

Asbury, T.: The status of presumed ocular histoplasmosis: Including a report of a survey. Trans Am Ophthalmol Soc 64:371, 1966

Ashton, N.: Larval granulomatosis of the retina due to Toxocara. Br J Ophthalmol 44:129, 1960

Baldone, J. A., Clark, W. B., and Jung, R. C.: Nematode ophthalmitis. Am J Ophthalmol 57:763, 1964

Barr, C. C., Green, W. R., Payne, J. W., et al.: Intraocular reticulum cell sarcoma. Surv Ophthalmol 19:224, 1975

Bergaust, B., and Westby, R.: Zoster ophthalmicus, local treatment with cortisone. Acta Ophthalmol 45:787, 1967

Berger, B. B., Weinberg, R. S., and Tessler, H. H.: Bilateral cytomegalovirus panuveitis after high dose corticosteroid therapy. Am J Ophthalmol 88:1020, 1979

Bertrams, J., and Spitznas, M.: The HLA linkage group and disease susceptibility. Graefes Archiv 200:1, 1976

Biglan, A. W., Glickman, L. T., and Lobes, L. A.: Serum and vitreous toxocara antibody in nematode endophthalmitis. Am J Ophthalmol 88:898, 1979

Billson, F. A., De Dombal, F. T., Watkinson, G., et al.: Ocular complications of ulcerative colitis. Gut 8:102, 1967

Bird, A. C., and Hamilton, A. M.: Placoid pigment epitheliopathy; presenting with bilateral serous detachment. Br J Ophthalmol 56:886, 1972

Bird, A. C., Smith, J. L., and Curtin, V. T.: Nematode optic neuritis. Am J Ophthalmol 69:72, 1970

Birkbeck, M. Q., Buckler, W. S.-J., Mason, R. M., et al.: Iritis as the presenting symptom in ankylosing spondylitis. Lancet 2:802, 1951
Blagojevic M., Latkovic Z.: Present importance of tuberculosis in the etiology of uveitis. In.: Uveitis Update (Ed.: Saari K.M.) Excerpta Medica, ICS 651, Amsterdam, p. 275, 1984
Blodi, F. C., and Hervouet, F.: Syphilitic chorioretinitis. Arch Ophthalmol 79:294, 1968
Blumenkranz, M. S., and Stevens, D. A.: Endogenous coccidioidal endophthalmitis. Ophthalmology 87:974, 1980
Böck J., Fanta D., Söltz-Szöts J., Zehetbauer G., Gebhart W.: Isolierung von Herpes simplex-Virus aus dem Kammerwasser eines an rezidivierender Iridocyclitis erkrankten Auges. Albrecht v. Graefes Arch. klin. exp. Ophthalmol. 185:349, 1972
Bornstein, J. S., Frank, M. I., and Radner, D. B.: Conjunctival biopsy in the diagnosis of sarcoidosis. N Engl J Med 267:60, 1962
Bradley, R. D., Meredith, T. A., Aabert, T. M., et al.: The prevalence of HLA-B-7 in presumed ocular histoplasmosis. Am J Ophthalmol 85:859–861, 1978
Brauninger, G. E., and Polack, F. M.: Sympathetic ophthalmitis. Am J Ophthalmol 72:967, 1971
Brewerton, D. A., Caffrey, M., Nicholls, A., Walters, D., and James, D. C. O.: Acute anterior uveitis and HL-A 27. Lancet 2:994, 1973
Brockhurst, R. J., Schepens, et al.: Peripheral uveitis I. Am J Ophthalmol 42:545, 1956
Brockhurst, R. J., Schepens, et al.: Peripheral uveitis II. Am J Ophthalmol 49:1257, 1960
Brockhurst, R. J., Schepens, et al.: Peripheral uveitis III. Am J Ophthalmol 51:19, 1961
Brockhurst, R. J., Schepens, et al.: Peripheral uveitis IV. Arch Ophthalmol 80:747, 1968
Broughton, W. L., Cupples, H. P., and Parver, L.: Bilateral retinal detachment following cytomegalovirus retinitis. Arch Ophthalmol 96:618, 1978
Brown, D. H.: Ocular Toxocara canis: II. Clinical review. J Pediatr Ophthalmol 7:182, 1970
Byers, B., and Kimura, S. J.: Uveitis after death of larva in the vitreous cavity. Am J Ophthalmol 77:63, 1974
Calabro, J. J., Parrino, G. R., Atchoo, P. D., et al.: Chronic iridocyclitis in juvenile rheumatoid arthritis. Arthritis Rheum 13:406, 1970
Cantrill, H. L., Ramsay, R. C., Knobloch, W. H., and Purple, R. L.: Electrophysiologic changes in chronic pars planitis. Amer J Ophthalmol 91:505, 1981
Carlson, M. R., and Kerman, B. M.: Hemorrhagic macular detachment in the Vogt-Koyanagi-Harada syndrome. Am J Ophthalmol 84:632, 1977
Cassady, J. R., and Foerster, H. C.: Sporotrichum schenckii endophthalmitis. Arch Ophthalmol 85:71, 1971
Cassidy, J. T., Brody, G. L., and Martel, W.: Monoarticular juvenile rheumatoid arthritis. J Pediatr 70:867, 1967
Catterall, R. D.: Uveitis, arthritis, and nonspecific genital infection. Br J Vener Dis 36:27, 1960
Catterall, R. D., and Perkins, E. S.: Uveitis and urogenital disease in the male. Br J Ophthalmol 45:109, 1961
Chamberlain, M. A.: Behçet's syndrome in 32 patients in Yorkshire. Ann Rheum Dis 36:491, 1977
Char, D. H.: Immunology of Uveitis and Ocular Tumors. New York, Grune and Stratton, 1978
Char, D. H., Margolis, L., and Newman, A. B.: Ocular reticulum cell sarcoma. Am J Ophthalmol 91:480, 1981
Chester, G. H., Blach, R. K., and Cleary, P. E.: Inflammation in the region of the vitreous base. Trans Ophthalmol Soc U.K. 96:151, 1976
Chumbley, L. C., and Kearns, T. P.: Retinopathy of sarcoidosis. Am J Ophthalmol 73:123, 1972
Chumbley, L. C., Robertson, D. M., Smith, T. F., and Campbell, R. J.: Adult cytomegalovirus inclusion retino-uveitis. Am J Ophthalmol 80:807, 1975
Cogan, D. G.: Immunosuppression and eye disease. Am J Ophthalmol 83:777, 1977
Cogan, D. G., Kuwabara, T., Young, G. F., and Knox, D. L.: Herpes simplex retinopathy in an infant. Arch Ophthalmol 72:641, 1964
Coleman, S. L., Brull, S., and Green, W. R.: Sarcoid of the lacrimal sac and surrounding area. Arch Ophthalmol 88:645, 1972
Colvard, D. M., Robertson, D. M., and O'Duffy, J. D.: The ocular manifestations of Behçet's disease. Arch Ophthalmol 95:1813, 1977

Cowper, A. R.: Harada's disease and the Vogt-Koyanagi syndrome: Uveoencephalitis. Arch Ophthalmol 45:367, 1951

Crohn, B. B.: Ocular lesions complicating ulcerative colitis. Am J Med Soc 160:260, 1925

Culbertson W.W., Blumenkranz M.S., Clarkson, J.G., Pepose J.S.: Treatment of the acute retinal necrosis syndrome. In: Uveitis Update (Ed.: Saari K.M.) Excerpta Medica, ICS 651, Amsterdam, p. 251, 1984

Currey, T. A., and Deutsch, A. R.: Reticulum cell sarcoma of the uvea. South Med J 58:921, 1965

Cutler, J. E., Binder, P. S., Paul, T. O., et al.: Metastatic coccidioidal endophthalmitis. Arch Ophthalmol 96:689, 1978

Darrell, R. W.: Acute tuberculous panophthalmitis. Arch Ophthalmol 78:51, 1967

Darrell, R. W.: Endogenous aspergillus uveitis following heart surgery. Arch Ophthalmol 78:354, 1967

Dawson, C. R., and Schachter, J.: TRIC agent infections of the eye and genital tract. Am J Ophthalmol 63:1288, 1967

Dawson, C. R., Schachter, J., Ostler, H. B., et al.: Inclusion conjunctivitis and Reiter's syndrome in a married couple. Arch Ophthalmol 83:300, 1970

Dernouchamps J.-P.: Fuchs heterochromic cyclitis: an IUSG study on 550 cases. In: Uveitis Update (Ed.: Saari K.M.) Excerpta Medica, ICS 651, Amsterdam, p. 129, 1984

Deutman, A. F., and Grizzard, W. S.: Rubella retinopathy and subretinal neovascularization. Am J Ophthalmol 85:82, 1978

Deutman, A. F., Oosterhuis, J. A., Boen-Tan, T. N., and Aan de Kerk, A. L.: Acute posterior multifocal placoid pigment epitheliopathy. Br J Ophthalmol 56:863, 1972

De Veer, J. A.: Bilateral endophthalmitis phacoanaphylactica. Arch Ophthalmol 49:607, 1953

De Venecia, G., Zu Rhein, G. M., Pratt, M. V., et al.: Cytomegalic inclusion retinitis in an adult. Arch Ophthalmol 86:44, 1971

Dobbie, J. G.: Cryotherapy in the management of toxoplasma retinochoroiditis. Trans Am Acad Ophthalmol Otolaryngol 72:364, 1968

Dobbie, J. G.: Toxoplasma retinochoroiditis. Ann Ophthalmol 2:509, 1970

Duane, T. D. (ed.): Clinical Ophthalmology, vol. 4, Ch. 44–62. Hagerstown, MD, Harper & Row, 1980

Duke-Elder, W. S., and Perkins, E. S. (eds.): System of Ophthalmology, vol. IX, Diseases of the Uveal Tract. St. Louis, C. V. Mosby, 1966

Eaglstein, W. H., Katz, R., and Brown, J. A.: The effects of early corticosteroid therapy on the skin eruption and pain of herpes zoster. J Am Med Assoc 211:1681, 1970

Easom, H. A., and Zimmerman, L. E.: Sympathetic ophthalmia and bilateral phacoanaphylaxis. Arch Ophthalmol 72:9, 1964

Edwards, T. F.: Ophthalmic complications from varicella. J Pediatr Ophthalmol 2:37, 1965

Egbert, P. R., Pollard, R. B., Gallacher, J. C., and Merigan, T. C.: Cytomegalovirus. Ann Intern Med 93:664, 1980

Ehlers, N., Kissmeyer-Nielsen, F., Kjerbye, K. E., and Lamm, L. U.: HL-A 27 in acute and chronic uveitis. Lancet 1:99, 1974

Elliot, J. H. and Jackson, D. J.: Presumed histoplasmic maculopathy. Clinical course and prognosis in non-photocoagulated eyes. Int Ophthalmol Clin 15:29, 1975

Elliott, J. H., O'Day, D. M., Gutow, G. S., et al.: Mycotic endophthalmitis in drug abusers. Am J Ophthalmol 88:66, 1979

Ellis, P. P., and Gentry, J. H.: Ocular complications of ulcerative colitis. Am J Ophthalmol 58:779, 1964

Epstein, D. L.: Serum interferon in acute nongranulomatous anterior uveitis. Arch Ophthalmol 84:235, 1970

Epstein, D. L., Jedzuniak, J. A., and Grant, W. M.: Identification of heavy-molecular-weight soluble lens protein in aqueous humor in human phacolytic glaucoma. Invest Ophthalmol 17:398, 1978

Fajnow, K., and Horvath, G.: Changes in the uvea in Bechterew's disease. Cesk Ophthalmol 23:168, 1967

Falls H.F., Giles C.L.: The use of amphotericin B in selected cases of chorioretinitis. Am J Ophthalmol 49:1288, 1960

Fine, S. L., Patz, A., Orth, D. H., et al.: Subretinal neovascularization developing after prophylactic argon laser photocoagulation of atrophic macular scars. Am J Ophthalmol 82:352, 1976

Fishman, L. S., Griffin, J. R., Sapico, F. L., and Hecht, R.: Hematogenous Candida endophthalmitis – A complication of candidemia. N Engl J Med 286:675, 1972

Fitzgerald, C. R.: Pars plana vitrectomy for vitreous opacity secondary to presumed toxoplasmosis. Arch Ophthalmol 98:321, 1980

Fitzpatrick, P. J., and Robertson, D. M.: Acute posterior multifocal placoid pigment epitheliopathy. Arch Ophthalmol 89:373, 1973

Flocks, M., Littwin, C. S., and Zimmerman, L. E.: Phacolytic glaucoma. Arch Ophthalmol 54:37, 1955

Font, R. L., Rao, N. A., and Issarescu, S.: Ocular involvement in Whipple's disease. Arch Ophthalmol 96:1431, 1978

Franceschetti, A.: Heterochromic cyclitis (Fuchs' syndrome). Am J Ophthalmol 39:50, 1955

Frenkel, J. K.: Pathogenesis of toxoplasmosis with a consideration of cyst rupture in Besnoitia infection. Surv Ophthalmol 6:799, 1961

Frenkel, J. K., and Jacobs, L.: Ocular toxoplasmosis. Pathogenesis, diagnosis, and treatment. Arch Ophthalmol 59:260, 1958

Friedman, A. H., and Deutsch-Sokol, R. H.: Sugiuras sign: Perilimbal vitiligo in the Vogt-Koyanagi-Harada Syndrome. Ophthalmology 88:1159, 1981

Friedman, C. T., and Knox, D. L.: Variations in active toxoplasmic retinochoroiditis. Arch Ophthalmol 81:481, 1969

Gass, J. D. M.: Pathogenesis of disciform detachment of the neuroepithelium. V. Disciform macular degeneration secondary to focal choroiditis. Am J Ophthalmol 63:661, 1967

Gass, J. D. M.: Acute posterior multifocal placoid pigment epitheliopathy. Arch Ophthalmol 80:177, 1968

Gass, J. D. M.: Vitiliginous chorioretinitis. Arch Ophthalmol 99:1778–1787, 1981

Gass, J. D. M., and Olson, C. L.: Sarcoidosis with optic nerve and retinal involvement: A clinico pathologic case report. Trans Am Acad Ophthalmol 77:739, 1973

Gass, J. D. M., and Wilkinson, C. P.: Follow-up study of presumed ocular histoplasmosis. Trans Am Acad Ophthalmol Otolaryngol 76:672, 1972

Ghartey, K. N., and Brockhurst, R. J.: Photocoagulation of active toxoplasmic retinochoroiditis. Am J Ophthalmol 89:854, 1980

Giles, C. L.: The treatment of Toxoplasma uveitis with pyrimethamine and folinic acid. Am J Ophthalmol 58:611, 1964

Giles, C. L.: Peripheral uveitis in patients with multiple sclerosis. Am J Ophthalmol 70:17, 1970

Giles, C. L.: Pyrimethamine (Daraprim) and the treatment of toxoplasmic uveitis. Survey Ophthalmol 16:88, 1971

Goder G.J.: Reticulum-cell sarcoma of the retina and other ocular tumours with significance in the differential diagnosis of uveitis. In: Uveitis Update (Ed.: Saari K.M.) Excerpta Medica, ICS 651, Amsterdam, p. 471, 1984

Godfrey, W. A., Sabates, R., and Cross, D. E.: Association of presumed ocular histoplasmosis with HLA-B7. Am J Ophthalmol 85:845, 1978

Goldberg, M. F.: Cytological diagnosis of phacolytic glaucoma utilizing millipore filtration of the aqueous. Br J Ophthalmol 51:847, 1967

Goldberg, M. F., Croxan, Y., Duke, J. R., and Frost, J. K.: Cytopathologic and histopathologic aspects of Fuchs' heterochromic iridocyclitis. Arch Ophthalmol 74:604, 1965

Goldman, J. N.: Clinical experience with ampicillin and probenecid in the management of treponema-associated uveitis. Trans Am Acad Ophthalmol Otolaryngol 74:509, 1970

Gravina, R. F., Nakanishi, A. S., and Faden, A.: Subacute sclerosing panencephalitis. Am J Ophthalmol 86:106, 1978

Green, W. R., and Bennett, J. E.: Coccidioidomycosis. Arch Ophthalmol 77:337, 1967

Greenberg, R.: Syphilis. Review and overview. Cont Educ Dermatol 18:16, 1979

Grieco, M. H., and Freilich, D. B.: Diagnosis of cryptococcal uveitis with hypertonic media. Am J Ophthalmol 72:171, 1971

Griffin, J. R.: Ocular indicator for Candida endophthalmitis. Arch Ophthalmol 96:1095, 1978

Griffin, J. R., Pettit, T. H., Fishman, L. S., et al.: Bloodborne Candida endophthalmitis. Arch Ophthalmol 89:450, 1973

Haarr, M.: Rheumatic iridocyclitis. Acta Ophthalmol 38:37, 1960

Hamilton, A. M., and Bird, A. C.: Geographical choroidopathy. Br J Ophthalmol 58:777, 1974

Harada, Y.: Beitrag zur klinischen Kenntnis von nichteitriger Chorioiditis. (Chorioiditis diffusa acuta.) Acta Soc Ophthalmol Jpn 30:356, 1926

Hart, W. M., Reed, C. A., Freedman, H. L., et al.: Cytomegalovirus in juvenile iridocyclitis. Am J Ophthalmol 86:329, 1978

Hinzpeter, E. N., Naumann, G., and Bartelheimer, H. K.: Ocular histopathology in Still's disease. Ophthalmol Res 2:16, 1971

Hodes, B. L., and Stern, G.: Phacoanaphylactic endophthalmitis: Echographic diagnosis of phacoanaphylactic endophthalmitis. Ophthalmic Surg 7:60, 1976

Hogan, M. J., Kimura, S. J., and Spencer, W. H.: Visceral larva migrans and peripheral retinitis. J Am Med Assoc 194:1345, 1965

Hogan, M. J., Kimura, S. J., and Thygeson, P.: Uveitis in association with rheumatism. Arch Ophthalmol 57:400, 1957

Hyvarinen, L., Lerer, R. J., and Knox, D. L.: Fluorescein angiographic findings in presumed ocular histoplasmosis. Am J Ophthalmol 71:449, 1971

Intraocular inflammation, Uveitis, and Ocular Tumors, Ophthalmology Basic and Clinical Science Course (Section 3), American Academy of Ophthalmology, San Francisco, 1981–1982

Irvine, A. R., Jr.: Nematodiosis: Clinical description and pathology. In Kimura, S., and Caygill, W. (eds.): Retinal Diseases, pp. 348–351. Philadelphia, Lea and Febiger, 1979

Irvine, A. R., Spencer, W. H., Hogan, M. J., Meyers, R. L., and Irvine, S. R.: Presumed chronic ocular histoplasmosis syndrome: A clinical-pathologic case report. Trans Am Ophthalmol Soc 74:91, 1976

Irvine, S. R., and Irvine, A. R., Jr.: Lens induced uveitis and glaucoma. Part II. The „phacotoxic" reaction. Am J Ophthalmol 35:370, 1952

Irvine, W. C., Irvine, A. R., Jr.: Nematode endophthalmitis, Toxocara canis. Am J Ophthalmol 47:185, 1959

James, D. G.: Ocular lesions in sarcoidosis. Am J Med 26:331, 1959

James, D. J., Anderson, R., Langley, D., et al.: Ocular sarcoidosis. Br J Ophthalmol 48:461, 1964

Kanski, J. J.: Anterior uveitis in juvenile rheumatoid arthritis. Arch Ophthalmol 95:1794, 1977

Kaplan H.J.: Intermediate Uveitis (Pars planitis, chronic cyclitis) – A four-step approach to treatment. In: Uveitis Update (Ed.: Saari K.M.) Excerpta Medica, ICS 651, Amsterdam, p. 169, 1984

Kaufman, H. E., Ellison, E., and Townsend, W.: The chemotherapy of herpes iritis with adenine arabinoside and cytarabine. Arch Ophthalmol 84:783, 1970

Kaufman, H. E., Kanai, A., and Ellison, W. E. D.: Herpetic iritis: Demonstration of virus in the anterior chamber by fluorescent antibody techniques and electron microscopy. Am J Ophthalmol 71:465, 1971

Kelley, J. S., and Green, W. R.: Sarcoidosis involving the optic nervehead. Arch Ophthalmol 89:486, 1973

Kenyon, K. R., Pederson, J. E., Green, W. R., et al.: Fibroglial proliferation in pars planitis. Trans Ophthalmol Soc UK 95:391, 1975

Kim, E. Q., Zakov, Z. N., Albert, D. M., Smith, T. R., and Craft, J. L.: Intraocular reticulum cell sarcoma. A case report and literature review. Albrecht von Graefes Arch Klin Exp Ophthalmol 209:167, 1979

Kimura, S. J., and Hogan, L.: Chronic cyclitis. Arch Ophthalmol 71:183, 1964

Kimura, S. J., Hogan, J. J., O'Connor, G. R., et al.: Uveitis and joint diseases. Arch Ophthalmol 77:309, 1967

Kirkham, T. H., Ffytche, T. J., and Sanders, M. D.: Placoid pigment epitheliopathy with retinal vasculitis and papillitis. Br J Ophthalmol 56:875, 1972

Klingele, T. G., and Hogan, M. J.: Ocular reticulum cell sarcoma. Am J Ophthalmol 79:39, 1975

Knox, D. L., Bayless, T. M., Yardley, J. M., and Charache, P.: Whipple's disease presenting with ocular inflammation and minimal intestinal symptoms. Johns Hopkins Med J 123:175, 1968

Korelitz, B. I., and Coles, R. S.: Uveitis (iritis) associated with ulcerative and granulomatous colitis. Gastroenterology 52:78, 1967

Kottow M.: Akute Pigmentepitheliopathien der Netzhaut. Klin. Mbl. Augenheilk. 176: 752, 1980

Kranias, G., Schneider, D., and Raymond, L. A.: A case of syphilitic uveitis. Am J Ophthalmol 2:261, 1981

Kraus-Mackiw E.: Lens-induced Uveitis. In: Uveitis Update (Ed.: Saari K.M.) Excerpta Medica, ICS 651, Amsterdam, p. 385, 1984

Krill, A. E., Chishti, M. I., Klien, B. A., Newell, F. W., and Potts, A. M.: Multifocal inner choroiditis. Trans Am Acad Ophthalmol Otolaryngol 73:222, 1969

Krill, A. E., and Archer, E.: Classification of the choroidal atrophies. Am J Ophthalmol 72:562, 1971

Krill, A. E., and Deutman, A. F.: Acute retinal pigment epithelitis. Am J Ophthalmol 74:193, 1972

Landers, M. B. III, and Klintworth, G. K.: Subacute sclerosing panencephalitis: A clinicopathologic study of the retina lesions. Arch Ophthalmol 86:156, 1971

Lazar, M., Weiner, M. J., and Leopold, I. H.: Treatment of uveitis with methotrexate. Am J Ophthalmol 67:383, 1969

Leopold, I. H.: Is the dog really man's best friend? Am J Ophthalmol 59:717, 1965

Lewis, M. L., Gass, J. D. M., and Spencer, W. H.: Sympathetic uveitis after trauma and vitrectomy. Arch Ophthalmol 96:263, 1978

Lewis, M. L., Van Newkirk, M. R., and Gass, J. D. M.: Follow-up study of presumed ocular histoplasmosis syndrome. Ophthalmology 87:390, 1980

Lieberman, J.: Elevation of serum angiotensin converting enzyme (ACE) level in sarcoidosis. Am J Med 59:365, 1975

Lorentzen, S. E.: Keratoconjunctivitis sicca in sarcoidosis. Acta Ophthalmol 38:235, 1960

Lorentzen, S. E.: Syphilitic optic neuritis. Acta Ophthalmol 45:769, 1967

Lou, P., Kazdan, J., Bannatyne, R. M., et al.: Successful treatment of Candida endophthalmitis with a synergistic combination of amphotericin B and rifampicin. Am J Ophthalmol 83:12, 1977

Lowenfeld, I. E., and Thompson, H. S.: Fuchs' heterochromic cyclitis; acritical review of the literature: I. Clinical characteristics of the syndrome. Survey Ophthalmol 17:394, 1973

Lowenfeld, I. E., and Thompson, H. S.: Fuchs' heterochromic cyclitis; a critical review of the literature: II. Etiology and mechanisms. Survey Ophthalmol 18:2, 1973

Lubin, J. R., Albery, D. M., and Weinstein, M.: 65 years of sympathetic ophthalmia: A clinicopathologic review of 105 cases (1913-1978). Ophthalmology 87:109, 1980

Lüllwitz W.: Zur Klinik der Chorioretinitis juxtapapillaris Jensen . Klin. Mbl. Augenheilk. 164:838, 1974

Macoul, K. L.: Ocular changes in granulomatous ileocolitis. Arch Ophthalmol 84:95, 1970

Makley, T. A., Jr.: Heterochromic cyclitis in identical twins. Am J Ophthalmol 41:768, 1956

Makley, T. A., Jr., Craig, E. L., and Long, J. W.: Histopathology of presumed ocular histoplasmosis. Palestra Oftalmol Pan Am 1:71, 1977

Makley, T. A., and Azar, A.: Sympathetic ophthalmia. Arch Ophthalmol 96:257, 1978

Mamo, J. G., and Azzam, S. A.: Treatment of Behçet's disease with chlorambucil. Arch Ophthalmol 84:446, 1970

Manger, C. C., III, and Ober, R. R.: Retinal arteriovenous anastomoses in the Vogt-Koyanagi-Harada syndrome. Am J Ophthalmol 89:186, 1980

Manor, R. S., Livni, E., and Cohen, S.: Cell-mediated immunity to human myelin basic protein in Vogt-Koyanagi-Harada syndrome. Invest Ophthalmol Vis Sci 18:205, 1979

Manthey K.F., Gronemeyer U., Duncker G.: Panuveitis caused by mycobacterium tuberculosis. In: Uveitis Update (Ed.: Saari K.M.) Excerpta Medica, ICS 651, Amsterdam, p. 289, 1984

Marak, G. E., Front, R. L., and Weigle, W. O.: Pathogenesis of lens induced endophthalmitis. In Silverstein, A. M., and O'Connor, G. R. (eds.): Immunology and Immunopathology of the Eye, p. 135, Paris, Masson, 1979

Margolis, L., Fraser, R., Lichter, A., and Char, D. H.: The role of radiation therapy and the management of ocular reticulum cell sarcoma. Cancer 45:688, 1980

Martenet A.-C.: Sympathetic ophthalmia. In: Uveitis Update (Ed.: Saari K.M.) Excerpta Medica, ICS 651, Amsterdam, p. 395, 1984

Matsuda, H.: Electron microscopic studies on Vogt-Koyanagi-Harada syndrome and sympathetic ophthalmia with special reference to the melanocyte. Acta Soc Ophthalmol Jpn 74:1107, 1970

Maumenee, A. E.: Clinical entities in uveitis. Trans Am Acad Ophthalmol Otolaryngol 74:473, 1970

Maumenee A.C., Ryan S.J.: Photocoagulation of disciform macular lesions in the ocular histoplasmosis syndrome. Am J Ophthalmol 75:13, 1973

Mehra, R. M., Moore, T. L., Catalonok, J. A., et al.: Chlorambucil in the treatment of iridocyclitis of juvenile rheumatoid arthritis. J Rheumatol 8:141, 1981

Mejer, F.: Sarkoidose und Auge. Klin. Mbl. Augenheilk. 162: 690, 1973

Meredith, T. A., Aaberg, T. M., and Reeser, F. H.: Rhegmatogenous retinal detachment complicating cytomegalovirus retinitis. Am J Ophthalmol 87:793, 1979

Meredith, T. A., Green, W. R., Key, S. N., Dolin, G. S., and Maumenee, A. E.: Ocular histoplasmosis. Clinicopathologic correlation of 3 cases. Survey Ophthalmol 22:189, 1977

Meredith, T. A., Smith, R. E., and Duquesnoy, R. J.: Association of HLA-DRw2 antigen with presumed ocular histoplasmosis. Am J Ophthalmol 89:70, 1980

Michels, R. G., Knox, D. L., and Eronsan, N. S.: Intraocular reticulum cell sarcoma. Arch Ophthalmol 93:1331, 1975

Michelson, J. B., Shields, J. A., McDonald, P. R., Manko, M. A., Abraham, A. A., and Federman, J. L.: Retinitis secondary to acquired systemic toxoplasmosis with isolation of the parasite. Am J Ophthalmol 86:548, 1978

Miller, S. A., Stevens, T. S., and De Venecia, G.: De novo lesions in presumed ocular histoplasmosis-like syndrome. Br J Ophthalmol 60:700, 1976

Miller, T. P., and Jones, S. E.: Chemotherapy of a localized histiocytic lymphoma. Lancet 1:358, 1979

Mills, R. P., and Kalina, R. E.: Reiter's keratitis. Arch Ophthalmol 87:447, 1972

Minckler, D. S., Font, R. L., and Zimmerman, L. E.: Uveitis and reticulum cell sarcoma of brain with bilateral neoplastic seeding of the vitreous without retinal or uveal involvement. Am J Ophthalmol 80:433, 1975

Morohashi, M., Hashimoto, K., Goodman, T. F., Jr., et al.: Ultrastructural studies of vitiligo, Vogt-Koyanagi syndrome and incontinentia pigmenti achromias. Arch Dermatol 113:755, 1977

Morris, W. R., and Schlaegel, T. F., Jr.: Viruslike inclusion bodies in subretinal fluid in uveoencephalitis. Am J Ophthalmol 58:940, 1964

Murray, H. W., Knox, D. L., Green, W. R., and Susel, R. M.: Cytomegalovirus retinitis in adults: A manifestation of disseminated virus infection. Am J Med 63:574, 1977

Nauman, G., Gass, J. D. M., and Font, R. L.: Histopathology of herpes zoster ophthalmicus. Am J Ophthalmol 65:533, 1968

Neuman, E., and Gunders, A. E.: Pathogenesis of the posterior segment lesion of ocular onchocerciasis. Am J Ophthalmol 75:82, 1973

Nichols, C. W., Eagle, R. C., Yanoff, M., and Menocal, N. G.: Conjunctival biopsy as an aid in the evaluation of the patient with suspected sarcoidosis. Ophthalmol 87, 1980

Nicholson, D. H.: Cytomegalovirus infection of the retina. Int Ophthalmol Clin 15:37, 1975

Nicholson, D. H., and Wolchok, E. B.: Ocular toxoplasmosis in an adult receiving long-term corticosteroid therapy. Arch Ophthalmol 94:248, 1976

Norn, M. S.: Cataract extraction in Fuchs' heterochromia. Acta Ophthalmol 46:685, 1968

Nussenblatt R.B.: Birdshot retinochoroidopathy. In: Uveitis Update (Ed.: Saari K.M.) Excerpta Medica, ICS 651, Amsterdam, p. 227, 1984

Obenauf, C. D., Shaw, H. E., Sydnor, C. F., et al.: Sarcoidosis and its ocular manifestations. Am J Ophthalmol 86, 1978

O'Connor, G. R.: The influence of hypersensitivity on the pathogenesis of ocular toxoplasmosis. Trans Am Ophthalmol Soc 68:501, 1970

O'Connor, G. R.: Manifestations and management of ocular toxoplasmosis. Bull N.Y. Acad Med 50:192, 1974

O'Connor, G. R., and Frenkel, J. K.: Dangers of steroid treatment in toxoplasmosis: Periocular injections and systemic therapy. Arch Ophthalmol 94:213, 1976

O'Connor, G. R.: Visceral larva migrans of the eye: Subretinal tube formation. Arch Ophthalmol 88:526, 1972

Ohno, S., Char, D. H., Kimura, S. J., and O'Connor, G. R.: Vogt-Koyanagi-Harada syndrome. Am J Ophthalmol 83:735, 1977

Ohno, S., Char, D. H., Kimura, S. J., et al.: HLA antigens and antinuclear antibody titres in juvenile chronic iridocyclitis. Br J Ophthalmol 61:59, 1977

Ohno, S., Kimura, S. J., O'Connor, G. R., et al.: HLA antigens and uveitis. Br J Ophthalmol 61:62, 1977

Ohno S.: Behçet's disease. In: Uveitis Update (Ed.: Saari K.M.) Excerpta Medica, ICS 651, Amsterdam, p. 315, 1984

Ohno S.: Vogt-Koyanagi-Harada's disease. In: Uveitis Update (Ed.: Saari K.M.) Excerpta Medica, ICS 651, Amsterdam, p. 401,1984

Ostler, H. B., Dawson, C. R., Schachter, J., et al.: Reiter's syndrome. Am J Ophthalmol 71:986, 1971

Palmer, E. A.: Endogenous Candida endophthalmitis in infants. Am J Ophthalmol 89:388, 1980

Parver, L. M., and Font, R. L.: Malignant lymphoma of the retina and brain: Initial diagnosis by cytologic examination of vitreous aspirate. Arch Ophthalmol 97:1505, 1979

Patterson, A., Somerville, R. G., and Jones, B. R.: Herpetic kerato-uveitis with herpes virus antigen in the anterior chamber. Trans Ophthalmol Soc UK 88:243, 1968

Pavan-Langston, D., Dohlman, C. H., Geary, P., and Sulzewski, D.: Intraocular penetration of ARA and IDU-therapeutic implications in clinical herpetic uveitis. Trans Am Acad Ophthalmol Otolaryngol 77:455, 1973

Pederson, J. E., Kenyon, K. R., Green, W. R., et al.: Pathology of pars planitis. Am J Ophthalmol 86:762, 1978

Perkins, E. S.: Patterns of uveitis in children. Br J Ophthalmol 50:169, 1966

Perkins, E. S.: Ocular toxoplasmosis. Br J Ophthalmol 57:1, 1973

Perry, H. D., and Font, R. L.: Clinical and histopathologic observations in severe Vogt-Koyanagi-Harada syndrome. Am J Ophthalmol 83:242, 1977

Phillips, C. A., Fanning, W. L., Gump, D. W., and Phillip, C. F.: Cytomegalovirus encephalitis in immunologically normal adults: Successful treatment with vidarabine. J Am Med Assoc 238:2299, 1977

Pietruschka G., Schill J.: Zur gegenwärtigen klinischen Bedeutung und Häufigkeit der sympatischen Ophthalmie. Klin. Mbl. Augenheilk. 162: 451, 1973

Pollard, Z. F., Jarrett, W. H., Hagler, W. S., et al.: ELISA for diagnosis of ocular toxocariasis. Ophthalmology 86:743, 1979

Pollard, Z. F.: Ocular Toxocara in siblings of two families. Arch Ophthalmol 97:2319, 1979

Price, F. W., Schlaegel, T. F.: Bilateral acute retinal necrosis. Am J Ophthalmol 89:419, 1980

Pruett, R. C., Brockhurst, R. J., and Letts, N. F.: Fluorescein angiography of peripheral uveitis. Am J Ophthalmol 77:448, 1974

Ramsey, M. S., and Willis, N. R.: Endogenous Candida endophthalmitis. Can J Ophthalmol 7:126, 1972

Richards, W. W., and Arrington, J. M.: Unsuspected ocular leprosy. Am J Ophthalmol 68:492, 1969

Riise, P.: Endophthalmitis phacoanaphylactica. Am J Ophthalmol 60:911, 1965

Robb, R. M., and Walters, G. V.: Ophthalmic manifestations of subacute sclerosing panencephalitis. Arch Ophthalmol 83:426, 1970

Robertson, D. M., Riley, F. C., and Hermans, P. E.: Endogenous Candida oculomycosis. Arch Ophthalmol 91:33, 1974

Ryan, S. J.: De novo subretinal neovascularization in histoplasmosis syndrome. Arch Ophthalmol 94:321, 1976

Ryan, S. J., and Maumenee, A. E.: Acute posterior multifocal placoid epitheliopathy. Am J Ophthalmol 74:1066, 1972

Ryan, S. J., Maumenee, A. E.: Birdshot retinochoroidopathy. Am J Ophthalmol 89:31, 1980

Saari, K.M., Vuorre, I., Neiminen, H., Raisanen, S.: Acquired toxoplasmic chorioretinitis. Arch Ophthalmol 94:1485, 1976

Saari K.M., Päivönsalo T., Partti E.: Argon laser coagulation in the treatment of recurrent active toxoplasmic retinochoroiditis. In: Uveitis Update (Ed.: Saari K.M.) Excerpata Medica, ICS 651, Amsterdam, p. 529, 1984

Sabates, R., Pruett, R. C., and Brockhurst, R. J.: Fulminant ocular toxoplasmosis. Am J Ophthalmol 92:497, 1981

Sawelson, H., Goldberg, R. E., Annesley, W. H., Jr., et al.: Presumed ocular histoplasmosis syndrome. Arch Ophthalmol 94:221, 1976

Schaller, J. S., Johnson, G. D., Holborow, E. J., et al.: The association of ANA with chronic iridocyclitis of JRA. Arthritis Rheum 17:409, 1974

Schaller, J. S.: Treatment of juvenile rheumatoid arthritis. In Arthritis and Allied Conditions, 9th ed, edited by McCarty, J. J., Jr., pp. 602-609. Philadelphia, Lea and Febinger, 1979

Schaller, J., Kupfer, C., and Wedgwood, R. J.: Iridocyclitis in juvenile rheumatoid arthritis. Pediatrics 44:92, 1969

Schantz, P. M., and Glickman, L. T.: Toxocaral visceral larva migrans. N Engl J Med 298:436, 1978

Scharf, J., Miller, B., Scharf, J., Zonis, S., Nahir, M., Gidoni, O., and Barzilai, A.: HL-A 27 antigen associated with uveitis and ankylosing spondylitis in a family. Am J Ophthalmol 82:139, 1976

Scheie, H. G., and McLellan, T. G.: Treatment of herpes zoster ophthalmicus with corticotropin and corticosteroids. Arch Ophthalmol 62:579, 1959

Scheie, H. G., and Morse, P. H.: Rubeola retinopathy. Arch Ophthalmol 88:341, 1972

Schlaegel, T. F.: The natural history of histo spots in the disc-macular area. Int Ophthalmol Clinic 15:19, 1975

Schlaegel, T. F., Jr.: Essentials of Uveitis, ch. 4–12. Boston, Little, Brown, 1969

Schlaegel, T. F., Jr.: Granulomatous uveitis: An etiologic survey of 100 cases. Trans Am Acad Ophthalmol Otolaryngol 62:813, 1958

Schlaegel, T. F., Jr., and Knox, D. L.: Toxocariasis. In Clinical Ophthalmology, edited by T. D. Duane, vol. 4, ch. 52. Hagerstown, MD, Harper & Row, 1976

Schlaegel, T. F., Jr., and Weber, J. C.: Double-blind therapeutic trial of isoniazid in 344 patients with uveitis. Br J Ophthalmol 53:42, 1968

Schofield, P. B.: Phacolytic glaucoma. Trans Ophthalmol Soc UK 77:193, 1977

Sheffer, A., Green, W. R., Fine, S. L., and Kincaid, M.: Presumed ocular histoplasmosis syndrome. A clinicopathologic correlation of a treated case. Arch Ophthalmol 98:335, 1980

Siltzbach, L. E., James, D. G., and Neville, E.: Course and prognosis of sarcoidosis around the world. Am J Med 57:847, 1974

Silverstein, A. M., and O'Connor, G. R. (eds.): Immunology and Immunopathology of the Eye. New York, Masson, 1979

Simpson, G. V.: Diagnosis and treatment of uveitis in association with sarcoidosis. Trans Am Ophthalmol Soc 66:117, 1968

Slem, G.: Clinical studies of ocular leprosy. Am J Ophthalmol 71:431, 1971

Smiley, A. E.: The eye in juvenile rheumatoid arthritis. Trans Ophthalmol Soc UK 94:817, 1974

Smith, J. L.: Recent observations on the treatment of late ocular syphilis and neurosyphilis. Trans Am Acad Ophthalmol Otolaryngol 73:1113, 1969

Smith, M. E.: Retinal involvement in adult cytomegalic inclusion disease. Arch Ophthalmol 72:44, 1964

Smith, P. H., and Greer, C. H.: Unusual presentation of ocular Toxocara infestation. Br J Ophthalmol 55:317, 1971

Smith, R. E.: Ocular histoplasmosis. In Selected Topics on the Eye in Systemic Disease, edited by S. J. Ryan, and R. E. Smith, p. 135, New York, Grune and Stratton, 1974

Smith, R. E., and Ganley, J. P.: Presumed ocular histoplasmosis. I. Histoplasmin skin test sensitivity in cases identified during a community survey. Arch Ophthalmol 87:245, 1972

Smith, R. E., and Ganley, J. P.: The natural history of nondisciform ocular histoplasmosis. Can J Ophthalmol 12:114, 1977

Smith, R. E., Godfrey, S. A., and Kimura, S. J.: Chronic cyclitis. I. Course and visual prognosis. Trans Am Acad Ophthalmol Otolaryngol 77:760, 1973

Smith, R. E., Godfrey, S. A., and Kimura, S. J.: Complications of chronic cyclitis. Am J Ophthalmol 82:277, 1976

Smith, R. E., and O'Connor, G. R.: Cataract extraction in Fuchs' syndrome. Arch Ophthalmol 91:39, 1974

Snyder, D. A., and Tessler, H. H.: Vogt-Koyanagi-Harada syndrome. Am J Ophthalmol 90:69, 1980

Snyder, D. A., Tessler, H. H., and Yokoyama, M. M.: Immunologic studies on Vogt-Koyanagi-Harada syndrome and pars planitis. In Immunology and Immunopathology of the Eye, Proceedings of the 2nd International Symposium, edited by A. M. Silverstein and G. R. O'Connor, vol. 68, p. 75. New York, Masson, 1979

Spalter, H. F., Cambell, L. Y., Noyori, K. S., et al.: Prophylactic photocoagulation of recurrent toxoplasmic retinochoroiditis. Arch Ophthalmol 75:21, 1966

Stern, A., Fetkenhour, C. L., and O'Grady, R. B.: Intravitreal amphotericin B treatment of Candida endophthalmitis. Arch Ophthalmol 95:89, 1977

Stewart, A. J., and Hill, R. H.: Ocular manifestations in juvenile rheumatoid arthritis. Canad J Ophthalmol 2:58, 1967

Stoeber, E.: Long-term basic treatment with azathioprine in systemic juvenile chronic polyarthritis and iridocyclitis. No. 3, The Care of Rheumatic Children, EULAR Bulletin Monograph Series, Basel, 1978

Streuli, R. A., and Ultman, J. E.: Non-Hodgkin's lymphomas. Historical perspective and future prospects. Semin Oncol 7:223, 1980

Sullivan, S. F., and Dallow, R. L.: Intraocular reticulum cell sarcoma. Its dramatic response to systemic chemotherapy and its angiogenic potential. Ann Ophthalmol 9:401, 1977

Sweet, D. L., and Golomb, H. M.: The treatment of histiocytic lymphoma. Semin Oncol 7:302, 1980

Sweet, D. L., Golomb, H. M., Ultman, J. E., Miller, J. B., Stein, R. S., Lester, E. P., Mintz, U., Bitran, J. D., Streuli, R. A., Daly, K., and Roth, N. O.: Cyclophosphamide, vincristine, methotrexate with leucovorin rescue, and cytarabine (COMLA) combination sequential chemotherapy for advanced diffuse histiocytic lymphoma. Ann Intern Med 92:787, 1980

Tabbara, K. F., Nozik, R. A., and O'Connor, G. R.: Clindamycin effects on experimental ocular toxoplasmosis in the rabbit. Arch Ophthalmol 92:244, 1974

Tabbara, K. F., and O'Connor, G. R.: Treatment of ocular toxoplasmosis with Clindamycin and sulfadiazine. Ophthalmology 87:129, 1980

Tagawa, Y., Sugiura, S., Yakura, H., et al.: The association between major histocompatibility antigens (HLA) and Vogt-Koyanagi-Harada syndrome. Acta Soc Ophthalmol Jpn 80:486, 1976

Tate G. W. Jr., and Martin R.G.: Clindamycin in the treatment of human ocular toxoplasmosis. Can J Ophthalmol 12:188, 1977

Uthoff D., Müller-Ruchholtz W., Böke W.: Vogt-Koyanagi-Harada-Syndrom. Albrecht v. Graefes Arch klin. exp. Ophthal. 210:251, 1979

VanMetre, T. E., Jr., and Maumenee, A. E.: Specific ocular uveal lesions in patients with evidence of histoplasmosis. Arch Ophthalmol 71:314, 1964

Vogt, A.: Frühzeitiges Ergrauen der Zilien und Bemerkungen über den sogenannten plötzlichen Eintritt dieser Veränderung. Klin Monatsbl Augenheilkd 44(Pt 1):228, 1906

Volcker, H. E., Naumann, G. O. H., Retsch, F., and Wollensak, J.: Primäres Retikulum-Zellsarkom der Retina. Klin Monatsbl Augenheilkd 171:489, 1977

Von Noorden, G. K., and Guck, A. A.: Ocular onchocerciasis. Arch Ophthalmol 80:26, 1968

Wagoner, M. D., Goner, J. R., Albert, D. M., et al.: Intraocular reticulum cell sarcoma. Ophthalmology 87:724, 1980

Ward, D. M., and Hart, C. T.: Complicated cataract extraction in Fuchs' heterochromic uveitis Br J Ophthalmol 51:530, 1967

Watzke, R. C., and Claussen, R. W.: The long-term course of multifocal choroiditis (presumed ocular histoplasmosis). Am J Ophthalmol 91:750, 1981

Weder W.: Beobachtungen bei Leptospirosenuveitis. Klin. Mbl. Augenheilk. 158: 330, 1971

Weinreb, R. N., and Kimura, S. J.: Uveitis associated with sarcoidosis and angiotensin converting enzyme. Am J Ophthalmol 89:180, 1980

Welch, A., and Maumenee, A. E.: Peripheral posterior segment inflammation, vitreous opacities and edema of the posterior pole. Arch Ophthalmol 64:540, 1960

Wilder, H. C.: Nematode endophthalmitis. Trans Am Acad Ophthalmol Otolaryngol 55:99, 1950

Wilder, H. C.: Nematode endophthalmitis. Trans Am Acad Ophthalmol 42:129, 1960

Wilkinson, C. P., and Welch, R. B.: Intraocular Toxocara. Am J Ophthalmol 71:921, 1971

Wirostko, E., and Spalter, H. F.: Lens induced uveitis. Arch Ophthalmol 78:1, 1967

Wolff, S. M.: The ocular manifestations of congenital rubella. Trans Am Ophthalmol Soc 70:577, 1972

Wong, V. G., Anderson, R., and O'Brien, P. J.: Sympathetic ophthalmia and lymphocyte transformation. Am J Ophthalmol 72:960, 1971

Woods, A. C., and Wahlen, H. E.: The probable role of benign histoplasmosis in the etiology of granulomatous uveitis. Trans Am Ophthalmol 57:318, 1959

Wright, R., Lumsden, K., Luntz, M. H., Sevel, P., and Truelove, S. C.: Abnormalities of the sacroiliac joints and uveitis in ulcerative colitis. Q J Med 34:229, 1965

Yanoff, M., and Scheie, H. G.: Cytology of human lens aspirate. Am J Ophthalmol 35:177, 1952

Young, N. J., and Bird, A. C.: Bilateral acute retinal necrosis. Br J Ophthalmol 62:581, 1978

Zscheile, F. P.: Recurrent toxoplasmic retinitis with weakly positive methylene blue dye test. Arch Ophthalmol 75:645, 1964

Sachverzeichnis